D'UNE

NOUVELLE ESPÈCE

DE TUMEURS BÉNIGNES DES OS,

OU

TUMEURS A MYÉLOPLAXES.

Paris. — RIGNOUX, Imprimeur de la Faculté de Médecine,
rue Monsieur-le-Prince, 31.

D'UNE

NOUVELLE ESPÈCE

DE TUMEURS BÉNIGNES DES OS,

OU

TUMEURS A MYÉLOPLAXES.

PAR

le Docteur Eugène NÉLATON,

Prosecteur à la Faculté de Médecine de Paris,
ancien Interne des Hôpitaux de Paris,
Membre de la Société Anatomique.

Mémoire orné de 3 Planches soigneusement coloriées.

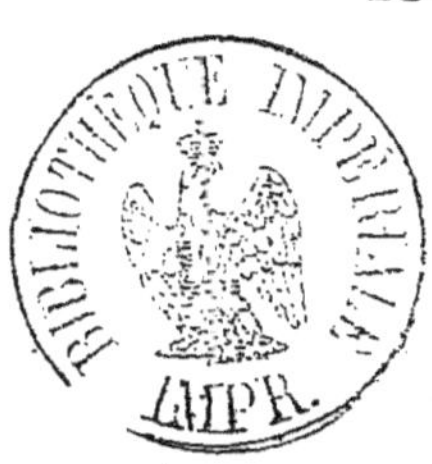

PARIS.

ADRIEN DELAHAYE, LIBRAIRE-ÉDITEUR,
place de l'École-de-Médecine, 23.

1860

AVANT-PROPOS.

Nous n'avons pas, en général, un goût bien prononcé pour les innovations; nous sommes plutôt porté, par nature, à les suspecter et à nous en défier de prime abord : aussi, lorsque nous nous décidons à les étudier sérieusement, à les accepter et surtout à les défendre, il faut que nous nous y trouvions poussé par de puissants motifs, et que nous soyons trois fois convaincu de leur opportunité. C'est avec de pareilles dispositions, et aidé d'ailleurs par un heureux concours de circonstances, que nous avons entrepris l'étude des tumeurs à myéloplaxes.

La création récente de cette espèce morbide, appelée à fournir à la chirurgie pratique des applications d'un grand intérêt, est un des résultats heureux de l'impulsion féconde imprimée depuis quelque temps à l'anatomie générale par les études micrographiques; elle jette un jour tout nouveau sur la manière dont il convient d'envisager, de grouper, de classer un grand nombre de tumeurs des os; elle nous fait faire certainement aussi un pas de plus dans la connaissance approximative de leur nature intime.

La distinction de ce groupe de tumeurs n'a pas encore été franchement adoptée dans la pratique; mais elle ne tardera pas à l'être, tant elle est légitime et fondée. Déjà nous entendons circuler de bouche en bouche, quelquefois même légèrement ou inconsidérément, les expressions de *tumeur à myéloplaxes*, *tumeur myéloplaxique*, et malheureusement aussi l'expression défectueuse de *tumeur myéloïde*, regardée à tort comme synonyme et sur laquelle nous aurons à revenir; nous voyons s'immiscer insensiblement dans la nomenclature chirurgicale et y prendre en quelque sorte un caractère officiel ces dénominations qui parurent d'abord fort étranges. Au moment où nous écrivons, il n'est guère de chirurgien qui n'ait entendu parler des tumeurs à myéloplaxes; en général, on est au courant de leur définition, ou plutôt d'une partie de leur définition, à savoir : qu'elles sont constituées par *des éléments de la moelle des os ;* quels éléments? et dans quelles proportions? c'est ce que l'on sait à peine. On a bien aussi quelque raison de croire à la bénignité de leur pronostic, en tenant compte de certaines observations d'outre-Manche qui ont été publiées à ce seul point de vue et dont la traduction récente a certainement contribué à attirer l'attention; mais ce point important a déjà soulevé quelques dénégations, et l'on avoue de toutes parts que de nouvelles recherches sont nécessaires. En fait, aucun travail sérieux, concluant, basé sur des observations complètes et en nombre suffisant, n'a été entrepris à l'occasion de cette espèce de tumeurs; et, à part la présomption de leur bénignité (laquelle n'est acceptée encore qu'avec la plus grande réserve ou même une véritable défiance par d'excellents chirurgiens qui continuent à les appeler des cancers), leur histoire, dans l'état où en sont les choses, peut être considérée comme à peine effleurée: elle reste presque entièrement à faire.

Il y a bientôt quatre ans que nous nous occupons activement de ce sujet, et que nous travaillons à amasser des matériaux pour l'édifice d'une description générale. La sanction du temps nous ayant toujours paru d'une importance capitale pour affermir, en ce qui concerne le pronostic, la valeur de nos observations, nous n'avons pas voulu rompre prématurément le silence que nous nous étions imposé, ni précipiter notre travail pour obtenir une vaine et futile satisfaction de priorité. Seulement, puisque nous en sommes sur ce point, qu'on veuille bien nous permettre de faire remarquer que la première observation clinique qui ait été publiée en France, à titre de tumeur à myéloplaxes, nous appartient; elle a été imprimée dans les *Bulletins de la Société anatomique* (1856) à une époque où il n'était encore nullement question de ces sortes de tumeurs. Quoique M. Ch. Robin les eût déjà signalées sept ans auparavant, elles n'en étaient pas moins restées, à la suite de cette simple mention, dans l'oubli le plus complet; les chirurgiens n'en connaissaient pas même le nom.

Sans doute, il n'en est plus de même aujourd'hui. Ainsi que nous le faisions observer il n'y a qu'un instant, le nom de ces tumeurs, qui ne date que d'hier, est déjà presque vulgarisé, il semble même jouir d'une certaine faveur, et l'on commence à s'enquérir sérieusement des conséquences pratiques que l'on pourra tirer désormais de cette création d'une espèce pathologique naguère complétement inconnue. Mais, s'il est vrai que beaucoup de chirurgiens connaissent maintenant le *nom* de tumeur à myéloplaxes comme servant à désigner une espèce particulière de tumeur des os, et cela pour l'avoir entendu prononcer plusieurs fois, pour l'avoir vu imprimé de loin en loin, depuis surtout que nous avons eu l'occasion de présenter à la Société anatomique l'exemple remarquable dont nous parlions tout à l'heure, et d'en observer d'autres cas encore, non moins curieux, dans les services de MM. Velpeau, Nélaton, et ailleurs, cas dont la notoriété a dû nécessairement transpirer au dehors; s'il est vrai, disons-nous, qu'il y ait un certain nombre de chirurgiens qui soient au courant du nom, il en est à coup sûr bien peu qui connaissent réellement la chose, et bien moins encore qui possèdent des notions tant soit peu précises sur les principaux points de l'histoire de ces intéressantes tumeurs, qui soient bien renseignés, par exemple, sur les variétés et les particularités de leur siége, sur les diverses phases de leur évolution, sur leurs caractères anatomo-pathologiques les plus saillants, sur les différentes variétés de leur texture microscopique et les diverses apparences extérieures qui correspondent à cette texture intime, sur les moyens de diagnostic dont il est quelquefois possible de disposer à leur égard, sur les causes d'erreur capables de les faire confondre avec des affections qui présentent des indications différentes, sur la diversité des circonstances susceptibles d'en influencer le pronostic, et enfin sur le mode de traitement qui leur est, suivant les cas; le plus utilement applicable : autant de questions du plus haut intérêt, qui attendent une solution rigoureuse.

C'est en nous inspirant de ces réflexions, c'est en nous pénétrant de la réalité des lacunes qui restaient à combler dans cette voie véritablement nouvelle, que nous nous sommes décidé à poursuivre laborieusement une œuvre que nous avons crue dès le début de nos recherches, que nous croyons encore à présent éminemment utile, et qui consiste à aborder franchement, à l'aide de documents nombreux, détaillés et authentiques, recueillis la plupart dans les hôpitaux de Paris, l'histoire si importante des tumeurs à myéloplaxes. Leur étude nous paraît appelée à opérer prochainement une heureuse révolution dans la manière dont il convient d'envisager la pathologie de beaucoup de tumeurs ou d'affections des os, qui n'ont été que difficilement ou vicieusement classées jusqu'à nos jours.

TUMEURS A MYÉLOPLAXES.

CONSIDÉRATIONS PRÉLIMINAIRES.

Il règne toujours un certain degré d'arbitraire dans le choix des principes qui dirigent toute classification; cependant il faut avouer qu'en nosologie, la classification anatomo-pathologique, lorsqu'elle est admissible et maniée avec discernement, est une des plus utiles et des plus généralement acceptées.

Le titre de notre travail indique clairement que nous adoptons aussi, comme base de nomenclature et de classification des tumeurs, cette méthode si naturelle, si philosophique, si éminemment scien-tifique et déjà si féconde, qui consiste à grouper les maladies d'après les analogies de leurs altérations organiques, et que l'essence de cette altération, en ce qui concerne les tumeurs, nous paraît résider dans leur structure intime plutôt que dans des conditions acciden-telles et transitoires de consistance ou de coloration. Sans doute, la lésion matérielle ne constitue pas toute la maladie : il s'y adjoint très-souvent une force, un principe insaisissable qui peut faire va-rier du tout au tout les conséquences et les progrès ultérieurs de cette lésion, et qui domine évidemment alors la question pratique ; mais il n'en est pas moins vrai que l'altération organique, lorsqu'on peut la saisir, représente fréquemment (surtout en chirurgie) un des éléments les plus importants, un de ceux dont la connaissance fait approcher le plus près possible de la nature intime du mal, qui se prête le plus aisément à l'analyse, et qui, par la netteté et la fixité habituelle de ses caractères, se plie le mieux et le plus utilement au joug de la classification. La lésion intestinale, par exemple, dans la fièvre typhoïde, est bien loin de représenter à elle seule toute la maladie ; nous dirons plus, elle n'en fait même pas entrevoir la vraie nature : que de variétés, que de contrastes dans les manifestations séméiologiques pour une lésion organique toujours à peu près identique à elle-même ! Aussi la clinique, se préoccupant surtout de l'état général, intervient-elle fort utilement à son tour pour diviser et subdiviser à son point de vue ce groupe encore très-complexe ; et cependant on ne saurait nier que la constitution de cette espèce nosologique, basée sur un caractère commun d'anatomie pathologique, n'ait rendu à la médecine moderne un véritable service, et n'ait singulièrement simplifié l'étude des fièvres, autrefois si confuse, en permettant d'envisager d'un simple coup d'œil une foule d'individualités pathologiques difficiles à classer sous tout autre rapport.

Mais revenons aux tumeurs. Elles nous semblent ressortir plus légitimement encore que les affections médicales de la classification anatomique, puisqu'il en est un assez bon nombre qui n'ont aucun retentissement général, et dont la présence accidentelle paraît constituer à elle seule toute la maladie. Deux considérations principales dominent leur histoire : 1° la nature de leur tissu, 2° les phénomènes de leur évolution dans l'organisme. Les premiers classificateurs, se ressentant de l'infériorité de l'anatomie pathologique de leur époque, ont dû nécessairement se baser sur l'évolution, c'est-à-dire sur les caractères séméiologiques, lesquels se résument en deux points capitaux : la bénignité et la malignité, autrement dit l'absence ou la présence d'une diathèse générale qu'on appelle *cancéreuse*. De nos jours, au contraire, il se manifeste une tendance marquée et parfaitement logique à ranger les tumeurs, comme la plupart des autres maladies, *principalement* d'après la considération de la lésion organique.

Le groupement des tissus pathologiques des tumeurs d'après leurs particularités de structure intime, d'après la nature et la proportion relative des éléments anatomiques qui les composent, est d'autant plus acceptable, dans le fait, que cette manière de procéder ne s'oppose en aucune façon à ce que l'on établisse en même temps, dans chaque groupe anatomique, des distinctions cliniques fondées sur la gravité de l'évolution, distinctions qui pourraient conserver la plus grande importance dans la pratique tout en restant secondaires en nosologie. On conçoit parfaitement que, d'une part, les tumeurs soient classées anatomiquement d'après leur structure, et que, d'autre part, dans chacune de ces catégories on établisse, comme on le fait depuis longtemps en médecine, deux divisions principales éminemment cliniques et basées sur la bénignité ou la malignité : ces deux manières de procéder, loin de s'exclure mutuellement et d'impliquer contradiction, peuvent au contraire parfaitement bien s'allier l'une à l'autre. Qui empêcherait, par exemple, en employant journellement les expressions de tumeurs *fibreuses, fibro-plastiques, épithéliales, glanduleuses,* etc., qui ont en soi un sens clair, précis, par cela même qu'il est anatomique et ne relève d'aucune théorie, d'aucune interprétation, d'y ajouter, si on le juge à propos, dans chaque cas individuel, l'épithète de *bénigne* ou *maligne* qui satisferait pleinement aux exigences légitimes de la pratique chirurgicale?

Il n'y a donc réellement aucune objection sérieuse à opposer à la classification histologique des tumeurs, et c'est pour cela que nous l'avons adoptée. Les tumeurs à myéloplaxes, à l'étude desquelles nous allons nous livrer, s'y rattachent tout naturellement, comme leur nom l'indique ; mais nous devons dire de plus que, cliniquement parlant, elles appartiennent aux tumeurs bénignes. Là-dessus encore, quelques mots d'explication nous paraissent indispensables.

On se ferait une fausse idée des divers tissus pathologiques que nous apprend à connaître l'anatomie générale, si l'on se figurait que chacun d'eux est destiné à suivre fatalement, d'après sa nature anatomique, une évolution bénigne ou maligne au sein de l'économie. Les tumeurs ne jouissent pas d'une vie propre et indépendante dont les phases seraient la conséquence prévue et nécessaire de leur propre organisation ; elles sont en liaison intime avec le reste de l'organisme, et le vice nutritif général ou local qui les a une fois produites peut manifester ensuite, suivant sa nature, suivant les conditions individuelles, et en vertu de lois qui nous échappent, son influence plus ou moins délétère, sans être pour cela invariablement inhérent à telle ou telle espèce de tissu. Il n'y a point ou presque point de tissus organiques qui soient par nature absolument bénins et surtout absolument malins ; il nous suffirait, pour en fournir la preuve, de rappeler ce que nous ont enseigné les observations les plus récentes, à savoir : que les tumeurs formées des tissus réputés les plus bénins (fibreux, cartilagineux, etc.) ont pu, dans des cas exceptionnels, se généraliser dans les organes splanchniques, et entraîner la mort à la manière des tumeurs dites cancéreuses, et que, réciproquement, les tissus réputés les plus malins ont pu, dans certaines occasions, revêtir une séméiologie des plus bénignes. Il faut donc, en ce qui concerne l'étude des tumeurs en général, se bien pénétrer de cette vérité que les conditions d'évolution ne correspondent pas très-exactement aux conditions de structure ; tout ce qu'on peut dire à cet égard se réduit toujours, sans être dénué pour cela d'intérêt pratique, à une question de fréquence relative : il y a certaines espèces de tissus qui coïncident *souvent* avec la malignité, il y en a d'autres qui coïncident *presque constamment* avec la bénignité, et il y a aussi des intermédiaires, c'est-à-dire des individualités histologiques dont la signification pronostique est des plus variables et serait, par conséquent, fort difficile à bien interpréter, si l'on s'en tenait à la seule considération de texture. Quoi qu'il en soit, ces différences suffisent certainement pour nous faire admettre aux deux extrémités de l'échelle des tissus morbides, d'une part, des types de bénignité, de l'autre, des types de malignité ; et si ces types ne sont pas absolus, ils sont néanmoins suffisants pour guider dans la pratique chirurgicale. L'étude, la connaissance exacte de ces types est de nature à éclairer le jugement du clinicien dans les cas plus complexes ; elle offre par conséquent un intérêt de premier ordre ; mais il faut avouer qu'à ce point de vue l'histoire des tumeurs a besoin de subir sur une foule de points, et à la faveur d'observations patientes et persévérantes, une véritable restauration.

Certes, on est encore bien peu avancé dans la connaissance des tissus qui correspondent le plus souvent au sein de l'économie à une évolution pernicieuse ; on peut même se demander s'il en existe réellement un seul bien caractérisé qui jouisse avec une certaine constance de cette funeste prérogative ; pour le moment, il est seulement permis d'entrevoir que ce sont les tissus épithéliaux, fibroplastiques, et surtout les modifications si fréquentes et encore si mal précisées des éléments glandulaires, qui se trouvent le plus habituellement dans ces conditions fâcheuses, et qui méritent dès lors d'éveiller les plus grands soupçons sur la question de diathèse, de récidive, de cachexie et de généralisation : on pourrait les appeler à juste titre des tissus pathologiques *suspects ;* cela vaudrait certainement mieux que de les appeler cancéreux (1).

---

(1) Il n'est aucune espèce de tissu organique qui ne puisse prendre naissance tantôt sous l'influence d'un vice nutritif purement local, tantôt sous l'influence d'un vice général ou diathèse (les exemples de lipomes, fibromes ou chondromes généralisés ; les exemples bien plus nombreux de tumeurs glanduleuses, épithéliales ou fibro-plastiques, restées parfaitement bénignes, en sont des preuves irrécusables) : qu'elle soit générale ou locale, l'aberration nutritive peut porter sur une seule ou sur plusieurs espèces d'éléments anatomiques, peut donner lieu, par conséquent, à la production, dans un point déterminé, d'un seul ou de plusieurs tissus différents (tumeur simple ou tumeur complexe). Le vice général donne naissance, tôt ou tard, au développement de plusieurs tumeurs disséminées dans l'organisme (tumeurs généralisées). Le vice local, ordinairement limité

Quant aux tissus réputés de nature bénigne, c'est-à-dire dont le développement accidentel tend à rester local et à guérir par l'ablation complète, on doit reconnaître que la science est beaucoup mieux éclairée sur leur compte ; les lois pathologiques qui les gouvernent paraissent en général plus précises, plus régulières, plus abordables; la somme des probabilités qui relie leur nature anatomique à leur évolution clinique est si grande qu'elle équivaut presque à la certitude. Quelle assurance ne donne pas pour l'avenir l'inspection du tissu d'une tumeur, quelles qu'aient été du reste les difficultés du diagnostic, les obscurités de la séméiologie, lorsque l'on vient à reconnaître après l'ablation qu'elle n'est composée anatomiquement que d'éléments graisseux, fibreux, cartilagineux, ou osseux, par exemple ! C'est à bon droit que les chirurgiens ont appelé et appelleront toujours bénignes les tumeurs ainsi constituées; et de rares exceptions ne seront jamais capables de neutraliser dans la pratique les enseignements retirés d'une loi pathologique aussi importante et aussi bien établie.

On a distrait encore dans ces dernières années de la sombre caté-

---

dans son action à un seul et unique endroit, peut cependant aussi quelquefois se manifester sur plusieurs points, soit simultanément, soit successivement (tumeurs multiples), sans cesser nécessairement pour cela de rester encore local, son influence se circonscrivant presque toujours alors dans un seul organe ou dans un seul système organique (système osseux, par exemple).

Ce qui constitue proprement le *cancer*, comme on doit l'entendre, ce n'est donc pas la nature anatomique d'une tumeur, ce n'est même pas la pluralité des tumeurs, mais c'est le vice général, c'est la *diathèse* qui leur est annexée dans un cas donné, et dont la constatation positive peut présenter parfois de sérieuses difficultés : or, puisque aucune espèce de tissu n'est invariablement liée à cette diathèse, puisque tous les tissus peuvent, à l'occasion (les uns plus souvent, les autres plus rarement), résulter soit d'un vice local, soit d'un vice général, il s'ensuit évidemment qu'aucun tissu ne mérite en particulier le nom de tissu cancéreux. Dans l'état actuel de la science, on est donc en droit d'établir qu'il existe des *tumeurs* qu'on peut appeler cancéreuses, mais qu'il n'existe pas de *tissus* cancéreux.

gorie des tumeurs cancéreuses, à l'honneur de la science et au grand profit de la pratique chirurgicale, plusieurs groupes de tumeurs à marche habituellement bénigne, telles que certaines hypertrophies glandulaires partielles de la mamelle et du voile du palais, et aussi les enchondromes, tumeurs qui à l'état de ramollissement représentent si exactement, dans bien des cas, le tissu dit encéphaloïde. Nous avons la ferme conviction qu'il en sera bientôt de même des tumeurs à myéloplaxes qui ne réclament pas une moindre sollicitude. Par leur tendance habituelle à ne se manifester que localement, à ne gêner que mécaniquement les organes du voisinage, par l'absence, en un mot, de cet état général et diathésique si redoutable qui perturbe toutes les fonctions nutritives, elles méritent de figurer désormais parmi les tumeurs bénignes, à côté des lipomes, enchondromes, tumeurs fibreuses, fibro-cartilagineuses, hypertrophies glandulaires pures et simples, etc., dont nous parlions à l'instant.

Il est aisé de comprendre, par ce que nous venons de dire, que le sujet dont nous avons à traiter ne se rattache pas autant qu'il aurait pu le paraître de prime abord à la grande question du cancer : à vrai dire, il n'y touche que d'une façon fort indirecte. Si nous avons, dans le cours de ce travail, à faire intervenir l'idée de cancer, ce ne sera que pour l'aborder par son côté négatif, c'est-à-dire pour distinguer, pour séparer de la manière la plus formelle les tumeurs que nous aurons à décrire de toutes celles qu'on est dans l'habitude d'appeler tumeurs cancéreuses. Mais, par cela même que nous voulons retrancher de la catégorie si complexe du *cancer*, des tumeurs qu'on y a faussement rangées jusqu'ici, il faut bien que nous déterminions le sens précis que nous entendons attacher à ce mot dont on a tant abusé, et qui n'a bien souvent servi qu'à accroître, en cherchant à la masquer, l'ignorance où l'on se trouvait de la véritable nature des choses.

Rien de plus préjudiciable aux progrès de la science que les termes vagues, mal définis, ou qui sont arbitrairement employés par cela seul qu'ils ont été détournés de leur sens primitif. Nous ne dirons rien des expressions semblables à celles-ci : *fongus, tumeur fongueuse, fongus hématode, sarcome médullaire,* etc., combinées, modifiées de mille manières au moyen de quelques épithètes, et qui semblent former les radicaux d'une foule de désignations des plus confuses et des plus bizarres, dont on ose à peine se servir aujourd'hui tant elles sont devenues inintelligibles : le temps viendra sans doute bientôt où l'on fera tout à fait table rase de cette nomenclature dorénavant insoutenable qui a encombré jusqu'ici la pathologie des tumeurs; mais nous éprouvons le besoin de nous expliquer sur la signification de plusieurs autres dénominations, et en particulier sur celles de *cancer,* d'*encéphaloïde,* qui, sans être beaucoup plus claires que les précédentes, restent encore vivantes dans le langage et sont usitées à tout propos.

Le mot *cancer,* dans son acception traditionnelle la plus ancienne et la mieux fondée, correspond essentiellement à l'idée d'une extrême gravité dans le pronostic, à l'admission d'une redoutable diathèse, et dès lors, appliqué aux tumeurs, il doit être regardé comme synonyme de *tumeur maligne;* hors de cette acception, destinée à exprimer un fait réel et d'une importance clinique capitale, il n'y aurait plus à rentrer que dans le champ des hypothèses ou des théories plus ou moins contestables.

Il est vrai que le sens dont nous parlons est bien celui qui prévaut généralement (même encore de nos jours) dans la pensée des chirurgiens, lorsqu'ils se servent de cette expression ; cependant on ne saurait nier non plus qu'il ne se soit glissé dans bien des esprits, à côté de cette idée clinique de gravité excessive, gravité dépendant elle-même d'une diathèse inattaquable, d'autres idées essentiellement anatomiques et qui, à la faveur de théories préconçues ou d'observations mal conduites, ont fini par prendre le dessus et effacer ou au moins obscurcir considérablement l'idée principale. Ainsi on a cru que la malignité appartenait à certains tissus à l'exclusion des autres ; dès lors, il a bien fallu appeler *tissus*

cancéreux, et abréviativement *cancers*, des productions accidentelles à caractères anatomo-pathologiques que l'on pensait avoir
bien déterminés et auxquels on croyait devoir attribuer à peu près
constamment cette gravité de pronostic, cette pernicieuse évolution
inséparable de l'idée de cancer. La notion anatomo-pathologique
se trouva donc ainsi conjointe et presque substituée à la notion
pronostique dans la définition du cancer. Au lieu de ne voir dans les
tissus dits encéphaloïde, squirrheux, colloïde, etc., que certaines
formes anatomiques sous lesquelles se manifeste assez fréquemment
la *maladie cancéreuse*, on s'est habitué à considérer chacune de ces
dénominations de tissus comme synonyme ou presque synonyme
du mot cancer lui-même, et à les employer à peu près indistinc-
tement l'une ou l'autre : telle tumeur est formée par un tissu blanchâtre ou gris-rosé, mollasse, ressemblant un peu à la pulpe cérébrale, donc c'est de l'encéphaloïde, c'est-à-dire du cancer; cette
autre est constituée par une substance blanchâtre aussi, mais à
peine vasculaire, d'une texture ferme et serrée qui lui donne de la
dureté, la fait crier sous le scalpel, donc c'est du squirrhe, c'est-
à-dire encore du cancer; telle est la série des déductions qui s'ef-
fectuent, plus ou moins explicitement, dans l'esprit de beaucoup
de chirurgiens à la vue des tumeurs qu'ils ont occasion d'examiner
après l'ablation. Il eût été facile d'entrevoir le peu de fondement de
cette manière de raisonner (appuyée elle-même sur une classification ou nomenclature purement pittoresque, et qui ne pouvait être
que transitoire), si l'on avait pris soin de remarquer que les caractères physiques attribués au squirrhe, par exemple, n'ont rien de
véritablement spécifique, et se manifestent au plus haut degré dans
certaines tumeurs fibreuses ou fibro-cartilagineuses très-denses, et
des plus bénignes; que ceux de l'encéphaloïde se rencontrent également dans le tissu d'une foule de tumeurs innocentes, telles que le
chalazion, les engorgements ganglionnaires chroniques, les tumeurs
dites adénoïdes ou tumeurs glanduleuses bénignes, les enchon-

dromes ramollis, etc., qui n'ont presque aucune tendance à la malignité, et qu'on a eu bien raison d'écarter des tumeurs réellement cancéreuses. Que de fois encore, comme pour mettre le comble à la confusion, et pour satisfaire au besoin de la théorie qui voulait que tout tissu charnu d'aspect tant soit peu insolite (ou hétéromorphe, comme on dit aujourd'hui) fût du cancer ; que de fois n'est-il pas arrivé de détourner le terme même d'encéphaloïde ou substance cérébriforme, de sa signification étymologique, seule intelligible, pour l'appliquer abusivement, et faute de mieux sans doute, aux tissus pathologiques d'aspects les plus divers, et, en particulier, à cette matière pulpeuse et brunâtre qui compose assez souvent les tumeurs à myéloplaxes, matière que l'on pourrait, jusqu'à un certain point, comparer au parenchyme de la rate, mais qui ne ressemble certainement à rien moins qu'à la substance de l'encéphale !

A une époque qui n'est pas encore bien éloignée de nous, des anatomistes très-recommandables, pénétrés de l'insuffisance, pour la science aussi bien que pour la pratique, de cette classification histologique vicieuse ou très-rudimentaire qui consistait à réunir ou à séparer les diverses productions accidentelles d'après de simples apparences extérieures de consistance ou de coloration, apparences en réalité accessoires, bien souvent fugitives et généralement aussi variables que secondaires, ont voulu scruter plus avant qu'on ne l'avait fait jusqu'alors dans la nature intime des tissus pathologiques, et interroger pour cela leur structure. Ils ont reconnu fort souvent la présence de certaines cellules à noyau, remarquables par la grandeur de leurs dimensions, et, poussés par l'attrait des déductions pratiques, ils ont cru pouvoir établir un rapport des plus intimes entre la simple présence de cette cellule et la notion de malignité; de sorte qu'imbus de l'idée de cette concordance parfaite, admise un peu précipitamment, ils se sont insensiblement accoutumés à voir le cancer au foyer même du microscope, au lieu de ne le voir, comme cela devrait être, que dans la marche pernicieuse du mal sur un individu donné. Certainement, cette manière de procéder, en réunissant dans un seul mot deux idées distinctes, l'une anatomique, l'autre clinique, aurait été à la rigueur acceptable s'il y avait eu corrélation manifeste et constante entre ces deux termes : nature du tissu, évolution morbide ; mais on sait que cette conjecture est loin d'avoir reçu depuis une pleine confirmation ; dans tous les cas, il eût été préférable et essentiellement logique de distinguer, dès l'origine, par des mots différents des phénomènes d'ordres différents, et cela quand bien même ont eût été admis à soupçonner entre ces deux ordres de phénomènes la plus étroite concordance. Depuis lors, on a cherché à remédier à ce vice de nomenclature en créant les mots de *thnétoblaste, macrocyte,* pour désigner anatomiquement la cellule dite cancéreuse ; mais il était déjà trop tard pour éviter la confusion dont nous venons de parler.

La notion de cancer, de tumeur cancéreuse, ayant été ainsi, par suite des vicissitudes de la science et de la négligence du langage, éloignée, détournée de son type primitif essentiellement fondé sur le pronostic, le mode d'évolution clinique, et n'ayant pas encore rencontré jusqu'à ce jour en anatomie pathologique une base solide et acceptable, se trouve maintenant livrée, dans les esprits, à l'anarchie la plus complète. Au point où en sont les choses, il est souvent fort difficile, à notre époque de transition, je ne dirai pas de s'entendre, mais même de se comprendre les uns les autres lorsque l'on parle de cancer. Et d'abord, on a dit que le cancer était une maladie et non pas une tumeur ; soit, mais du moins il est incontestable que la diathèse cancéreuse, telle qu'on a coutume de l'entendre, n'existe jamais toute seule, sans la lésion anatomique qui la révèle, et que, par conséquent, le mot *cancer* a pu, à titre d'abréviation, être légitimement appliqué à certaines tumeurs, en tant que ces tumeurs étaient réellement liées à la diathèse ou maladie cancéreuse. Mais ce n'est pas là-dessus que règnent les plus grands dissentiments : c'est bien à des tumeurs, en effet, que l'on accorde vulgairement la dénomination dont nous parlons ;

mais, pour les uns, et nous sommes du nombre, ce mot ne doit offrir qu'un sens purement clinique fondé sur la gravité extrême de l'aberration nutritive, sur la notion de diathèse incurable cachée, pour ainsi dire, derrière la tumeur ou se manifestant à sa suite; tandis que d'autres semblent s'attacher plus particulièrement à un sens anatomo-pathologique. Ceux-ci pourraient être à leur tour distingués en deux catégories, suivant qu'ils se basent sur l'examen microscopique ou sur l'inspection à l'œil nu : pour les premiers, le cancer comprend tous les tissus morbides où l'on trouve de grandes cellules munies de gros noyaux; pour les seconds, ce nom se rapporte aux productions accidentelles qui offrent les caractères physiques attribués par Laënnec au squirrhe, à l'encéphaloïde, au colloïde, ou par les Anglais au fongus hématode, etc. etc. Enfin il est encore un grand nombre de chirurgiens et des plus distingués qui, ne pouvant rapporter aisément à aucune des descriptions classiques certaines tumeurs d'un aspect plus ou moins insolite, simplifient d'une manière séduisante, mais inexacte et pernicieuse, la manière d'envisager le cancer, en appelant cancéreux, dans leur pratique, tous les tissus de formation pathologique qui ne ressemblent à première vue à aucun de ceux de l'organisation normale; comme si cancéreux, pour eux, devait être synonyme d'hétéromorphe! et comme si l'hétéromorphie devait être fondée sur de simples apparences extérieures toujours plus ou moins grossières, plutôt que sur un examen approfondi de la structure intime !

Il va sans dire que la plupart de ceux qui s'attachent particulièrement, dans la détermination du cancer, aux caractères anatomiques des tumeurs, prétendent bien allier aussi la considération de pronostic, d'évolution, de diathèse, à la considération de structure, dans la définition qu'ils sous-entendent; mais, on ne le sait que trop, cette double base anatomo-clinique est encore fort loin d'être autorisée par l'observation des faits, et c'est précisément le défaut de concordance entre ces deux notions artificiellement rapprochées, qui concourt à jeter aujourd'hui sur la question du cancer, et sur les choses aussi bien que sur les mots, la plus effroyable confusion.

Pour notre part, nous cherchons simplement, en effleurant cette question brûlante, à nous faire comprendre sur le sens que nous attachons aux mots, et nous laissons à d'autres plus heureux ou plus habiles le soin d'éclairer après cela le fond des choses.

On a dû voir par ce qui précède, et nous le répétons encore, que, pour nous, la dénomination de *cancer* appliquée aux tumeurs doit faire abstraction complète de toute idée histologique; elle ne peut avoir qu'une acception purement clinique, et n'a de raison d'être qu'en vue du pronostic, c'est-à-dire de la marche, de l'évolution, du retentissement général, indices de la diathèse. Une tumeur donnée est ou n'est pas un cancer, non parce qu'elle se compose de tel ou tel tissu, mais bien parce qu'elle suit au sein de l'économie, et chez l'individu que l'on considère, telles ou telles phases de développement. Si donc il nous arrive dans le cours de ce travail de parler incidemment du cancer (désignation qui n'est rigoureusement applicable qu'à une maladie générale, mais qu'on peut cependant employer abréviativement pour les tumeurs qui en dépendent), nous entendons bien, en laissant à part le tubercule, n'accorder cette qualification qu'à *des tumeurs ou formations accidentelles de tissu, qui, considérées sur un individu donné, se montrent chez lui intimement liées (à titre de cause, d'indice ou de résultat) à une diathèse, à une disposition constitutionnelle, à une sorte d'aberration nutritive générale jusqu'ici incurable, aberration nutritive générale de laquelle résultent leur marche progressive, leurs récidives incoercibles, leur extrême tendance à la généralisation, et en vertu de laquelle elles aboutissent finalement à la cachexie et à la mort.*

Nous ferons observer en passant que, d'après cette définition, tant que la disposition générale, la diathèse en un mot, ne s'est pas encore clairement manifestée (soit par la généralisation, soit par la cachexie ou les récidives opiniâtres non attribuables à une autre cause), la nature cancéreuse de la tumeur que l'on considère peut bien être, d'après sés allures séméiologiques, plus ou moins fortement soupçonnée par le clinicien, mais le cancer n'existe pas encore à l'état de fait patent et positif, à l'état de fait accompli, et, par conséquent, il ne nous paraîtrait pas convenable de tirer de pareils cas, et sur la simple foi du diagnostic, des déductions scientifiques rigoureuses.

Dans le but de faire ressortir encore davantage le vague, l'incertitude extrême qui règne depuis trop longtemps sur le véritable sens de cette locution de *cancer*, locution si souvent employée, et si commode par cela même qu'à la faveur de son obscurité on se sauve de bien des embarras, nous ne pouvons résister au désir de rapporter textuellement les sages réflexions émises à ce propos il y a plus de trente ans par M. Lenoir, au sein de la Société anatomique, et à l'occasion d'une tumeur de l'os iliaque sur la nature de laquelle il lui était alors impossible de se prononcer : «En transcrivant cette «observation, disait-il, pour vous la présenter, je fus longtemps «indécis sur le titre que je pourrais lui donner. J'avais montré la «pièce pathologique fraîche à quelques personnes versées dans l'é-«tude des altérations du tissu osseux : elles l'avaient qualifiée de «cancer de l'os. Je lui conserve ce nom. Je l'avoue cependant, je ne «connais pas en nosologie, ni en anatomie pathologique un nom «qui soit plus vide de sens, un mot qui exprime plus de choses dif-«férentes à la fois. J'ai lu beaucoup de pages sur le cancer, j'ai vu «beaucoup de tumeurs dites cancéreuses, et je me demande encore «ce que c'est qu'un *cancer*. Je l'ignore, et je ne crois pas être seul «dans ce cas. Croient-ils savoir quelque chose de plus sur la nature «de cette affection, ceux qui disent : ceci est un cancer encépha-«loïde, ceci est un cancer colloïde, ceci un cancer rentrant, quand «ils rencontrent une tumeur qui ressemble à la substance cérébrale «ou qui a la consistance de la colle, ou une tumeur qui est dure «et enfoncée à son centre. S'ils sont de bonne foi, ils avoueront «qu'ils se payent de mots, et rien de plus. La nature intime de «la maladie, l'espèce de modification qu'éprouve le tissu devenu «le siége de la dégénérescence, tout cela leur est inconnu.

«Sur ce sujet comme sur beaucoup d'autres, l'anatomie pa-
«thologique, je ne crains pas de le dire ici, en est au point où se
«trouvait l'histoire naturelle il n'y a pas encore longtemps : riche
«de faits bien observés, de descriptions minutieuses, trop minu-
«tieuses peut-être, elle possède un grand nombre d'espèces qui
«n'ont été distinguées les unes des autres que d'après leur forme exté
«rieure et leur localité. Elle attend encore, cette anatomie, d'un
«examen plus profond qui portera spécialement sur la structure in-
«time des tissus lésés ou des tissus nouveaux qui forment son do-
«maine, la place dans le rang élevé où les travaux des Daubenton,
«des Cuvier, des Geoffroy, des de Blainville, ont placé l'histoire na-
«turelle. C'est en étudiant l'organisation intérieure des animaux,
«que leurs devanciers n'avaient considérés que d'après leurs formes
«les plus extérieures, que ces hommes justement célèbres ont séparé
«ce qui avait été réuni jusqu'à eux et rapproché ce qu'un examen
«peu philosophique avait écarté. Pareille chose est encore à faire
«en anatomie pathologique. Ce vide est senti depuis longtemps.... »
(*Bull. de la Soc. anat.*, 1828, p. 180.)

De nos jours, l'anatomie pathologique commence à réaliser sérieusement les vœux si clairement exprimés à cette époque par
M. Lenoir, puisqu'elle est entrée dans cette voie rigoureuse et précise dont il se préoccupait à juste titre et qui nous amène à connaître l'altération de structure intime, à défaut de la nature essentielle
du mal, qui nous échappera probablement toujours. Mais pour ce
qui est du *cancer*, il faut malheureusement avouer que les idées
qu'il réveille ont plutôt perdu que gagné en précision depuis que ces
judicieuses paroles ont été prononcées.

Si l'on continue, comme il y a tout lieu de le prévoir, à se servir
dans le langage chirurgical de cette locution vieillie qui, appliquée
aux productions accidentelles, n'a guère de raison d'être que comme
synonyme de tumeur maligne, il serait bien opportun, à notre avis,
de ne l'employer dorénavant que pour les tumeurs qui font naître
dans l'esprit, quelle que soit la nature de leur tissu, l'idée d'une in-

curabilité absolue par tous les moyens employés jusqu'ici, tumeurs dont la marche ultérieure est alors seule capable de servir de criterium pour contrôler le diagnostic (1). En fait de tumeurs, nous ne saurions trop le redire, c'est le *vice diathésique* et pas autre chose, qui constitue foncièrement la *malignité* et qui, par là même, caractérise essentiellement ce qu'on appelle *cancer*. Ainsi donc, en deux mots : *une tumeur quelconque (anatomiquement) mais liée (cliniquement) à une diathèse incurable,* voilà pour nous le cancer.

----

(1) Nous disons *le diagnostic,* pour nous conformer à l'usage; nous ferions peut-être mieux de dire *le pronostic.* En effet, en mettant de côté les cas extrêmes où la diathèse est tellement manifeste que c'est à elle qu'on applique réellement le diagnostic, plutôt qu'à la tumeur, nous croyons que c'est presque toujours abusivement qu'à l'occasion d'une production accidentelle on se sert de cette locution: diagnostiquer un cancer. D'une manière générale, et surtout en chirurgie, ce que l'on diagnostique dans les maladies, c'est la nature actuelle du mal, l'altération organique, la lésion anatomique, le fait accompli ; ce que l'on pronostique, c'est sa bénignité ou sa malignité, c'est-à-dire la gravité de cette lésion considérée dans sa marche clinique ultérieure, le caractère plus ou moins pernicieux d'un état général qu'on soupçonne ou non devoir se manifester; or, la nature présente de la lésion et la gravité future de son évolution sont deux choses toutes différentes, qui peuvent bien concorder, il est vrai, mais qui, en réalité, ne concordent pas toujours entre elles. Dans l'état actuel de la science, il y aurait donc lieu, en fait de tumeurs, de laisser au diagnostic le côté anatomique, et au pronostic le côté clinique de la question ; de *diagnostiquer,* par exemple, des tumeurs graisseuses, cartilagineuses, fibro-cartilagineuses, fibreuses, fibro-plastiques, épithéliales, glanduleuses, des tumeurs à myéloplaxes, à médullocelles, à cytoblastions, etc. etc., et de *pronostiquer,* de plus, dans chaque cas individuel, d'après les données de l'expérience et de l'observation clinique, si la tumeur est ou non maligne, c'est-à-dire sous la dépendance d'une diathèse incurable qui devra se manifester tôt ou tard, si, en d'autres termes, elle suivra ou non au sein de l'économie l'évolution des tumeurs dites cancéreuses. En procédant de la sorte, il serait peut-être possible de mieux s'entendre ; on éviterait au moins de confondre en un seul mot, comme on le fait journellement, deux notions distinctes et tout à fait différentes l'une de l'autre, à savoir : le diagnostic de la lésion, et le pronostic de l'évolution.

Cependant, comme il est toujours fort difficile de refaire le langage une fois qu'il a perdu de sa précision, comme, d'un autre côté, le sens et la définition des mots sont d'une importance capitale pour la clarté des idées, comme nous voulons éviter à tout prix les équivoques et l'ambiguité, nous dirons ici en terminant, et en manière de résumé de toutes les réflexions précédentes : qu'au lieu de ce mot de *cancer*, à l'acception pronostique et séméiologique duquel on a voulu ajouter ou substituer insensiblement une ou plutôt des acceptions histologiques toutes différentes, au lieu de ce mot de cancer qui, par la diversité de ses significations, et à cause de l'arbitraire inconcevable qui règne sur la définition que chacun est disposé à sous-entendre, a prêté et prêtera sans doute longtemps encore à des malentendus interminables, au lieu de cette expression, disons-nous, qui n'a presque plus de sens à force d'en avoir eu un si grand nombre, nous emploierons de préférence, et autant que possible, l'expression de *tumeur maligne,* à laquelle nous attachons une signification tout-à-fait identique, et qui n'exposera pas à la même confusion puisqu'elle ne préjuge rien sur la nature anatomique du tissu morbide, puisqu'elle fait même complétement abstraction de ses apparences extérieures. Assurément, si *cancer* pouvait signifier autre chose que *tumeur maligne,* ce ne pourrait être tout au plus que pour exprimer le plus haut degré de la malignité.

Après ces considérations générales, que nous aurions voulu abréger si nous n'avions appréhendé de n'être pas compris, considérations qui nous ont paru, du reste, nécessaires pour donner une idée sommaire de l'état transitoire où se trouve encore la pathologie chirurgicale sur le chapitre des tumeurs en général, et en particulier, des tumeurs liées à la diathèse cancéreuse, il convient maintenant d'aborder l'étude spéciale des tumeurs à myéloplaxes.

La division du sujet sera très simple et très-naturelle : elle comprendra trois parties. — Dans la première nous dirons quelques mots de la structure de la moelle des os ; nous parlerons de ses éléments anatomiques constitutifs et surtout de l'élément *myéloplaxe* qui nous intéresse particulièrement. — La deuxième partie sera la plus longue : nous la consacrerons à l'exposé de toutes les observations que nous sommes parvenu à réunir, et qui forment comme la substance et le fondement principal de notre travail. Un bon nombre de ces observations nous appartiennent. Presque toutes, nous les ferons suivre ou précéder de quelques réflexions destinées à en faire ressortir les points les plus importants. Nous nous efforcerons aussi, chemin faisant, à l'occasion de plusieurs d'entre elles et pour augmenter le nombre ou au moins la valeur de nos documents, de faire une large part à la tradition, c'est-à-dire aux souvenirs vivants et essentiellement instructifs des chirurgiens expérimentés que nous aimons à appeler nos maîtres. — Enfin, dans la troisième partie, nous essayerons de tracer, sous forme de description générale et dogmatique, la pathologie des tumeurs à myéloplaxes, en mettant à profit pour cela et en classant suivant un ordre méthodique toutes les notions éparses de la deuxième partie.

PREMIÈRE PARTIE.

Du tissu médullaire des os en général; de l'élément myéloplaxe en particulier.

§ Ier. — *Du tissu médullaire.*

Le nom de *myéloplaxe* a été donné par M. Ch. Robin à l'un des deux éléments anatomiques spéciaux qui entrent dans la composition normale de la moelle des os.

Avant les recherches persévérantes et les études consciencieuses de ce savant anatomiste sur les éléments constitutifs de l'organisation normale, on s'était complu, pour ainsi dire, depuis de longues années, relativement à la moelle des os, dans une erreur anatomique assez séduisante par sa simplicité, et qui consistait à la considérer tout uniment comme une variété de tissu adipeux, d'une texture plus molle, plus délicate, il est vrai, que le tissu adipeux des autres régions du corps, mais en définitive composée comme lui de vésicules graisseuses très-nombreuses, soutenues par une légère trame cellulo-fibreuse, et entremêlées de vaisseaux sanguins plus ou moins abondants; c'étaient là, avec des nerfs et quelques vaisseaux lymphatiques, les éléments généralement admis dans la structure de la moelle. Cette description erronée du tissu médullaire des os était fondée évidemment soit sur le témoignage exclusif et trompeur de l'inspection à l'œil nu, soit sur un examen microscopique très-incomplet.

Déjà un excellent observateur, Bichat, dans son *Traité d'anatomie générale,* pressé par la logique de ses propres expériences, s'était trouvé forcé de reconnaître que chez le fœtus et dans les premières années de la vie, le tissu médullaire, qui existe bien positivement alors, ne renferme cependant presque pas de ce suc huileux qui s'accumule plus tard par les progrès de l'âge ; il devait se demander tout naturellement par quel fluide (nous dirions aujourd'hui par quel élément anatomique) les vésicules graisseuses se trouvaient alors remplacées, et il avouait franchement ne pouvoir résoudre la question. Il était réservé aux investigations microscopiques de nous fournir ultérieurement la clef de cette énigme.

Un auteur, duquel on était en droit d'attendre mieux, Henle (*Anatomie générale,* 1840), est, il faut l'avouer, encore plus malheureux que ses devanciers ; il semble même avoir complétement négligé l'étude de la moelle des os ; car, dans la demi-page qu'il lui a consacrée, il se borne à quelques considérations sur son aspect général et sa composition chimique, mais sans dire un seul mot de sa texture microscopique.

M. Ch. Robin, le 20 octobre 1849, dans une note communiquée à la Société de biologie, exposa le premier la véritable structure du tissu médullaire des os, en décrivant et signalant à l'attention des anatomistes *deux espèces nouvelles d'éléments anatomiques* que ses recherches lui avaient fait découvrir dans la composition intime de ce tissu. Nous transcrivons textuellement, en l'empruntant aux *Comptes rendus de la Société de biologie* (1849, p. 119), la communication qui a été faite à cette époque par M. Robin, et dont la date précise tranche d'une manière incontestable en faveur de la France, et aux dépens de l'Allemagne, la question de priorité.

« 1° Il existe dans tous les os courts, plats ou longs, outre les cel- « lules adipeuses, les vaisseaux et de la matière amorphe finement « granuleuse, une espèce particulière de cellules, qu'on peut appeler « *cellules médullaires,* parce qu'elles sont propres au tissu médullaire « des os. Ces cellules sont sphériques ou un peu polyédriques ; elles « ont un diamètre de $0^{mm},015$ à $0^{mm},018$; elles sont transparentes, « à bords nets ; elles renferment toutes un noyau sphérique, régu-

«lier, transparent, à bords très-nets, en général assez foncés. Il
«a un diamètre de $0^{mm},006$ à $0^{mm},007$. Entre le noyau et la cellule,
«existent des granulations moléculaires dont la quantité varie, mais
«qui sont constantes et sont plus abondantes autour du noyau que
«dans le reste de l'étendue de la cellule. Ces cellules sont plus abon-
«dantes chez les jeunes sujets que chez les adultes; chez les pre-
«miers, elles forment presque à elles seules, avec les vaisseaux, la
«moelle des os, qui jusqu'à la fin de la grossesse ne renferme que
«fort peu de cellules adipeuses. »

«2° On trouve dans les os longs et aussi dans les os courts, mais
«en quantité moindre, une autre espèce d'éléments anatomiques qui
«sont plus importants à connaître que les précédents, parce qu'ils
«constituent quelquefois à eux seuls certaines tumeurs des os. Quel-
«ques tumeurs des os, considérées par les pathologistes comme du
«cancer, renferment, non des cellules cancéreuses, mais un élément
«spécial, caractérisé par de grandes plaques ou lamelles aplaties,
«tantôt polygonales, tantôt irrégulièrement sphériques, ayant au
«moins $0^{mm},050$ à $0^{mm},080$ de diamètre. Ces plaques sont finement
«granuleuses et sont remarquables par les noyaux, au nombre de six
«à dix, qui sont contenus dans l'épaisseur des plaques et leur don-
«nent un cachet tout spécial. Ces noyaux ont $0^{mm},009$ de longueur,
«sur $0^{mm},005$ de large; ils sont ovoïdes et contiennent un ou deux
«nucléoles, accompagnés de petites granulations moléculaires. J'ai
«eu l'occasion de voir plusieurs tumeurs de ce genre qui, dans un
«cas, avait déterminé un *spina ventosa* du tibia et en avait distendu
«et aminci considérablement la substance osseuse, et avait fini par
«faire issue au dehors. M. Lebert possède également des dessins de
«tumeurs formées des mêmes éléments que je viens de décrire. M. le
«Dr Vosse, de Christiania, a observé une tumeur des métatarsiens
«qui était formée de ces éléments dont il m'a montré un dessin. »

«Les faits que je veux ajouter aux précédents, c'est que ces élé-
«ments sont des éléments normaux du tissu médullaire des os, qu'on
«y trouve sans qu'il y ait affection de ces organes. On les trouve

« surtout à la surface de la moelle, entre elle et la face interne du
« canal. Ils sont beaucoup moins nombreux que les cellules précé-
« demment décrites et les cellules adipeuses. Ils sont aussi plus abon-
« dants dans les os des jeunes sujets que dans ceux des adultes et des
« vieillards. On les trouve, de même que les premières, dans les os
« de tous les mammifères domestiques. C'est donc par formation lo-
« cale en grande abondance de ces plaques ou lamelles, que sont
« formées les tumeurs de la nature de celles où cet élément a été ob-
« servé avant d'être étudié à l'état normal. »

Quelques mois plus tard, dans un mémoire intitulé : *Observations
sur le développement de la substance et du tissu des os*, mémoire lu au
sein de la même société (23 février 1850), et aussi dans l'article *Os-
téogénie* du supplément du *Dictionnaire des dictonnaires de médecine*,
M. Ch. Robin résumait et complétait, en les envisageant au point
de vue des différentes phases du développement de la moelle des
os, ces données précises et importantes acquises sur la structure élémentaire de son tissu.

« Il faut par rapport à la moelle, disait-il, savoir d'abord qu'elle
« est composée : 1° de matière amorphe unissante avec des granula-
« tions moléculaires ; 2° de cellules et de noyaux libres médullaires ;
« 3° de plaques à noyaux multiples ; 4° de vésicules adipeuses ; 5° de
« vaisseaux. On sait qu'il n'y a pas de membrane médullaire dans les
« os ; c'est là une des nombreuses créations de l'esprit des anato-
« mistes encore admises (voy. Gosselin et Regnauld, *Arch. de méd.*,
« 1847). Il n'y a d'autre tissu cellulaire et fibro-plastique que celui
« qui forme la tunique adventice des plus gros vaisseaux. La moelle
« formée par ces éléments peut, par prédominance ou diminution
« de l'un d'eux, présenter trois *formes* ou *variétés* susceptibles de
« passer de l'une à l'autre par gradations insensibles, chez le même
« individu pour des os différents, ou chez divers sujets suivant cer-
« taines conditions tant normales que morbides. La première peut
« être appelée *moelle fœtale,* parce qu'elle existe dans tous les os du
« fœtus et des enfants, jusqu'à quatre ou cinq ans, plus ou moins ;

« cette forme persiste ordinairement dans la moelle du tissu spon-
« gieux chez l'adulte. Elle est caractérisée anatomiquement par sa
« couleur rouge et par la prédominance des vaisseaux et des cel-
« lules et plaques médullaires sur les autres éléments ; les vésicules
« adipeuses même manquent jusqu'à la naissance et quelquefois plus
« tard. La deuxième est la *forme gélatineuse ;* ici c'est la matière
« amorphe qui l'emporte, principalement sur les vésicules adipeuses.
« La troisième est la *forme graisseuse,* caractérisée par sa consis-
« tance, sa couleur de graisse, et par la prédominance des vésicules
« adipeuses ; elle ne se trouve généralement que chez l'adulte, et
« la moelle, avant de prendre cette forme, passe chez les jeunes
« sujets par la seconde. L'inflammation lui fait prendre aussi la
« forme gélatineuse, et quelquefois, si elle se prolonge, la forme
« fœtale. »

Un an après la découverte et la description très-explicite de M. Ch.
Robin, Kœlliker, dans son édition allemande (*Mikroskopische Anatomie ;* Leipzig, 1850 ; t. II, 1re partie, p. 364 et 378), a fait dessiner
d'une manière assez imparfaite, sous le nom de *corps granuleux particuliers (cellules?) à plusieurs noyaux,* des éléments qu'on reconnaît
cependant assez bien pour être, les uns, des plaques à noyaux multiples (myéloplaxes), les autres, des noyaux et cellules médullaires
(médullocelles); mais il en méconnut vraisemblablement la signification, car il dit simplement dons son texte que ce sont des cellules
de la moelle, sans en donner de description, sans fournir aucun
autre détail sur leur histoire anatomique. Du reste, la date postérieure de cette simple mention n'autorise nullement à faire partager
à cet auteur les honneurs de la découverte française.

Ainsi donc, en résumé, les éléments qui entrent dans la texture
normale de la moelle des os sont : d'une part, les cellules médullaires ou *médullocelles* (variété cellule et variété noyau libre), et les
plaques médullaires multinucléées ou *myéloplaxes,* tous deux éléments spéciaux, c'est-à-dire qui n'appartiennent absolument qu'à ce
tissu ; d'autre part, des vésicules adipeuses, puis de la matière amor-

phe avec des granulations moléculaires, et enfin des vaisseaux sanguins, annexés à quelques éléments fibreux et fibro-plastiques, et
accompagnés de filets nerveux ainsi que très-probablement de vaisseaux lymphatiques. — Les myéloplaxes, toujours rares dans la moelle
normale, y figurent comme éléments accessoires à tous les âges
de la vie ; les médullocelles, toujours très-abondantes, prédominent, ainsi que les vaisseaux sanguins, chez le fœtus et chez l'enfant ; les vésicules adipeuses, absentes chez le fœtus, prédominent,
au contraire, dans l'âge adulte et au delà, période de la vie à laquelle appartient spécialement la *forme graisseuse* de la moelle ; la
matière amorphe granuleuse peut prédominer à différents âges en
se substituant à l'élément graisseux, et c'est alors que la moelle
revêt la *forme gélatineuse*.

Nous n'avons pas à entrer dans des détails descriptifs à l'occasion
des médullocelles : ce serait sortir de notre sujet. Nous nous contenterons, à leur égard, pour faire ressortir l'ensemble des caractères
qui les distinguent, de renvoyer le lecteur à notre planche 1 (fig. 1),
où nous avons réuni, dans un petit espace, différents spécimens de
cellules et de plaques médullaires normales.

Quant aux myéloplaxes, ce sont elles qui nous intéressent particulièrement, c'est sur elles que nous désirons surtout concentrer
l'attention, c'est, par conséquent, au sujet de leurs caractères généraux et de leurs diverses variétés, tant normales que pathologiques,
que nous avons l'intention d'entrer dans des détails circonstanciés
et aussi complets que possible, afin de les bien faire connaître. Dans
cette description, nous nous appuierons quelque peu sur nos propres études, mais bien davantage encore sur les excellents travaux
de M. Ch. Robin, consignés dans divers recueils, et exposés chaque
année à son cours d'anatomie générale.

§ II. — *Des myéloplaxes à l'état normal.*

On désigne sous le nom de *myéloplaxes* (μυελος, moelle ; πλαξ, plaque, lame, lamelle), ou bien sous celui de *plaques à noyaux multi-. ples*, de *plaques multinucléées des os*, certains éléments anatomiques qui entrent normalement dans la constitution du tissu médullaire des os et qui lui appartiennent en propre, mais qui ne doivent cependant être considérés, vu leur peu d'abondance, que comme éléments accessoires quant à la masse de ce tissu.

Ainsi que l'indiquent les diverses expressions employées pour les caractériser, ces éléments anatomiques se présentent, en général, à l'état de masses ou lamelles plus ou moins aplaties et pourvues de nombreux noyaux ; toutefois, pour être exact et complet, il est nécessaire d'ajouter que quelques-uns d'entre eux, affectant la forme de cellules sphéroïdales ou polyédriques, et ne possédant guère qu'un ou deux noyaux, s'éloignent passablement de ce type fondamental, mais qu'ils méritent cependant, par leurs autres analogies avec les précédents, d'être conservés, à titre de variété, sous les mêmes dénominations, quelque imparfaites qu'elles puissent paraître. — Notre description générale portera principalement sur les myéloplaxes de la variété type, qui est la plus répandue ; nous dirons ensuite en quelques mots les différences qui appartiennent à la seconde variété.

1. — Les myéloplaxes existent chez tous les vertébrés et à tous les âges de la vie ; elles ne sont jamais très-abondantes dans le tissu médullaire normal ; on les découvre plus facilement dans les os des fœtus et des jeunes sujets qu'à un âge plus avancé, parce qu'alors elles ne sont pas encore perdues au milieu d'une quantité considérable d'éléments graisseux. Elles sont généralement contiguës et adhérentes à la substance osseuse elle-même, et se moulent sur les irrégularités de cette substance : ainsi, c'est moins dans l'épaisseur

de la moelle qu'on les trouve, qu'à la face intérieure du canal médullaire, et surtout dans le diploé, dans les aréoles du tissu spongieux ; on les rencontre aussi dans les canalicules de Havers jusqu'à
la face interne du périoste, et dans les cartilages en voie d'ossifi-
cation.

La forme des myéloplaxes n'est soumise à aucune règle fixe, elle
est plus variable que celle de tout autre élément normal ; elles peuvent
être arrondies, ovalaires, triangulaires, ou bien allongées, étranglées
vers leur milieu, ou recourbées sur elles-mêmes ; le plus souvent,
elles sont limitées par des contours polyédriques très-irréguliers et
des plus bizarres, quelquefois interrompus par des échancrures ou
incisures plus ou moins profondes ; leurs bords se manifestent à
l'œil de l'observateur par une succession de lignes droites ou de
lignes courbes plus ou moins sinueuses, quelquefois pâles, ou déchiquetées, mais souvent très-nettes, très-bien accusées ; les angles,
tantôt saillants, tantôt rentrants, sont rarement très-aigus, mais
habituellement mousses ou arrondis. La forme ordinairement aplatie
de ces éléments se manifeste à l'observateur lorsqu'ils subissent un
mouvement de rotation ou d'inclinaison dans le liquide de la préparation. On rencontre fréquemment des myéloplaxes portant à leur
périphérie un certain nombre de prolongements simples ou ramifiés,
tantôt obtus à leur extrémité, tantôt effilés, terminés en pointe, et
atteignant parfois des dimensions égales à celles de l'élément anatomique dont ils dérivent (voy. pl. III, fig. 3). Toutes ces variétés de
configuration, loin de faire confondre les myéloplaxes avec d'autres
éléments, leur donnent, au contraire, une physionomie spéciale
et suffisent quelquefois à elles seules pour les faire reconnaître.

Les dimensions des myéloplaxes sont presque aussi variables que
leur forme ; cependant, quoique variables, on peut dire qu'elles sont
en général très-grandes : ainsi leur plus grand diamètre, c'est-à-dire
leur longueur, oscille généralement entre $0^{mm},03$ et $0^{mm},06$, il descend rarement au-dessous de $0^{mm},02$, et atteint fort souvent au contraire $0^{mm},08$ et $0^{mm},10$ et même davantage, surtout à l'état patho-.

logique. Leur épaisseur n'équivaut habituellement qu'à la moitié ou au quart de leur largeur; elle peut descendre jusqu'à $0^{mm},007$, dimension comparable au diamètre d'un globule sanguin.

La couleur de ces éléments est grise plus ou moins foncée, quelquefois un peu jaunâtre. Leur transparence varie suivant leur épaisseur et l'abondance de leurs granulations. Quant aux autres caractères physiques, consistance, élasticité, etc., ils n'offrent rien de bien particulier.

La structure des myéloplaxes comprend un ensemble de caractères très-propre à les faire distinguer :

Leur substance fondamentale est formée d'une masse homogène, incolore, uniformément parsemée de granulations grisâtres très-fines, très-nombreuses, solubles dans l'acide acétique et mélangées quelquefois à des granulations jaunâtres un peu plus grosses ; c'est à l'absence ou à la rareté des granulations moléculaires que les appendices caudiformes de certaines plaques doivent leur transparence habituelle. La finesse des granulations et leur distribution égale dans toute la masse de l'élément suffisent pour caractériser nettement certaines plaques médullaires, même lorsque, par une exception assez rare, elles ne renferment aucun noyau.

Presque toujours, dans l'épaisseur de la substance fondamentale et plongés à diverses profondeurs, existent de nombreux noyaux ovoïdes, transparents, de $0^{mm},007$ à $0^{mm},010$ de long sur $0^{mm},005$ à $0^{mm},006$ de large, et renfermant habituellement un ou même deux nucléoles sphériques à centre brillant, mais point ou presque point de granulations. Quelquefois ces noyaux sont disséminés uniformément dans toute l'étendue de l'élément dont ils font partie, cependant ils sont beaucoup plus souvent rapprochés du centre que des bords ; ils sont tantôt épars, tantôt ramassés les uns contre les autres ; par exception, on peut en rencontrer qui soient recourbés sur eux-mêmes, ou bien étroits et effilés à une de leurs extrémités ou même dans toute leur longueur. Leur nombre est habituellement, mais non pas toujours, en rapport avec les dimensions de la myéloplaxe qui les renferme ; en général, on peut compter de 5 à 15 noyaux dans les plaques de moyenne grandeur ; mais il faut savoir que ce nombre peut varier dans ses limites extrêmes depuis 1 ou 2 jusqu'à 30 ou 40 et même au delà.

Un mot sur les réactions chimiques des myéloplaxes, réactions qui du reste ne nous intéressent que médiocrement, attendu que leurs caractères physiques et leur structure suffisent amplement à les faire reconnaître :

Aucun réactif n'est capable de dissoudre complétement ces éléments. L'eau n'a aucune action sur eux. L'acide acétique les pâlit beaucoup, en dissolvant presque toutes les granulations ; il rend aussi les noyaux plus évidents en laissant apparaître toute la netteté de leurs contours, qui étaient auparavant plus ou moins masqués ou voilés par l'abondance de la substance granuleuse. L'acide chlorhydrique rend d'abord l'élément plus grenu, plus foncé, les noyaux moins distincts, puis il attaque peu à peu toute la masse et la pâlit considérablement. L'acide sulfurique pâlit, gonfle les myéloplaxes et dissout très-rapidement leurs noyaux. L'ammoniaque agit de la même manière, et fait disparaître le nucléole.

2. — Les myéloplaxes de la seconde variété ou *variété cellule* ne diffèrent de celles de la *variété type* ou variété à noyaux multiples, que par leur forme non aplatie et généralement plus régulière, ovoïde, sphéroïdale ou polyédrique, par le nombre restreint de leurs noyaux, réduits à un ou deux, quelquefois même complétement absents, et par leur volume peu considérable, qui coïncide généralement avec les deux caractères précédents ; du reste, même disposition des granulations moléculaires, même aspect des noyaux, mêmes réactions chimiques, etc., comme dans la description générale. Ces myéloplaxes de la variété cellule sont beaucoup moins répandues que les myéloplaxes proprement dites qu'elles accompagnent habituellement ; cependant il est important de les connaître, car on les voit quelquefois dominer chez certains sujets ou bien dans certaines tumeurs. Leur aspect les rapproche jusqu'à un cer-

tain point de l'élément épithélium, dont elles diffèrent surtout par leurs granulations plus fines, plus uniformément réparties. Leur volume, ces granulations fines et uniformément distribuées, le noyau ovoïde, non granuleux et nucléolé, distinguent facilement aussi les myéloplaxes sphéroïdales appartenant à cette variété, des médullocelles, que caractérisent au contraire à l'état normal un noyau sphérique, granuleux, non nucléolé.

§ III. — *Des myéloplaxes à l'état pathologique.*

Après avoir essayé d'exposer l'historique et la description anatomique des myéloplaxes en tant qu'ils appartiennent à l'anatomie normale, il ne nous reste plus maintenant qu'à les envisager, dans un court aperçu, sur le terrain de l'anatomie pathologique.

Nous n'entrerons pas dans de grands détails sur les modifications diverses, mais généralement légères que peuvent subir les plaques à noyaux multiples lorsque, pathologiquement multipliées, elles composent presque à elles seules le tissu de certaines tumeurs : cette étude descriptive sera mieux placée dans le paragraphe que nous consacrerons à l'anatomie pathologique des tumeurs à myéloplaxes (voir notre 3e partie). Pour le moment, nous nous bornerons à dire en quelques mots que les myéloplaxes à l'état pathologique, loin de perdre quoi que ce soit de leurs caractères distinctifs les plus frappants, deviennent souvent, au contraire, plus nettes, plus accentuées, plus facilement appréciables : ainsi les modifications qu'elles subissent dans ces conditions portent principalement sur l'exagération de volume, que nous avons vue atteindre quelquefois les dimensions colossales de $0^{mm},2$ et même $0^{mm},3$, sur la netteté, le nombre et les dimensions des noyaux, lesquels sont très-souvent, en effet, plus gros ($0^{mm},007$ jusqu'à $0,^{mm}014$) et surtout plus nombreux qu'à l'état normal, puisque nous en avons quelquefois compté facilement jusqu'à 60 et au delà dans une même plaque médullaire ; ces sortes de modifications nous montrent qu'il peut y avoir hypertrophie en même temps qu'hypergénèse de ces éléments dans la production des tumeurs, mais que leurs caractères généraux ne s'en trouvent pas moins parfaitement conservés.

C'est sur les considérations historiques que nous voulons ici principalement insister.

Chose singulière ! mais dont il est cependant facile de se rendre compte, les plaques à noyaux multiples, éléments homœomorphes, ont été vues et remarquées dans les productions pathologiques et considérées comme hétéromorphes avant d'être découvertes dans le tissu médullaire normal; la même chose avait eu lieu pour les éléments fibro-plastiques. L'application immédiate et précipitée du microscope à l'analyse des productions accidentelles avant même que l'on eût pris soin de reconnaître et la structure intime et l'évotion physiologique des tissus normaux; la rareté relative des myéloplaxes dans les cavités des os, où elles restent cachées et perdues, pour ainsi dire, au milieu des autres éléments médullaires; leur adhérence aux lamelles osseuses, qui rend leur séparation, leur isolement quelquefois fort difficile; et, d'une autre part, leur multiplicité extrême dans le tissu de certaines tumeurs, telles furent les causes principales de cette interversion chronologique.

Des éléments si facilement reconnaissables, à caractères si nets, *si* tranchés, n'avaient pu évidemment rester inaperçus pour quiconque avait eu l'occasion de soumettre à l'examen microscopique le tissu d'une de ces tumeurs qui en sont essentiellement composées; mais le fait brut de cette constatation ne signifiait presque rien, et, séparé du lien naturel qui devait le rattacher un jour à des données précises d'anatomie et de physiologie normales, il ne pouvait que rester stérile ou conduire, ce qui est encore plus grave, à des erreurs d'interprétation, et c'est ce qui arriva malheureusement.

En recherchant, dans les auteurs antérieurs à la publication de M. Ch. Robin, quelques documents sur ce point à peu près inexploré d'histologie pathologique, nous n'avons pu découvrir de dessin ou de description se rapportant à de véritables plaques à noyaux multiples que dans la physiologie pathologique de M. Lebert; il suffit de jeter les yeux sur la planche XIII (fig. 11) et la planche XIV (fig. 5, 6, 9) de l'atlas qui accompagne cet ouvrage pour reconnaître aussitôt, quoiqu'il n'y soit pas très-bien représenté, l'élément anatomique dont nous nous occupons et sur la nature duquel l'auteur ne manque pas de se tromper, ne connaissant pas, à cette époque, d'une manière suffisante les éléments normaux de l'organisation. Ces plaques à noyaux multiples qu'il avait observées en grande abondance dans certaines pièces pathologiques, et seulement, répétons-le, dans des pièces pathologiques, il les désigne assez gratuitement sous le nom de *cellules mères fibro-plastiques;* sans doute, il y était conduit jusqu'à un certain point par l'association fréquente de ces prétendues cellules mères avec une certaine proportion de véritables éléments fibro-plastiques; mais il aurait dû aussi en être détourné par cette autre considération, à savoir : qu'elles appartiennent spécialement aux tumeurs des os et qu'on ne les rencontre guère dans les tumeurs fibro-plastiques des parties molles, ainsi qu'il le reconnaît lui-même.

Quoi qu'il en soit de cette interprétation fautive, il n'en est pas moins important de constater que la description de cet auteur ne nous laisse aujourd'hui aucun doute sur la vraie nature des éléments qu'il a représentés dans ses planches, et qu'il avait eu plusieurs fois occasion d'observer dans ses études sur les tumeurs dites *sarcomateuses :* «Un élément cellulaire que nous avons principale-«ment rencontré dans ces tumeurs, dit-il au paragraphe des tumeurs «fibro-plastiques ou sarcomateuses (t. II, p. 125), ce sont de «grandes cellules mères, qui peuvent atteindre jusqu'à un douzième «de millimètre, et qui renferment dans leur intérieur huit, dix, «douze noyaux et globules fibro-plastiques, parfois même un plus «grand nombre; leur aspect est tellement caractérisé par leur forme «ovalaire et par la petitesse de ces nombreux noyaux, qu'on ne «peut les confondre avec aucun autre élément microscopique.»

Nous avons encore à faire quelques remarques critiques, quelques rectifications de détails, au sujet de cette description d'histologie pathologique, qui fut présentée en 1845 par M. Lebert, et qui laissait encore beaucoup à désirer.

Sans nous arrêter à discuter la dénomination impropre de *cellule mère*, remarquons tout d'abord que cet auteur cherche à élever au rang de caractères distinctifs la forme *ovalaire* de ces éléments, et la *petitesse* de leurs noyaux. Pour ce qui est de la forme, nous l'avons vu, et nos planches le démontrent parfaitement, elle est, au contraire, extrêmement variable ; les planches même de M. Lebert tendent à contredire cette partie trop absolue de son texte (pl. XIV, fig. 6 et 9) ; on y voit, en effet, plusieurs de.ces éléments multinucléés qui s'éloignent plus ou moins de la forme ovalaire ; bien plus, à la page 145 de ce même volume, en décrivant la tumeur du maxillaire supérieur reproduite dans notre observation 4, il signale en propres termes dans sa structure, outre les cellules régulières, un *bien grand nombre* d'autres qui ont perdu toute régularité de contour. Quant au caractère tiré de la petitesse des noyaux, c'est encore là une erreur échappée sans doute par négligence : l'inspection pure et simple des planches du même auteur, et surtout de sa pl. XIV (fig. 5, 6 et 9), démontre que cette exiguïté est loin d'être constante, surtout à l'état pathologique, et qu'elle ne dépasse pas celle des noyaux de bien d'autres éléments. Mieux vaudrait ne pas donner du tout de caractères distinctifs, que d'en donner ainsi de trompeurs ou d'illusoires ! Enfin, ce que M. Lebert appelle ici, et avec raison, des *noyaux*, ailleurs il les appelle *cellules* ou *globules fibroplastiques*, et donne alors, comme noyau, le nucléole (voy. même tome, p. 140, et surtout l'explication des pl. XIII et XIV).

Ce mélange de petites erreurs et de contradictions multipliées dans un auteur d'ailleurs fort estimable, dénote évidemment de sa part une certaine hésitation, ou même une grande incertitude sur la nature réelle de l'objet qu'il cherche vainement à élucider. Toutefois, bien que ce célèbre micrographe ait méconnu comme éléments spéciaux et homœomorphes les plaques médullaires multinu-

cléées; bien qu'il les ait rangées à tout hasard, en les croyant hétéromorphes, dans la catégorie des éléments fibro-plastiques, à titre
de sous-variété; bien qu'il n'en ait pas fait ressortir les vrais caractères distinctifs d'avec tout autre élément anatomique, cependant il
n'a pas pu s'empêcher de reconnaître que leur aspect a quelque
chose de frappant, de caractéristique, qui s'oppose à ce qu'elles
soient confondues avec aucun autre élément microscopique, et, en
cela, il avait parfaitement raison. Leur individualité, en effet, est
une des mieux accusées en histologie, une des plus faciles à reconnaître et à préciser; seulement nous devons faire observer que c'est
à l'*ensemble* des caractères que nous avons énumérés plus haut, et
surtout à leur fond finement et uniformément granuleux, à la multiplicité habituelle de leurs noyaux presque toujours ovoïdes, transparents et nucléolés, ainsi qu'à leur forme généralement aplatie, à
leur volume considérable, à la variabilité ou à la bizarrerie de leur
contours, et non pas à leur forme ovalaire ou aux dimensions de
leur noyaux, que les myéloplaxes sont redevables de cette individualité.

L'interprétation erronée de M. Lebert sur la nature et la signification de cet élément anatomique, jointe à la grande autorité de cet
auteur en matière de micrographie, et aussi la confiance trop aveugle
avec laquelle son opinion, toute théorique dans ce cas particulier,
fut accueillie par les chirurgiens et anatomistes qui se sont livrés
après lui à l'étude histologique des tumeurs, ont été cause d'une
confusion regrettable qui n'a pas peu contribué à retarder les progrès de la science en ce qui concerne la pathologie des tumeurs en
général, et des tumeurs fibro-plastiques en particulier. Ainsi M. Lebert ayant arbitrairement assimilé aux éléments fibro-plastiques de
véritables plaques médullaires, il s'ensuit que les cliniciens, généralement très-brefs sur la question micrographique dans les observations de tumeurs qu'ils ont jugé à propos de livrer à la publicité,
se sont contentés très-souvent de dire d'un tissu, qu'on l'avait

6

trouvé composé d'éléments fibro-plastiques , sans entrer à cet égard dans aucun détail descriptif, comme s'ils eussent admis (un peu légèrement) que la science était parfaitement et définitivement fixée sur ce point ; heureux encore lorsqu'ils n'ont point appelé cellules cancéreuses ces plaques médullaires fort innocentes ! Qu'en est-il résulté ? C'est que parmi ces observations de tumeurs dites *fibroplastiques* consignées dans les recueils, il a dû nécessairement se glisser, faute d'une distinction rigoureuse à laquelle une description exacte aurait pu suppléer, il a dû se glisser, disons-nous, à la fois des tumeurs fibro-plastiques et des tumeurs à myéloplaxes, peut-être même d'autres encore que l'avenir seul pourra nous révéler ; en sorte qu'il est impossible, dans une foule de cas, de faire la part exacte de ce qui revient aux unes et de ce qui revient aux autres, et que, par conséquent, ces documents trop concis de micrographie pathologique demeurent aujourd'hui, et resteront toujours, à cause de leur ambiguité, à peu près perdus pour la science.

On ne pourrait donc savoir trop de gré à M. Ch. Robin d'avoir rendu clair, intelligible et fécond, par une étude sérieuse de l'histologie normale, un point important d'histologie pathologique qui était demeuré avant lui assez obscur pour ne servir de point de départ à aucune application utile, et pour devenir dès lors une cause de confusion plutôt qu'une source de lumière !

DEUXIÈME PARTIE.

Exposé des observations de tumeurs à myéloplaxes.

Nous commençons par une observation des plus intéressantes et des plus complètes, celle qui fut le point de départ de nos recherches, et qui résume presque à elle seule l'histoire générale des tumeurs à myéloplaxes, surtout en ce qui concerne leur présence dans le maxillaire supérieur. Nous l'avons recueillie lorsque nous étions interne à l'hôpital des Cliniques, et, à cette époque, nous en rapportâmes les principaux détails à l'une des séances de la Société anatomique (5 décembre 1856), en même temps que nous présentions la pièce pathologique. La physionomie caractéristique du tissu morbide, la séméiologie de l'affection, son mode de début, ses diverses phases ou périodes d'évolution, sa ressemblance au premier aspect et sous le rapport symptomatique avec les kystes osseux., sa récidive après une extirpation incomplète, sa bénignité définitive et incontestable, tout cela se trouve mis en lumière de la façon la plus instructive par cette seule observation.

OBSERVATION Ire.

Tumeurs à myéloplaxes multiples dans le maxillaire supérieur gauche (variété type).

Pierre Boussuge, employé, âgé de 20 ans et demi, célibataire, né à Paris, entre à l'hôpital des Cliniques le 7 avril 1856, dans le service de M. Nélaton (salle des hommes, n° 11).

Ce jeune homme, d'un tempérament lymphatique, mais d'une assez bonne constitution, et ayant toujours joui d'une bonne santé, s'est aperçu, il y a sept mois, de l'apparition d'une petite tumeur indolente, située profondément sous les téguments de la face, immédiatement en arrière de l'aile du nez du côté gauche. Au bout de trois ou quatre mois, la narine correspondante commença à se trouver en partie obstruée; l'œil gauche devint en même temps le siége d'un léger larmoiement, qui se prononça de plus en plus.

Aujourd'hui nous constatons, en effet, immédiatement au-dessus de la fossette incisive, à la partie la plus interne de la fosse canine, au-dessous de la racine de l'apophyse montante, une tumeur de la grosseur d'un œuf de pigeon, très-dure vers la base (qui peut avoir 2 à 3 centimètres de large, est comme enclavée dans le tissu osseux, et paraît faire corps avec le maxillaire supérieur), et un peu plus souple, plus élastique dans le reste de son étendue, où l'on sent de la rénitence et même de la fluctuation. La tumeur, recouverte de téguments intacts et parfaitement mobiles, fait une légère saillie du côté de la muqueuse buccale, en haut du cul-de-sac gingivo-labial supérieur, en s'arrêtant brusquement à 8 ou 10 millimètres du bord festonné de la gencive; elle fait une saillie plus prononcée, appréciable à la vue et au toucher, dans la fosse nasale correspondante, dont l'obstruction n'est cependant pas complète; elle fait saillie également à l'extérieur, du côté des téguments, c'est-à-dire à la partie la plus antérieure de la joue, où elle soulève même assez fortement l'aile du nez, en la faisant proéminer d'au moins 1 centimètre par rapport à celle du côté opposé. Cette dernière déformation, cette projection de l'aile du nez en avant, imprime à la physionomie un aspect tout particulier qui permet de reconnaître à distance le siége précis de la tumeur. Du reste, pas d'altération ni de déformation appréciable du côté de l'orbite ou de la voûte palatine: la production morbide paraît occuper uniquement la moitié interne de la paroi antérieure du sinus maxillaire, et rien ne fait présumer qu'elle pénètre dans cette cavité.

Un médecin a déjà essayé, en ville, de ponctionner cette tumeur avec une lancette, au niveau de la saillie buccale; cette tentative n'a donné issue qu'à quelques gouttes de sang. La pression du doigt ne détermine aujourd'hui, en aucun point, la sensation de crépitation parcheminée, pas même au niveau du léger bourrelet osseux qui la sépare du bord alvéolaire; toutefois le malade, interrogé sur le degré de consistance de la tumeur pendant les premiers temps de son développement, et sur la sensation qu'il éprouvait en la comprimant, avoue y avoir senti quelquefois de petits craquements, mais sans pouvoir en donner une idée bien nette, car ils avaient fort peu éveillé son attention. Toutes les dents sont saines; seulement, les deux incisives gauches et même la canine sont légèrement ébranlées. La narine gauche est généralement sèche; elle est en partie interceptée par le relief arrondi de la tumeur, facilement accessible à 1 centimètre de profondeur, mais elle laisse encore passer l'air pendant l'expiration forcée. Épiphora du côté correspondant.

Santé générale excellente; aucun antécédent héréditaire.

Le 20 avril, ponction avec un trois-quarts explorateur, qui ne donne issue qu'à quelques gouttelettes de sérosité sanguinolente.

Le 23, M. le professeur Nélaton opéra ce malade. Ayant eu plusieurs fois occasion d'observer dans cette région des kystes intra-osseux à parois charnues et souvent fort épaisses, il pensa qu'il s'agissait d'un cas de cette espèce, et, pour ménager les dents incisives déjà un peu ébranlées, et surtout l'os maxillaire supérieur, il crut devoir se borner à inciser la tumeur du côté de la muqueuse buccale, puis à introduire le doigt par cette ouverture, à enlever par fragments toutes les portions centrales de son tissu friable qui étaient accessibles à ce genre d'extraction, et enfin à cautériser énergiquement au fer rouge, et par la même voie, toute la cavité osseuse encore tapissée par les restes de la tumeur. Pendant cette opération, le doigt avait pu facilement constater que la tumeur avait aplati quelque peu le sinus maxillaire, mais qu'elle ne pénétrait point dans sa cavité.

La suppuration émanée de l'excavation cautérisée s'écoula, les jours suivants, à la fois par la bouche et par la fosse nasale, dans laquelle les manœuvres opératoires avaient pratiqué une assez large brèche.

Les fragments de la tumeur, obtenus par cet arrachement, étaient inégaux, rougeâtres, coriaces, élastiques, assez friables, creusés de dépressions et de cavités irrégulières; leur substance, comparable jusqu'à un certain point à celle du rein ou de l'hépatisation rouge du poumon, offrait une consistance fibrineuse, un aspect qui rappelait assez bien aussi celui d'un caillot ancien en voie de résorption, et offrant simultanément diverses nuances de coloration, depuis le gris rosé jusqu'au rouge-brun et au rouge noirâtre. M. Ch. Robin, qui en fit l'examen microscopique, la trouva presque entièrement formée de myéloplaxes, avec interposition d'un peu de matière amorphe granuleuse, de quelques éléments fibro-plastiques fusiformes, et d'une trame fibreuse extrêmement légère, accompagnée de quelques vaisseaux sanguins.

Les suites de l'opération furent très-simples : le gonflement inflammatoire resta modéré; on se borna à quelques injections d'eau tiède qui, poussées par l'ouverture buccale, ressortaient du côté de la narine.

5 mai. La tuméfaction a considérablement diminué, elle est même beaucoup moindre qu'avant l'opération; le travail inflammatoire a complétement disparu; la suppuration est fort légère.

Le 15, Boussuge quitte l'hôpital. Il revient nous voir quelques jours après; nous constatons alors que la cicatrisation est complète, qu'on ne découvre plus de trace de l'ancienne déformation du visage; en un mot, ce jeune homme semblait être guéri. Mais, trois mois après sa sortie de l'hôpital, la déformation du visage commença à reparaître.

Récidive. — Le 20 novembre de la même année, sept mois après l'opération, ce malade rentre dans nos salles avec une reproduction complète de la tumeur, qui est même beaucoup plus volumineuse que la première fois, obstrue et remplit complétement d'avant en arrière la fosse nasale correspondante, où on lui voit former une saillie volumineuse, lisse et arrondie, recouverte par la muqueuse rosée. Du reste, même siége, même consistance, même indolence que la première fois ; épiphora par compression du canal nasal. L'exploration par la gorge permet d'apprécier avec le doigt une légère proéminence de la tumeur au niveau de l'arrière-narine ; la fosse nasale du côté droit est parfaitement libre. Du côté de la voûte palatine, c'est à peine s'il existe une très-légère tuméfaction apparente à la vue et au toucher ; mais une aiguille à insecte, implantée de bas en haut à quelques millimètres en dehors de la ligne médiane, arrive assez facilement à pénétrer jusque dans la fosse nasale gauche, ce qui dénote une altération assez avancée de la voûte osseuse. La racine de la première incisive se trouve dénudée, dans une étendue de 2 ou 3 millimètres, vers son extrémité supérieure, c'est-à-dire dans un point qui correspond au théâtre de la dernière opération ; cette dent est un peu ébranlée, de même que les deux suivantes.

Dans les premiers jours de décembre, il se manifesta pour la première fois un peu de douleur, de rougeur diffuse, et de tuméfaction inflammatoire, au-dessus de la tumeur, c'est-à-dire dans la région qui avoisine le sac lacrymal.

Seconde opération. — M. Nélaton n'hésita pas cette fois à faire le sacrifice de l'os maxillaire tout entier.

Ce fut le 3 décembre 1856 qu'il en pratiqua l'ablation. Le chloroforme fut administré. L'incision extérieure divisa verticalement la lèvre supérieure jusque dans la narine, puis elle fut reprise à la partie antérieure de celle-ci, prolongée sur la partie latérale gauche du dos du nez, et rejoignit en haut, par un coude très-oblique, le grand angle de l'œil. Cette incision, continuée ensuite au fond du cul-de-sac conjonctival inférieur, donna un vaste lambeau qui permit d'agir ouvertement avec la scie à chaîne sur l'os malaire, et avec la pince de Liston, sur l'apophyse palatine et l'apophyse montante. L'opération fut laborieuse ; elle dura plus d'une demi-heure. La tumeur fut enlevée d'une seule pièce, avec le maxillaire, qu'elle avait en grande partie dénaturé. On excisa ensuite quelques portions de tissu d'un rouge noirâtre d'apparence suspecte, surtout dans le voisinage de l'angle supérieur et interne du lambeau ; mais le microscope démontra ultérieurement que ces parties excisées ne renfermaient que du sang, infiltré dans un tissu cellulo-graisseux légèrement induré. Le lambeau fut exactement réuni par dix ou douze points de suture entortillée.

Examen de la pièce. — La dissection et l'étude attentive de la pièce anatomique m'a permis de constater plusieurs particularités intéressantes sur la structure, le mode de développement et surtout le siége d'élection, le point d'origine, de ces tumeurs bien singulières, que j'ai pu surprendre en quelque sorte à leur début (voir pl. 1, fig. 3, 4, 5 et 6).

La tumeur, examinée extérieurement, offre le volume d'un gros œuf de poule; elle est recouverte en avant par le muscle canin étalé en membrane, et par une couche fibreuse très-amincie, paraissant dépendre de l'ancien périoste; elle présente une forme irrégulière, une surface bosselée, comme formée par l'agglomération de plusieurs lobes; elle remplit complétement la fosse nasale, où elle se trouve coiffée en quelque sorte par la membrane de Schneider et par la substance osseuse des cornets, qui sont pour la plupart déformés, amincis et même complétement résorbés dans une grande partie de leur étendue; un des lobes de la tumeur, le lobe externe, remplit la cavité du sinus maxillaire ou plutôt occupe l'emplacement de ce sinus, non pas en y pénétrant directement par perforation, mais en refoulant la muqueuse, doublée elle-même d'une lamelle osseuse très-appréciable, ce qui démontre bien que la tumeur a débuté en dehors de la cavité du sinus, dans l'épaisseur même de sa paroi osseuse antérieure, qu'elle a peu à peu dédoublée (pl. 1, fig. 3 et 4). Le nerf dentaire antérieur, perdu au milieu des bosselures de la tumeur, paraît en être complétement enveloppé, mais en réalité il n'est ni comprimé, ni atrophié, ni altéré, en aucune manière; il est encore possible de le suivre dans toute son étendue, protégé encore par quelques fragments de son conduit osseux primitif, dont le développement de la tumeur a rompu la continuité.

Une coupe pratiquée dans le tissu morbide montre qu'il est d'une coloration rouge-brun assez uniforme, qu'il est dense, coriace, élastique, ne pouvant guère être mieux comparé qu'au tissu du cœur ou du foie d'un fœtus, ou mieux encore, à la substance d'un rein fortement congestionné. En pénétrant dans ce tissu, il semble en outre que le scalpel rencontre en certains endroits des aiguilles ou trabécules osseuses, extrêmement délicates, dont la rupture fait ressentir à la main une très-légère crépitation. En divers points de cette masse charnue et au sein même de sa substance, on remarque quelques cavités kystiques, dont les plus grandes ne dépassent guère le volume d'une noisette (pl. 1, fig. 4 et 5); elles sont presque toutes tapissées d'une membrane lisse, grisâtre, mais difficilement séparable, car elle se confond insensiblement avec le tissu fondamental; elles contiennent simplement de la sérosité sanguinolente.

En se livrant à une dissection plus minutieuse, en cherchant, par un examen plus approfondi, à découvrir le point d'implantation de la tumeur dans la région où on l'a vue débuter, c'est-à-dire au-dessus des racines des dents antérieures, on reconnaît qu'elle se rattache à cette région par deux pédicules ; ceux-ci représentent très-probablement deux tumeurs primitivement distinctes, mais qui se sont réunies plus tard par suite de la formation du tissu cicatriciel, tissu cicatriciel qui a dû nécessairement succéder à la cautérisation, et dont on retrouve, du reste, des traces évidentes. Il serait difficile d'expliquer autrement les choses, car ces deux pédicules restent séparés l'un de l'autre par un espace d'au moins 1 centimètre (pl. I, fig. 3 et 6). L'un d'eux, le plus interne, le moins volumineux, offrant à peine un demi-centimètre de diamètre, est conoïde, et logé dans une excavation osseuse infundibuliforme, à sommet inférieur, située précisément en arrière de la racine de la première incisive, excavation dont les parois parfaitement saines sont minces, régulières, finement spongieuses, et constituées par un simple refoulement de la substance osseuse ; le tissu de la tumeur, dépourvu de membrane d'enveloppe, n'adhère à ces parois osseuses que par une foule de petits tractus grisâtres et très-déliés, comparables à ceux que l'on aperçoit en séparant le derme de l'épiderme après macération, tractus qui se laissent ici déchirer facilement à l'aide d'un instrument mousse, ce qui permet une énucléation assez prompte et aussi complète que possible. L'autre pédicule, aplati et plus volumineux, offre 1 centimètre et demi de largeur sur 7 à 8 millimètres d'épaisseur ; il est situé au devant des racines des deux petites molaires, dans une excavation osseuse incomplète, dont la paroi est continuée et remplacée en avant par le périoste qui appartenait à la fosse canine ; au fond de cette cavité osseuse, et lorsqu'on en a énucléé la substance charnue, on aperçoit la racine de la première petite molaire dénudée par toute sa face antérieure, et la racine de la deuxième recouverte encore d'une lamelle osseuse alvéolaire.

Enfin, entre ces deux cavités osseuses qui représentent les deux points d'implantation de la tumeur extérieure, on remarque, et c'est là le point le plus curieux de cette pièce, en même temps que le plus inattendu ; on remarque, dis-je, une autre de ces tumeurs à son début, c'est-à-dire offrant à peine le volume d'une petite noisette, et restant encore complétement enfermée dans la coque osseuse qu'elle a produite en se développant (pl. I, fig. 6, d) ; cette petite tumeur sphéroïde, logée immédiatement en arrière des racines de la deuxième incisive, de la canine et de la première petite molaire, qui lui forment comme une demi-ceinture protectrice, est facilement énucléable, ainsi que les deux autres, dont elle offre du reste tous les caractères, si ce n'est une coloration un peu moins foncée, tirant quelque peu sur le gris rougeâtre ; elle envoie un prolongement dans l'épaisseur de la petite masse osseuse qui sépare la deuxième incisive de la canine, et l'on est obligé de sculpter la surface du tissu spongieux pour arriver à découvrir ce petit prolongement, qui aurait pu sans cela passer inaperçu.

La substance de ces tumeurs, étudiées au microscope par M. Ch. Robin, présente une structure analogue à celle des fragments examinés après la première opération ; elle est essentiellement constituée par la multiplication exagérée d'un des éléments spéciaux de la moelle des os, c'est-à-dire par des plaques à noyaux multiples, ou *myéloplaxes,* reliées entre elles par quelques rares éléments fibroplastiques, quelques fibres lamineuses, et une certaine quantité de matière amorphe et de capillaires sanguins ; ces deux derniers éléments paraissent un peu plus abondants que la première fois ; toutefois l'élément vasculaire ne joue évidemment dans ce tissu qu'un rôle très-secondaire, car il est moins développé que dans certaines tumeurs blanchâtres ou légèrement rosées, regardées comme des types de tissu dit encéphaloïde, et examinées comparativement.

Dans quelques aréoles assez larges de tissu spongieux, qui paraissent isolées des autres, et qui, dans cette pièce anatomique, avoisinent la partie inférieure du sinus maxillaire, on observe deux ou trois petites masses charnues, rougeâtres, demi-transparentes, dépassant à peine la grosseur d'un grain de millet, et pouvant être prises, à première vue, pour de petits amas de tissu médullaire très-vasculaire ; mais, en y regardant de plus près, et en considérant leur énucléation facile du sein de leur petite loge osseuse, en considérant leur couleur, leur consistance assez ferme, leurs contours bien définis, on ne peut s'empêcher de leur trouver un grand rapport avec la substance des tumeurs décrites ci-dessus, et l'on est naturellement porté à les considérer comme le premier degré, le point de départ de l'affection ; on conçoit facilement, en effet, qu'après cette période initiale, la cellule osseuse puisse se dilater insensiblement sous l'influence du développement anormal et incessant de la petite masse de tissu morbide qui la remplit, jusqu'au point d'arriver enfin aux dimensions de ces coques osseuses, improprement appelées *kystes,* dont cette même pièce nous a présenté un exemple frappant. Du reste l'examen microscopique vient confirmer ces conjectures, en démontrant que ces petites masses charnues contiennent des myéloplaxes semblables à celles de la tumeur principale.

Suites et résultats de la deuxième opération. — Le 4 décembre, on enlève toutes les épingles à insectes placées depuis vingt-quatre heures ; la réunion est parfaitement linéaire et assez solide. Le malade a peu souffert jusqu'ici ; il ne s'es manifesté aucun accident. — Les jours suivants, la réunion persiste et se consolide ; la cicatrice est à peine appréciable ; le malade se gargarise fréquemment avec de l'eau tiède.

Le 7, il commence à manger avec appétit et sans trop de difficulté.

A la fin de décembre, il est complétement guéri. — L'excavation produite par la perte du maxillaire s'est presque entièrement comblée ; il ne reste plus aujourd'hui qu'une communication inévitable entre la bouche et la fosse nasale, par l'intermédiaire d'un orifice ovalaire qui tend à se rétrécir de jour en jour, qui ne gêne pas notablement la mastication ni la déglutition, et dont le diamètre ne dépasse guère 2 centimètres. Du reste, pour le combler, on fait confectionner un obturateur muni de plusieurs dents. — A l'extérieur, la déformation est presque inappréciable; la symétrie générale du visage n'est point dérangée; seulement la commissure interne des paupières se trouve un peu agrandie; éraillée, le point de suture ayant manqué à cet endroit; mais on espère que la rétraction du tissu cicatriciel atténuera cette petite imperfection, à laquelle d'ailleurs il serait facile de remédier plus tard par un avivement et un nouveau point de suture.

Boussuge quitte l'hôpital dans les premiers jours de janvier. Quelques mois après, M. Préterre lui confectionne un appareil prothétique qu'il peut ôter et replacer instantanément, et qui, en comblant la perte de substance de la voûte palatine, lui restitue en même temps toute la moitié gauche de l'arcade dentaire supérieure, ce qui lui permet de mâcher, de broyer toute espèce d'aliment; de siffler, de parler très-correctement, absolument comme il le pouvait faire avant sa maladie. L'heureuse efficacité de cet appareil a pu être constatée publiquement (19 avril 1858) à l'une des leçons cliniques de M. Nélaton.

Mars 1860. Nous venons tout récemment de revoir ce jeune homme. L'opération date de plus de trois ans; la santé se maintient dans un parfait état; l'appareil prothétique fonctionne admirablement.

Avant de passer en revue les principaux enseignements que nous devons retirer de ce fait, nous allons en citer un autre, qui présente avec lui tant de ressemblance, que les mêmes remarques leur seront à peu près applicables. Lorsque nous vîmes pour la première fois la tumeur de Boussuge, nous lui trouvâmes, dès avant l'opération, une si grande analogie de forme, de siége, de consistance, de volume, avec une autre tout aussi indolente que nous avions observée et vu opérer, deux ans auparavant, à l'hôpital Saint-Louis, par M. le professeur Denonvilliers, sur un jeune homme absolument de même âge et de même aspect extérieur, que nous nous trouvions porté malgré nous à la considérer comme étant d'une nature identique; notre prévision se confirma bien davantage, lorsque après l'opération nous reconnûmes que le tissu extrait de cette seconde tumeur était parfaitement semblable, à l'œil nu, à celui de la première ; nous avions gardé de l'aspect insolite de ce tissu pathologique un souvenir d'autant plus précis, que M. Denonvilliers lui-même, après l'extraction, nous avait avoué très-sincèrement et très-judicieusement ne pouvoir en déterminer au juste la nature. Nous nous mîmes donc immédiatement en quête de rechercher l'observation de cet ancien malade, et nous en trouvâmes les principaux détails rapportés par M. Fano, dans *l'Union médicale* (1854, n° 79), sous forme de clinique chirurgicale. Bien que l'examen microscopique ne soit nullement signalé dans cette observation (et nous n'avons, en effet, aucun souvenir qu'il ait été pratiqué), bien que cette tumeur soit présentée, faute de mieux, sans doute, sous le nom de *tumeur sous-périostique de nature fibrineuse*, nous n'hésitons pas un seul instant à la ranger à côté de l'observation 1re, parmi les tumeurs à myéloplaxes, et à la faire figurer ici sous ce dernier titre en en acceptant toute la responsabilité.

M. Bauchet, dans sa thèse inaugurale sur les tumeurs fibreuses du maxillaire (1854), et à son exemple les auteurs du *Compendium de chirurgie* (t. III, p. 563), ont, il est vrai, allégué le fait que nous allons rapporter comme un exemple de tumeur fibreuse enkystée, développée dans le maxillaire supérieur ; mais nous, qui avons observé de près ce même fait qui était alors inexpliqué et dont le souvenir est resté profondément gravé dans notre esprit, nous, qui avons eu occasion depuis d'en voir et d'en étudier d'autres semblables, nous ne craignons pas d'avancer qu'il y a eu erreur dans cette interprétation. L'observation clinique et anatomo-pathologique nous permet d'affirmer aujourd'hui que c'était là bien positivement un type de tumeur à myéloplaxes. M. Bauchet lui-même, qui a encore très-présents à la mémoire les caractères exceptionnels du tissu de cette tumeur, et qui, depuis cette époque, a eu aussi l'occasion d'en revoir de semblables, m'en parlait il y a quelque temps comme d'un cas qui lui paraissait, en effet, fort analogue à ceux qui font l'objet de mon travail ; et s'il m'était nécessaire d'invoquer un autre témoignage que celui de M. Bauchet et de ma propre mémoire, je rappellerais tout simplement le titre de *tumeur fibrineuse* adoptée par M. Fano dans son article de *l'Union médicale,* dénomination qui démontre jusqu'à l'évidence que ce tissu morbide, ressemblant à des caillots fibrineux plus ou moins colorés (et que M. Bauchet a cru un moment pouvoir considérer comme étant propre au début de certaines tumeurs fibreuses), que dis-je, ce tissu rougeâtre, friable, ramolli en certains points, n'offrait nullement à l'œil nu l'aspect physique d'une tumeur fibreuse pure et simple. Sans doute, il a dû exister du tissu fibreux dans la trame de cette tumeur : où ne trouve-t-on pas du tissu fibreux ? Mais, si l'examen microscopique a été fait, nous pensons qu'il n'a été que fort superficiel et s'est borné à la constatation de ces fibres lamineuses que l'on rencontre effectivement, et quelquefois même assez abondamment, mais toujours en qualité d'éléments accessoires, dans la plupart de ces tumeurs ; de même qu'on les rencontre aussi dans les tumeurs franchement graisseuses, par exemple, sans qu'elles en constituent pour cela le caractère essentiel.

OBSERVATION II.

Tumeur à myéloplaxes sous-périostique du maxillaire supérieur gauche.

Au n° 25 de la salle Saint-Augustin se trouve un jeune homme (nommé Rousselet), âgé de 21 ans, qui a toujours joui d'une bonne santé et qui a les apparences d'une constitution de force moyenne.

Il y a quatre mois que le côté gauche de la face est devenu le siége d'une fluxion, probablement sous l'influence de la carie d'une dent de la mâchoire inférieure du même côté. Si, en effet, on examine l'état des dents, on reconnaît que la plupart d'entre elles, notamment les molaires, sont cariées. Toutefois la fluxion, qui resta circouscrite pendant un certain temps à la partie la plus reculée de la face, se porta ensuite en avant ; elle ne disparut que pour laisser à sa place une tumeur.

Il existe aujourd'hui une tuméfaction qui occupe le côté gauche de la face, qui soulève la portion correspondante de l'aile du nez et de la lèvre supérieure.

En soulevant cette dernière, on voit que du côté droit le repli gingivo-labial monte assez haut et décrit une courbe à concavité inférieure; du côté gauche, au contraire, le repli du même nom descend plus bas et décrit une courbe à convexité inférieure. Dans ce point, la membrane muqueuse semble soulevée par une tumeur qui commence au niveau du frein de la lèvre, et s'étend en haut, jusqu'à la saillie malaire. La tumeur est aussi apparente à l'extérieur; là elle semble limitée en dedans par la narine gauche, à environ 1 centimètre au-dessous de l'orbite; en dehors, par une ligne s'étendant de l'angle externe de l'œil jusqu'à la commissure buccale.

La peau qui recouvre la tumeur en dehors, la muqueuse qui la revêt en dedans, ne sont nullement altérées. La tumeur offre dans son ensemble une certaine résistance; elle est dépressible dans la portion qui occupe le centre. Lorsqu'on la comprime avec un doigt de chaque main, on sent une fluctuation obscure, comme si la tumeur présentait une enveloppe très-dense, ou qu'elle fût de nature demi-solide. La consistance est d'ailleurs plus grande à la partie supérieure externe et à la partie interne, comme si, dans ces points, il existait une continuité avec le tissu osseux. Ces manœuvres réveillent chez le malade une sensation de craquement que M. le professeur Denonvilliers croit lui-même avoir perçue.

La tumeur est bien limitée du côté du nez et de la bouche; en dehors, elle semble se perdre insensiblement dans les parties voisines, le rebord alvéolaire de la mâchoire supérieure est en bon état, les gencives également; la voûte palatine ne présente rien d'anormal. La muqueuse qui tapisse la narine gauche est soulevée par la saillie que fait la tumeur dans la fosse nasale correspondante. Le passage de l'air est d'ailleurs facile dans le nez, des deux côtés; les larmes coulent librement à travers le canal nasal. Il n'y a aucun trouble de la sensibilité et de la motilité des lèvres.

Le 30 avril, M. le professeur Denonvilliers procède à l'ablation de la tumeur. Une incision fut pratiquée sur la muqueuse buccale, au niveau du point le plus saillant de la tumeur. L'écartement des lèvres de la plaie ne paraissant pas suffisant pour mettre la tumeur à découvert, une autre incision fut faite de l'aile gauche du nez vers le bord libre de la lèvre supérieure. La tumeur ayant été isolée de toutes parts, on l'enleva complétement; on rugina fortement le tissu osseux du maxillaire supérieur, sur lequel elle était appuyée. La plaie fut réunie par la suture entortillée.

La tumeur elle-même avait son siége entre l'os maxillaire et le périoste, en partie ossifié. Dans quelques points, la tumeur était ramollie, et elle contenait, dans une loge, un peu de liquide; dans le reste de son étendue, elle était solide.

Elle avait un *aspect rougeâtre,* analogue à celui de la fibrine qu'on rencontre dans les anévrysmes anciens.

Au bout de trois jours, il y eut une hémorrhagie assez abondante ; on eut tout d'abord recours à divers moyens qui furent impuissants pour la faire cesser. On fut donc obligé d'exercer un tamponnement au moyen de bourdonnets de charpie introduits entre la lèvre supérieure et l'os maxillaire. L'hémorrhagie ayant persisté, on tamponna la fosse nasale correspondante, et dès lors l'écoulement sanguin cessa complétement.

Dès le troisième jour, la plaie extérieure était complétement réunie ; il n'existait aucune inflammation des parties circonvoisines. Sous l'influence du tamponnement, il se développa une légère tuméfaction des téguments correspondants de la joue et de la lèvre. Néanmoins ce travail fluxionnaire se dissipa rapidement après qu'on eut retiré les bourdonnets de charpie, ce qui fut exécuté le 5 mai. Ajoutons que le malade est sorti complétement guéri de l'hôpital le 18 du même mois.

Malgré nos recherches assidues, ce malade, quoique né à Paris, n'a pas encore pu être retrouvé ; nous le regrettons beaucoup, car c'est une véritable lacune que de n'être pas en mesure d'exposer ici son état actuel, cinq ans et demi après l'opération. Nous savons seulement que M. Denonvilliers n'a point revu ce jeune homme, ce qui nous donne tout lieu de présumer que la guérison a été durable.

Quoi qu'il en soit, cette observation, rapprochée de la précédente, nous présente un très-grand intérêt. Dans ces deux cas, comme dans plusieurs autres que nous exposerons tout à l'heure, nous devons remarquer : que la production morbide s'est développée dans la jeunesse, à l'âge d'environ 20 ans, époque de la vie qui n'est point celle où l'on observe habituellement le cancer ; que ces tumeurs ont débuté comme dans une sorte de lieu d'élection en haut et en dehors de la fossette incisive, tout auprès de l'échancrure nasale, seul point où le maxillaire supérieur présente normalement dans sa structure une masse assez importante de tissu spongieux ; qu'elles ont acquis en quelques mois, et sans occasionner de douleur, un volume assez notable ; qu'elles offraient une consistance demi-molle, donnant lieu à une fluctuation trompeuse ;

que leur tissu rouge-brun, élastique, assez friable et adhérent au tissu osseux était creusé de plusieurs cavités kystiques manifestes; enfin, qu'une lamelle osseuse superficielle paraissait dans les deux cas avoir été repoussée en avant, distendue, en même temps que le périoste, et consécutivement amincie et perforée.

Il importe cependant de signaler quelques différences.

Et d'abord, l'anatomie pathologique, étudiée avec un grand soin dans l'observation 1, nous a permis de constater des détails d'une grande importance : nous avons pu reconnaître que la tumeur principale résultait selon toute apparence de l'accolement et de l'adhérence consécutive de deux tumeurs primitivement distinctes; de plus nous avons vu naître, si je puis ainsi parler, une petite tumeur à myéloplaxes sphéroïdale, de 7 à 8 millimètres de diamètre, masquée par la tumeur principale, et isolée de celle-ci par une coque osseuse bien complète où elle se trouvait entièrement renfermée; non loin de là, on retrouvait encore des vestiges de la même affection à une période encore plus voisine du début, sous forme de petites masses charnues du volume d'un grain de millet et commençant à dilater les aréoles osseuses qui leur servaient de point de départ, en sorte que l'on pouvait, sur cette seule pièce, suivre les différentes phases du développement de ces tumeurs; leur multiplicité dans un même os expliquait en même temps la difficulté, pour ne pas dire l'impossibilité, de les détruire toutes sur place, et la nécessité dans ce cas particulier d'une résection osseuse sans laquelle la repullulation était chose à peu près inévitable. L'envahissement par le tissu morbide des petites languettes osseuses de tissu spongieux qui séparent et limitent latéralement les alvéoles dentaires, nous montre combien il faut être en garde contre cette propagation clandestine; elle était de nature à rester inaperçue, même en ayant sous les yeux la pièce pathologique, si l'on n'avait pris soin, pour la découvrir, de sculpter avec un scalpel la petite lame osseuse qui protégeait encore la surface antérieure de ces prolongements cunéiformes. Il est fort probable que les épulis myéloplaxiques débutent toujours par ces petites portions osseuses interalvéolaires, qui sont si disposées à ce genre d'altération morbide, et qui correspondent si exactement au feston gingival. La plupart des racines dentaires ont été trouvées dénudées, quelquefois érodées, et dans un rapport très-intime avec le tissu myéloplaxique ; toutefois, nous le reconnaissons, ce n'était là qu'un rapport de contiguïté, suffisamment expliqué par la tendance envahissante et en quelque sorte ossivore de la production pathologique ; rien n'autorise à faire jouer à la pulpe dentaire un rôle quelconque dans le développement de ces tumeurs. L'adhérence médiocre qui existe entre le tissu osseux et le tissu pathologique nous a fait reconnaître la possibilité d'une énucléation complète dans les cas où celui-ci n'aurait encore acquis qu'un petit volume, et lorsqu'il se trouverait contenu dans une cavité osseuse lisse, régulière, sans anfractuosités, dont toutes les parois, en un mot, pourraient être facilement explorées par le chirurgien.

Chez le malade de M. Denonvilliers, la paroi antérieure du sinus maxillaire n'ayant point été déplacée, ni refoulée en arrière, mais seulement légèrement érodée à sa surface par la production pathologique, il avait été facile de la mettre parfaitement à découvert ; elle se prêtait par conséquent très-bien à la rugination, et cette simple opération suffisait pour obtenir une extraction bien complète et une guérison définitive. Quant à l'hémorrhagie consécutive assez alarmante qui se manifesta peu de jours après, elle doit être attribuée à la vascularité exceptionnelle de la surface osseuse ruginée, sur laquelle s'implantait la tumeur.

Chez Boussuge, la paroi antérieure du sinus maxillaire, dédoublée, amincie, refoulée excentriquement, aussi bien en arrière qu'en avant, par la tumeur qui avait pris naissance dans son épaisseur, et transformée ainsi en une véritable coque osseuse, ne se prêtait pas à une opération semblable ; elle ne put être aussi exactement débarrassée du produit morbide, et il s'ensuivit une récidive à marche rapide qui nécessita le sacrifice de tout l'os maxillaire. A ce prix, la guérison fut durable. — Ainsi donc, de deux tumeurs du maxillaire supérieur qui étaient de nature identique et qui se présentaient extérieurement sous des apparences parfaitement semblables, l'une, sous-périostique, a pu guérir sans la moindre résection osseuse, et l'autre, interstitielle, n'a cédé qu'après une grave mutilation.

A l'occasion de la tumeur de Pierre Boussuge qui servit de point de départ à mes recherches, je consultai M. le professeur Nélaton, mon oncle, pour connaître les résultats de son expérience à l'égard d'une semblable altération.

Il m'assura que depuis longtemps il avait été frappé de la physionomie spéciale de ces tumeurs; qu'il les avait toujours vues se présenter au début avec les caractères des kystes osseux et renfermer, en même temps qu'un liquide séro-sanguinolent, une substance charnue, rougeâtre, assez semblable par son aspect extérieur aux couches fibrineuses anciennes des anévrysmes, et adhérente aux parois osseuses; qu'il en avait opéré ou vu opérer quatre ou cinq dans la pratique civile, toujours sur des jeunes sujets de 15 à 25 ans, et de l'un ou de l'autre sexe; que dans tous ces cas, la tumeur était restée tout à fait indolente, occupait absolument le même siége, c'est-à-dire la paroi antérieure du maxillaire supérieur, vers la base de l'apophyse montante, au-dessus de la fossette incisive, en dehors de l'échancrure nasale; que dans aucun d'eux, il n'avait observé d'altération de la santé générale, ni ces récidives opiniâtres qui sont le propre des affections cancéreuses, même après l'extirpation la plus complète; que chez plusieurs de ces malades, revus et suivis pendant quelques années, la guérison définitive avait pu être positivement constatée, bien qu'on se fût borné, en général, à inciser la tumeur du côté de la muqueuse, à l'extraire par fragments, et à porter ensuite le fer rouge sur tous les points de l'excavation. Il y a une vingtaine d'années, une tumeur de cette nature, qui avait résisté à plusieurs tentatives opératoires de ce genre et qui nécessita, en définitive, une résection partielle du maxillaire, avait surtout éveillé l'attention de M. Nélaton, et il lui en était resté dans l'esprit un souvenir très-précis. Il s'agissait, nous dit-il, d'une jeune fille de 15 à 20 ans qui portait en arrière de l'aile du nez une tumeur adhérente au maxillaire, ressemblant beaucoup à celle que nous présentait Boussuge (obs. 1) au moins d'avril 1856, peut-être un peu moins volumineuse, mais constituée, du reste, par ce même tissu rouge, spongieux, imprégné de sang, et creusé à son centre d'une excavation remplie de sérosité rougeâtre. Trois excisions ou extractions suivies de cautérisation, et faites successivement par Roux, par Nélaton, et par Aug. Bérard à l'hôpital Necker, étaient restées infructueuses et s'étaient invariablement suivies de récidive dans l'espace de quelques semaines ou de quelques mois. Bérard avait cru cette tumeur maligne, et l'avait diagnostiquée *cancer*. Cependant la malade étant revenue se confier à ses soins à l'hôpital de la Pitié, il se décida à lui pratiquer l'extirpation d'une partie du maxillaire supérieur, et cette jeune fille, revue après cette opération pendant plusieurs années, a parfaitement guéri.

Nous en étions réduit à ces souvenirs cliniques déjà fort concluants par eux-mêmes, lorsque, feuilletant dans un autre but le 2e volume de la *Physiologie pathologique* de M. Lebert, au paragraphe où cet auteur traite des tumeurs fibro-plastiques ou sarcomateuses, nous avons pu retrouver l'observation complète de cette malade, qu'il rapproche à tort, suivant nous, de plusieurs autres faits qui nous intéressent beaucoup moins, et que nous ne ferons que signaler en discutant leur nature.

Dans une de ces observations, intitulée *Tumeur fibro-cellulaire de la jambe* (p. 138), la production morbide adhérait à la partie inférieure et antérieure du tibia, et renfermait une grande quantité d'éléments fibro-plastiques types et dans un endroit, dit l'auteur, *plusieurs cellules mères* renfermant une vingtaine de petites cellules d'à peu près $0^{mm},005$. Une figure qu'il nous donne de ces prétendues cellules mères, nous démontre surabondamment que c'était là cet élément anatomique homœomorphe désigné et connu aujourd'hui sous le nom de *myéloplaxe*. Mais il est de toute évidence, pour le lecteur aussi bien que pour nous, que, dans cette tumeur, l'élément myéloplaxe était bien loin de prédominer; qu'il était purement accessoire dans la masse du tissu, et que, par conséquent, nous ne devons pas considérer cette production pathologique comme un exemple de tumeur à myéloplaxes, pas plus que nous ne devrions considérer comme lipome une tumeur qui renfermerait seulement çà et là quelques cellules graisseuses; que, par conséquent aussi, nous ne devons tirer de ce fait aucune conclusion applicable au sujet que nous traitons, sous peine de fausser les résultats de notre travail. C'est du moins comme cela que nous comprenons les choses; et, d'une manière générale, nous ne saurions trop insister sur ce point, à savoir, qu'en fait de tissus pathologiques, si l'on veut éviter le chaos et la confusion relativement à leur classification, à leur structure intime et aux conséquences pratiques qui peuvent s'y rapporter, il faut tenir grand compte des proportions relatives des divers éléments constituants, autrement dit, de leur degré de prédominance les uns par rapport aux autres.

Nous éliminerons pour la même raison un autre document présenté par le même auteur (p. 148), sous le titre de *Fongus de la dure-mère*; la tumeur, implantée près du sommet du rocher, ne renfermait certainement aussi qu'un fort petit nombre de myéloplaxes perdues au milieu des autres éléments, et, du reste, pas plus que la précédente, elle n'offrait à la coupe cette coloration générale rouge-brun particulière à nos tumeurs.

Il n'en sera pas de même de deux autres observations bien prises, et suffisamment détaillées pour que nous y reconnaissions d'une manière indubitable tous les caractères des tumeurs à myéloplaxes (p. 144, 145 et suiv.): aussi, les citerons-nous textuellement, afin qu'elles puissent contribuer, avec les nôtres, à nous fournir les éléments d'une bonne description générale. La première (p. 144) a pour titre : *Tumeur sarcomateuse de la mâchoire supérieure* ; malheureusement elle se trouve réduite uniquement à la question d'a-

tonomie pathologique; nous la ferons figurer ici comme 4e observation. L'autre (p. 145) a pour titre : *Sarcome fibro-plastique de la
mâchoire supérieure;* étant la plus complète et la plus intéressante,
nous la transcrivons immédiatement, et cela d'autant plus volontiers
que nous y trouvons précisément l'histoire entière de cette jeune
malade d'Aug. Bérard dont nous parlions tout à l'heure d'après de
simples souvenirs cliniques, et qui se trouvera ici rapprochée fort à
propos de nos observations 1 et 2 avec lesquelles elle présente tant
de rapport.

OBSERVATION III.

Tumeur à myéloplaxes du maxillaire supérieur gauche.

Une jeune fille de 14 ans (Augustine Chéneau) avait été réglée pour la première fois à l'âge de 13 ans ; après avoir eu ses époques régulièrement pendant
les premiers mois, elle éprouva un retard pendant plusieurs mois. C'est à peu
près à cette époque qu'il se développa une tumeur molle, du volume d'une noisette, qui avait son siége dans la bouche, au devant des dents incisives. On crut
d'abord qu'on avait affaire à un abcès, et on fit une incision ; mais la tumeur
continua de s'accroître. Elle avait atteint le volume d'une noix, lorsque la malade entra à l'Hôtel-Dieu pour se faire opérer. Mais cette grosseur ne fut qu'incomplétement enlevée (par Roux), et déjà huit jours après l'opération, elle
commença à reparaître. Une seconde opération fut faite deux mois après. La
tumeur fut enlevée (par M. Nélaton), et le point présumé de son insertion fut
cautérisé avec le fer rouge. Malgré cela, on n'obtint point de guérison ; on fit
encore (ce fut A. Bérard, à Necker) une application de caustique de Vienne sans
plus de succès.

La malade entre alors à l'hôpital de la Pitié, dans le service de M. le professeur A. Bérard, où elle fut opérée par ce chirurgien distingué le 25 novembre 1842.

La malade était dans l'état suivant : quoiqu'elle eût beaucoup souffert pendant
les derniers mois, son teint n'était point altéré, et elle avait même assez d'embonpoint pour son âge ; elle n'offrait nullement l'aspect d'une santé profondément altérée. La partie interne de la joue gauche était un peu tuméfiée. La base
de la partie correspondante de la lèvre supérieure et l'aile du nez de ce côté
paraissaient un peu soulevées. En relevant la lèvre, on voyait, à la place de la

dent enlevée par la première opération, une tumeur arrondie, d'un rouge foncé, plutôt molle que ferme, et devenant momentanément pâle par la compression. M. Bérard reconnut d'abord qu'elle dépendait du maxillaire supérieur. Il la prit pour une tumeur érectile, opinion que l'on peut justifier jusqu'à un certain point, si l'on n'a égard qu'à l'élément vasculaire qui y était extrêmement développé. M. Bérard prit le seul parti qui pouvait sauver la malade, et qui était d'enlever la partie correspondante de l'os maxillaire. La tumeur n'avait évidemment répulullé que parce qu'on n'avait jamais atteint son point de départ. Il serait hors du but de cet ouvrage d'entrer dans les détails de cette opération, qui, du reste, fut exécutée avec toute la dextérité et tout le jugement qu'on connaît à ce célèbre professeur de chirurgie.

L'examen de la tumeur enlevée montra que celle-ci avait son siége dans la substance même de l'os. Elle était située tout à fait à la partie antérieure de l'os maxillaire, remontant à 2 centimètres en haut, et envoyant de là des prolongements dans l'intérieur de l'os maxillaire. Dans sa partie inférieure, elle était très-rouge et plus solide qu'en haut, où elle était un peu plus molle. Elle avait environ 25 millimètres de diamètre, et adhérait surtout en haut au périoste qui l'entourait, et, dans cet endroit, quelques lamelles osseuses se trouvaient dans sa substance.

Elle était entourée d'une membrane d'enveloppe très-adhérente, et l'intégrité de cette tunique cellulo-vasculaire était la meilleure preuve qu'elle avait été enlevée en entier. Ajoutons encore que la consistance du tissu de cette tumeur était celle qui caractérise le sarcome charnu; élastique sans être très-dure, elle offrait une consistance qui la rapproche de celle des muscles.

Examen microscopique. — La membrane d'enveloppe est composée de fibres tortueuses et fines, entre lesquelles on voit de nombreux granules moléculaires. On y voit de plus tous les passages au tissu fusiforme.

L'intérieur de la tumeur est composé de grandes cellules mères (traduisez *myéloplaxes*) qui sont en général ovalaires, de $0^{mm},04$ à $0^{mm},08$ de longueur, sur $0^{mm},03$ à $0^{mm},05$ de largeur (pl. xiv, fig. 9); elles ont une forme aplatie et feuilletée, et contiennent dans leur intérieur de douze à quinze noyaux fibro-plastiques de $0^{mm},0054$ à $0^{mm},0084$, qui renferment un nucléole. Outre ces cellules mères, on voit des globules fibro-plastiques complets de $0^{mm},015$, qui montrent tous les passages depuis la forme globulaire jusqu'à la fibre complète (pl. xiv, fig. 10). Dans beaucoup d'endroits de cette tumeur, le tissu fusiforme existe en quantité considérable (pl. xiv, fig. 11); il est du reste masqué par l'aspect feuilleté que donnent à la tumeur les cellules mères sus-décrites.

Quant à la vascularité de la tumeur, elle est certainement bien prononcée, mais l'examen microscopique montre partout des vaisseaux à calibre égal, sans trace de vacuoles ni de dilatation quelconque, et, en l'examinant comparativement avec du tissu cancéreux, on voit que le tissu de la tumeur n'est pas constitué par un tissu érectile; nous y trouvons, au contraire, tous les éléments des tumeurs fibro-plastiques qui constituent les ostéosarcomes; ceux-ci proviennent, dans le principe, d'une hyperémie nutritive ou d'une hypertrophie locale des tissus fibreux de l'intérieur ou des surfaces des os dans lesquels se déposent plus tard les éléments fibro-plastiques sous toutes leurs formes.

Lorsque nous avons examiné cette tumeur, nous ne connaissions pas encore bien les tumeurs sarcomateuses fibro-plastiques, et nous avouons que nous avons commis l'erreur de la prendre pour une tumeur cancéreuse. Aujourd'hui, cependant, il ne nous reste plus le moindre doute sur la nature bénigne de cette tumeur.

La jeune malade, du reste, s'est parfaitement bien rétablie; seulement le sinus maxillaire est demeuré ouvert. M. Bérard y a remédié en faisant faire un obturateur portant en outre des dents artificielles. (Nous trouvons ces derniers détails, très-intéressants quant au résultat de l'opération, dans le *Dictionnaire de médecine,* t. XXVIII, p. 365.)

Quatre ans après la résection pratiquée sur cette jeune fille, nous voyons, en effet, Aug. Bérard, dans son article du Dictionnaire en 30 volumes consacré aux maladies du sinus maxillaire, ranger dans la catégorie des tumeurs érectiles du maxillaire supérieur cette production morbide, qu'il avait d'abord cru cancéreuse, et sur la nature de laquelle l'examen microscopique, pratiqué par M. Lebert, ne nous laisse aucun doute aujourd'hui. Il donne en même temps quelques explications sur le procédé opératoire fort simple qu'il suivit en cette circonstance :

«Après avoir fendu la lèvre supérieure, dit-il, j'ai retranché dans une sorte «d'incision en V renversé une partie du bord alvéolaire avec quatre dents et la «partie correspondante de la fosse canine.»

Ajoutons encore, pour donner une grande précision à la question de récidive qui nous intéresse d'une manière toute spéciale, ce que nous avons appris dernièrement d'une personne qui connaissait particulièrement la malade, à savoir: que cette jeune fille n'a cessé de jouir d'une santé parfaite consécutivement à l'opération ; que son visage conservait, à très-peu de chose près, sa régularité

primitive ; qu'elle s'est mariée peu de temps après ; qu'elle a fait plusieurs longs
voyages ; et qu'enfin elle n'a été complétement perdue de vue qu'en 1848, c'est-
à-dire six ans après l'opération, époque à laquelle elle a été se fixer à New-
York.

Ces quelques détails, omis dans la rédaction de M. Lebert, nous
servent à compléter son observation. Celle qui va suivre, rédigée
par le même auteur, ressemble beaucoup à la précédente ; seulement, étant dépourvue de tout détail clinique, elle n'offre d'intérêt,
ainsi que nous l'avons déjà dit, qu'au point de vue exclusif de
l'anatomie pathologique. On pourra remarquer, comme chez le malade. de M. Denonvilliers, que la production accidentelle n'avait
érodé que la surface de l'os. Elle présentait aussi dans sa texture
une trame fibreuse un peu plus développée que de coutume.

OBSERVATION IV.

Tumeur à myéloplaxes sous-périostique du maxillaire supérieur.

Cette tumeur a commencé dans le périoste de la partie antérieure de l'os
maxillaire supérieur. Elle n'a altéré que superficiellement la structure de cet os,
auquel cependant elle était si intimement adhérente qu'on la regardait avec raison
comme un ostéo-sarcome. Elle était parfaitement circonscrite et avait à peu
près le volume et la forme d'un marron. Elle est entourée d'une membrane fibro-
cellulaire de 2 millimètres d'épaisseur, ce qui lui donne tout à fait l'aspect d'une
tumeur enkystée. Sur une coupe fraîche, la tumeur offre un aspect de couleur
rougeâtre, alternant avec des placés d'un jaune tirant sur le blanc. Elle est tout
à fait fibreuse par places. Son tissu offre une disposition lobulaire, les lobules
ayant de 2 à 4 millimètres, et étant subdivisés en lobules secondaires, ce qui
donne à cette coupe un aspect inégal et grenu. La couleur est plus ou moins intense, selon le degré de vascularité des diverses portions de la tumeur. En comprimant cette tumeur, on n'en fait point sortir de suc lactescent.

Déjà, avec de faibles grossissements, on reconnaît que cette tumeur est composée de grandes cellules mères, qui renferment de petits globules dans leur
intérieur. Les tissus fibreux la traversent dans tous les sens, mais les cellules
mères (traduisez *myéloplaxes*) en constituent l'élément de beaucoup prédomi-
nant. Examinées avec un fort grossissement, celles-ci montrent une forme ronde

ou ovalaire, étant en général très-aplaties et variant de diamètre entre 0^{mm},04 et 0^{mm},08 (pl. xiv, fig. 5). Outre ces cellules régulières, on en voit un bien grand nombre d'autres qui ont perdu toute régularité de contours, n'ayant plus qu'un aspect irrégulièrement feuilleté (pl. xiv, fig. 6). Quant aux globules de l'intérieur des cellules mères, leur nombre varie entre quatre et vingt; ils sont rapprochés les uns des autres, ou séparés par une substance intercellulaire finement ponctuée; ils sont ronds ou elliptiques; ce ne sont en général que des noyaux de cellules qui varient entre 0^{mm},005 et 0^{mm},01, et sont un peu plus volumineux lorsqu'ils sont munis de leur enveloppe (pl. xiv, fig. 7). Ils contiennent en général un ou deux nucléoles très-petits, dont le diamètre varie entre 0^{mm},0012 et 0^{mm},0025. Un certain nombre de ces globules se trouvent à l'état libre; d'autres forment un tissu fusiforme, ou un tissu presque tout à fait fibreux (pl. xiv, fig. 8), que l'on rencontre surtout dans les parties blanches que nous avons signalées comme traversant la tumeur en tous sens.

La membrane d'enveloppe de cette tumeur contient également un mélange des tissus fibreux et fusiforme, parmi lesquels on voit de nombreuses cellules mères fibro-plastiques (*myéloplaxes*).

Je regrette vivement de ne pas pouvoir trouver dans mes notes les détails que j'avais pris sur le développement de cette tumeur.

Il serait difficile de méconnaître l'analogie frappante qui existe entre les tumeurs précédentes et plusieurs de celles pour lesquelles Gensoul se décidait à entreprendre, il y a près de trente ans l'extirpation du maxillaire supérieur (*Lettre chirurgicale sur quelques maladies graves du sinus et de l'os maxillaire;* Paris, 1833). Nous signalerons seulement deux des observations rapportées par ce chirurgien. Dans l'une d'elles (p. 33), il est question d'une tumeur *molle, vasculaire, ayant l'aspect d'un fongus érectile*, et développée dans l'os lui-même, vers la base de l'apophyse montante, *au dehors* de la cavité du sinus maxillaire, lequel avait été enlevé avec la tumeur, et se montrait encore *intact* à côté d'elle. Dans une autre observation : «La tumeur me parut, dit l'auteur, de nature *fibrosarcomateuse;* les parois du sinus avaient quitté leur nature osseuse et s'étaient converties en un *tissu charnu, rougeâtre,* un peu fibreux.» Chacun de ces deux cas n'est, en quelque sorte, que la répétition de notre observation 1re; on pourrait même se demander si, dans le

dernier, la cavité du sinus n'était pas simplement effacée par refoulement, par aplatissement, comme chez notre malade, plutôt
que réellement envahie et dénaturée : nous savons, en effet, que,
sous ce rapport, l'illusion est fort à craindre, si l'on n'y met pas une
très-grande attention.

Le jour où je soumis à l'examen de la Société anatomique la pièce
pathologique du nommé Boussuge (obs. 1re), en l'accompagnant de
la relation de ses principaux caractères cliniques, M. Ch. Dufour,
qui assistait à la séance, fut frappé de la ressemblance de cette tumeur avec celle d'une jeune femme qu'il avait vu opérer en 1847, dans
le service de M. le professeur Velpeau, qui lui avait donné, me dit-il,
le nom de *tumeur fibrineuse*, à cause de l'aspect de son tissu rappelant
assez exactement celui d'un caillot dur et ancien. M. Bauchet, qui
suivait à cette époque la clinique chirurgicale de la Charité, me
confirma tous ces renseignements. On peut lire, en effet, dans la
Gazette des hôpitaux de cette époque (1847, p. 289) une leçon clinique sur cette malade, dont l'affectiou est désignée là sous le nom
de *tumeur hématique* du sinus maxillaire. Du reste, nous sommes
en mesure d'en donuer aujourd'hui l'observation complète et régulière ; nous allons la reproduire telle que nous l'avous trouvée dans
les inépuisables archives de M. le professeur Velpeau, qui a eu
l'obligeance de nous lês laisser largement consulter. Elle fut recueillie, par un élève de son service, sous le titre de *Tumeur fibrineuse du sinus maxillaire droit;* mais son identité presque parfaite
avec notre première observation, sous le rapport du jeune âge de la
malade, du siége, de l'indolence, de la bénignité absolue, et surtout
de l'aspect physique et caractéristique du tissu morbide, et d'autres
raisons encore plus péremptoires que nous exposerons dans quelques instants, nous obligent à la présenter sous un titre plus précis, plus vrai et mieux approprié à nos connaissances histologiques
actuelles.

OBSERVATION V.

Tumeur à myéloplaxes du maxillaire supérieur droit, empiétant un peu sur le gauche.

La nommée Aimée Anfray (femme Cabot), âgée de 17 ans, née à Saint-Pierre-de-Bailleul (Eure), et y demeurant, entre le 5 mai 1847 à l'hôpital de la Charité, dans le service de M. Velpeau (salle sainte-Catherine, n° 23).

Cette jeune femme est fraîche et rosée; son nez retroussé, ses yeux vifs, le mouchoir en marmotte qui lui entoure la tête, lui donnent l'air joyeux et gaillard propre aux paysannes des environs de Paris. Issue de parents sains, elle-même n'a jamais eu de maladie sérieuse; jamais de pertes, soit en blanc, soit en rouge. Ses règles viennent régulièrement. Son mari est jeune et bien portant. Elle n'est ni très-lymphatique, ni très-sanguine, ni très-nerveuse. Elle est affectée depuis six mois de la maladie qui nous l'amène.

A cette époque, étant occupée dans les champs, elle reçut, à la partie supérieure et droite de la lèvre, un coup de corde violent; il y eut une douleur très-vive, mais pas de perte de connaissance; elle se gargarisa avec de l'eau fraîche. Au bout de trois semaines, il survint de la tuméfaction avec douleur peu intense; un médecin consulté trois fois, ponctionna trois fois; mais chaque fois il ne sortit que quelques gouttes de sang. Le mal devenant toujours plus gros, et gênant beaucoup la malade, elle a pris le parti de venir à Paris.

6 mai. Aujourd'hui on trouve au côté droit de la bouche, au-dessous de la lèvre supérieure, une saillie qui déborde le plan des mâchoires de 1 centimètre et demi à 2 centimètres; elle s'étend dans le sens transversal, de la canine droite (inclusivement) à la canine gauche (exclusivement). Supérieurement, elle va jusqu'à la racine de l'apophyse montante de l'os maxillaire supérieur, soulevant l'aile du nez, déviant la cloison à gauche, et allant se terminer au-dessous du plancher de l'orbite.

Cette saillie constitue une tumeur rouge, violacée, livide, étalée sur les gencives, mollasse, fongueuse, facile à ébranler avec les doigts; la mollesse est partout la même; les doigts, portés dans l'intérieur de la bouche derrière les dents, constatent que la voûte palatine est ramollie et cède à la pression dans le point correspondant à la tumeur. Du côté droit, les dents incisives et la canine sont fortement ébranlées. Du côté gauche, la première incisive est très-ébranlée; la seconde est seulement mobile.

Cette tumeur n'est pas douloureuse; elle n'offre aucune sensibilité à la pression ; les dents sont très-saines ; il n'y a ni gonflement ni empâtement à la lèvre ; aucune trace de suppuration, ni de cachexie. Peut-être y a-t-il là une tumeur fibrineuse du sinus maxillaire droit, empiétant un peu sur le sinus maxillaire gauche.

Le 12. Elle désire beaucoup être opérée, son mari l'attendant pour retourner dans son pays.

Opération. — On fait seulement soulever la lèvre supérieure, puis on pratique une incision qui divise la tumeur au-dessus des dents dans toute sa largeur ; on a ainsi une plaie de 3 ou 4 centimètres d'étendue, par laquelle on fait pénétrer le doigt. Avec l'ongle, on morcelle, on arrache la tumeur. A ce moment il s'échappe une cuillerée à bouche environ de sérum rougeâtre ; la tumeur arrive facilement au dehors. On lave la plaie, et on la remplit avec six boulettes de charpie assez volumineuses pour la garnir complétement. — Gargarisme avec eau de Rabel ; . 2 pots de limonade citrique ; 2 bouillons, 2 potages.

La tumeur, à l'œil nu, présente l'aspect d'un caillot sanguin dégénéré. On n'y aperçoit rien autre chose que du sang, quoique les micrographes *prétendent* y avoir trouvé la cellule cancéreuse. Au centre, on trouve une cavité lisse, séreuse, un petit sac qui renfermait la sérosité qui s'est échappée au moment de l'arrachement. Sur les parois on observe trois ou quatre petits kystes ayant le volume d'une lentille.

Le 13. La journée et la nuit ont été assez bonnes ; la malade a peu souffert. Ce matin elle se trouve bien ; il n'y a pas de fièvre ; on enlève les boulettes de charpie ; la plaie saigne beaucoup ; on fait mettre une tente. — Injections d'eau de guimauve.

Le 15, même état.

Le 16. Il n'y a presque plus de douleur ; la plaie commence à diminuer ; elle saigne beaucoup moins. La malade parle encore avec difficulté.

Le 18. Il n'y a plus d'écoulement, plus de douleur ; la plaie est presque fermée. La malade est satisfaite ; elle mange assez facilement ; la lèvre a repris son aspect normal.

Le 20. La plaie est cicatrisée ; il y a un peu de douleur à la pression : du reste, la malade va très-bien ; elle pense déjà à s'en aller.

Le 23 mai, elle demande sa sortie.

A cette rédaction je dois ajouter les détails suivants :

Deux ans et demi après, M. Bauchet eut l'occasion de revoir cette jeune femme en très-bonne santé, et M. le professeur Velpeau lui-même m'a dit l'avoir revue beaucoup plus tard encore, environ cinq ou six ans après l'opération.

M. Velpeau, dans cette circonstance, tenant compte, sans doute, de la contusion qui avait précédé le début de l'affection et aussi de l'aspect général du tissu, n'hésita pas à formuler et à maintenir après l'examen de la pièce son diagnostic de tumeur fibrineuse ou hématique. Il ne pouvait en être autrement, dans l'état où se trouvait alors la science : c'est, en effet, la première idée qui se présente à l'esprit lorsqu'on jette les yeux sur les espèces de détritus rougeâtres, dépourvus en apparence de toute trame organisée, qui résultent du morcellement ou du ramollissement de ces tumeurs ; et M. Velpeau avait certainement à sa disposition de très-bonnes raisons pour asseoir un tel diagnostic, à une époque où l'on ne connaissait pas, où l'on ne soupçonnait même pas l'existence d'un tissu normal ou pathologique quelconque qui pût retracer à l'œil nu d'une manière aussi insidieuse la plupart des caractères d'une simple concrétion sanguine, à une époque où les micrographes, loin de connaître la véritable nature de tous les tissus *pathologiques*, ne nous avaient pas même initiés à la connaissance de tous les éléments *normaux* de l'organisme, recherchés et étudiés dans ces dernières années avec tant de méthode, et d'après l'exemple et les indications de M. Ch. Robin, depuis l'état embryonnaire jusqu'à leur complet développement. Certes, en face d'une tumeur bénigne ne ressemblant à aucun des tissus normaux de l'économie, n'ayant non plus aucun des caractères cliniques ou anatomo-pathologiques des tumeurs érectiles ou des productions désignées sous les noms de squirrhe, d'encéphaloïde, etc., il n'était pas possible d'approcher plus près de la vérité, et de trouver un mot plus heureux que celui de tumeur fibrineuse pour exprimer à la fois l'aspect du tissu et la bénignité du pronostic.

Mais ces raisons n'existent plus aujourd'hui ; et, sans vouloir rejeter d'une manière absolue l'existence des tumeurs fibrineuses, sans même vouloir discuter ici l'influence qu'elles pourraient avoir quelquefois, d'après M. Velpeau, sur l'origine et le développement des autres espèces de tumeurs, dont elles constitueraient alors le noyau primitif, nous croyons posséder, pour le cas qui nous occupe en ce moment, les éléments d'un diagnostic rétrospectif différent de celui qui fut porté alors, et nous nous appuyons, pour l'établir, sur les considérations suivantes : 1° Une véritable tumeur fibrineuse, par transformation d'un épanchement sanguin, aurait dû se manifester presque immédiatement et non pas seulement trois semaines après la contusion. 2° La supposition qu'elle serait d'abord restée cachée dans le sinus maxillaire pour se faire jour plus tard au dehors ne nous paraît guère acceptable, puisque la tumeur occupait à peu près l'intervalle des deux canines, ce qui ne correspond nullement à l'emplacement naturel du sinus. 3° Sa propagation du côté de la voûte palatine, en même temps que son relief à la face antérieure de l'os, donne à penser qu'elle a dû prendre, en effet, son point de départ dans l'épaisseur même de cet os plutôt qu'à sa surface. 4° Après l'ablation, les micrographes ont observé dans son tissu *autre chose* que de la fibrine et des globules sanguins; par conséquent, son aspect à l'œil nu était vraisemblablement trompeur, et, bien qu'imbibée en réalité par une assez grande quantité de sang contenu ou non dans des voies vasculaires régulières, elle n'était probablement pas de nature essentiellement hématique. 5° Enfin, ses caractères physiques ayant été, au témoignage de M. Dufour, tout à fait semblables à ceux de la tumeur de notre observation 1re, il est grandement présumable qu'elle était constituée de même par une accumulation de plaques à noyaux multiples.

Nous en étions là de nos conjectures, lorsque nous trouvâmes dans les *Bulletins de la Société anatomique* (t. XXII, p. 264) des renseignements micrographiques de la plus haute importance précisément sur la structure intime de cette tumeur. Cette note, démontrant jusqu'à l'évidence sa nature histologique, nous dispensera de tout autre commentaire; nous la reproduisons comme le complément indispensable de l'observation ci-dessus :

M. Blot présente une tumeur enlevée par M. Velpeau à une jeune femme de

17 à 18 ans. Cette tumeur, de forme irrégulière, à peu près du volume d'un œuf de pigeon, était située dans le sinus maxillaire supérieur droit, dont elle comprenait la paroi antérieure. Elle est d'une consistance molle, élastique, d'une couleur rouge, tirant dans quelques endroits sur le rose, dans d'autres sur le rouge foncé. Cette coloration est plutôt due à une infiltration de matière colorante du sang qu'à une véritable vascularisation; car, même à la loupe, on ne peut y apercevoir qu'un petit nombre de vaisseaux.

Cette tumeur est creusée à son centre d'une petite cavité à parois lisses, comme séreuses, renfermant à peu près une cuillerée à café d'un sérum rougeâtre; on ne peut en exprimer de suc. Cette tumeur a été énucléée assez facilement avec le doigt introduit dans le sinus par une incision pratiquée à la gencive, qui elle-même paraissait carnifiée.

M. Blot présente cette tumeur dans le but surtout de faire remarquer que, quoiqu'à première vue on ne soit pas tenté de prendre la substance dont elle est formée pour de la matière cancéreuse, mais plutôt pour de la fibrine sur le point de s'organiser, elle est cependant composée tout entière de cellules cancéreuses qu'on retrouve très-facilement au microscope. On y voit surtout un grand nombre de ces cellules que M. Lebert a décrites et fait représenter sous le nom de *cellules mères*, c'est-à-dire de cellules renfermant un grand nombre de noyaux, 10, 20, 30. Le diamètre de ces cellules mères varie entre $\frac{1}{20}$ et $\frac{1}{17}$ de millimètre. On trouve également quelques noyaux dépourvus de leur enveloppe cellulaire, et qui en moyenne ont $\frac{1}{100}$ à $\frac{1}{70}$ de millimètre de diamètre. Chacun d'eux contient à son intérieur un ou deux nucléoles de $\frac{1}{500}$ à $\frac{1}{300}$ de millimètre de diamètre.

Nous pensons bien que le lecteur n'a pas méconnu, dans la description qui vient d'être exposée, les caractères distinctifs des plaques médullaires à noyaux multiples, qu'il ne s'est nullement laissé influencer par l'expression de *cellule cancéreuse* employée pour les désigner dans la rédaction de cette note, et qui s'y trouve adoptée d'autant plus légèrement qu'à une époque antérieure (v. notre obs. 3) nous avons vu M. Lebert désavouer hautement cette qualification sinistre, qu'il leur avait d'abord appliquée par erreur, comme il le dit lui-même.

Il y a deux ans et demi, lorsque nous étions interne de M. le professeur Velpeau, nous avons recueilli l'observation intéressante d'une double tumeur à myéloplaxes qui avait également pour siége la mâchoire supérieure, et qui a été, de notre part, l'objet d'une étude attentive et suivie. Bien que les tumeurs auxquelles nous faisons allusion, et situées l'une du côté droit, l'autre du côté gauche, eussent toutes les deux avec le tissu gingival des rapports de voisinage incontestables qui auraient pu permettre, à la rigueur, de les désigner vaguement sous le nom d'*épulis*, cependant nous devons reconnaître que cette dénomination, dans son sens étymologique, n'était légitimement applicable qu'à la plus petite d'entre elles, qui seule restait bien réellement limitée à la région des gencives et du bord alvéolaire, tandis que l'autre, appliquée en même temps sur la face antérieure de l'os, méritait dans toute la force du terme le nom de tumeur du maxillaire supérieur. Voici cette observation :

OBSERVATION VI.

Double tumeur à myéloplaxes de la mâchoire supérieure (variété type).

Zénobie Hocq (femme Vallet), âgée de 43 ans, née à Douai (Nord), demeurant à Versailles, entre le 20 mai 1857 à l'hôpital de la Charité, dans le service de M. Velpeau (salle Sainte-Catherine, n° 20).

Cette femme, d'un tempérament lymphatico-sanguin, encore bien réglée, et offrant les apparences d'une assez bonne santé, porte dans la région du bord alvéolaire supérieur deux tumeurs charnues de la nature de celles qu'on désigne ordinairement sous le nom d'*épulis*.

État actuel. — A l'extérieur, le visage de cette malade ne présente presque aucune déformation appréciable, si ce n'est un léger soulèvement de la moitié droite de la lèvre supérieure ; mais, en relevant cette lèvre pour explorer l'intérieur de la bouche, on aperçoit aussitôt les deux tumeurs annexées à la mâchoire supérieure. — L'une, la plus petite, atteignant à peine le volume d'une noisette, est située du côté gauche et correspond un peu à la canine, mais surtout à la deuxième incisive, en arrière de laquelle elle fait sa principale saillie ; elle offre une surface irrégulière, grossièrement granulée ou framboisée, d'une couleur d'un gris rosé ou même légèrement bleuâtre ; sa consistance est élastique et fongueuse ; quoique tapissée par une muqueuse qui paraît altérée, elle ne se montre point disposée à saigner ; cependant la malade nous dit que dans les premiers temps on obtenait du sang par le moindre frottement. — L'autre tumeur, trois ou quatre fois plus volumineuse, et située du côté droit, représente par sa forme et son volume la moitié d'une grosse noix appliquée sur la face antérieure du maxillaire, au-dessus de la deuxième incisive, de la canine et de la première molaire ; sa base, un peu diffuse, et confondue en bas avec les gencives ramollies et boursouflées, se prolonge en haut sur la fosse canine et jusqu'à la limite supérieure du cul-de-sac muqueux gingivo-labial, en dedans jusque vers la ligne médiane, et en dehors jusqu'au relief vertical qui sépare la fosse canine de la fosse zygomatique ; sa face antérieure, lisse, arrondie, est tapissée par une muqueuse amincie et continue avec le tissu gingival correspondant, lequel participe à un certain degré au gonflement pathologique. Cette face présente, surtout dans sa partie la plus proéminente, une couleur rouge vineuse très-prononcée qui dégénère vers la limite inférieure en une coloration violette ou bleuâtre ; sa face postérieure, inaccessible à l'exploration, repose sur le maxillaire, auquel elle adhère intimement. Cette tumeur, dont la forme générale est à peu près hémisphérique, offre une consistance fongueuse, élastique, plus molle que celle de la tumeur du côté gauche ; elle présente même, dans sa partie centrale formant un relief un peu plus saillant, une fluctuation réelle et insidieuse qui a pu être attribuée par quelques personnes à la présence d'un *liquide* ; elle est située tout entière en avant de la mâchoire, contrairement à *l'autre tumeur*, qui proémine presque exclusivement en arrière et en bas.

Ainsi donc ces deux tumeurs adhèrent à la mâchoire supérieure et paraissent faire corps avec l'os. Ni l'une ni l'autre n'est douloureuse. La première, c'està-dire la pluspetite, a débuté il y a un an, sans cause connue, au-dessus du collet de la deuxième incisive, tandis que la seconde, beaucoup plus volumineuse, ne date que de trois ou quatre mois, à ce que nous assure la malade ; pas plus que l'autre, elle ne peut être attribuée à aucune cause appréciable ; elle commença à se montrer au-dessus de la canine et grossit ensuite rapidement. Toutes les dents qui correspondent à ces productions morbides ou qui les avoisinent de fort près ont été ébranlées dès le début ; plusieurs d'entre elles sont aujourd'hui complétement absentes ; les seules qui restent encore en place sont les deux incisives droites et l'incisive latérale gauche ; elles sont toutes trois également vacillantes, et paraissent plonger par leur racine au sein même du tissu altéré. La mastication est un peu gênée, et la sécrétion salivaire légèrement augmentée. Il n'existe du reste aucune trace d'ulcération.

Opération. — Le 27 mai, M. le professeur Velpeau pratique l'extirpation de ces tumeurs jugées de nature bénigne : pour éviter une mutilation trop considérable de l'os maxillaire ; qui paraît tant soit peu compromis, il se contente de réséquer séparément chacune des tumeurs avec la portion osseuse qui lui sert de support, en saisissant et en coupant avec de fortes tenailles incisives engagées aussi avant que possible les deux portions du maxillaire qui correspondent à leur implantation respective. De cette manière les tumeurs furent rapidement extirpées, mais peut-être pas aussi complétement qu'on aurait pu le désirer, car il restait, entre les deux échancrures pratiquées à droite et à gauche du bord alvéolaire supérieur, une petite portion de ce bord d'environ 1 centimètre d'étendue, recouverte par un tissu gingival un peu épaissi, boursouflé, fongueux, élastique, légèrement violacé, semblant, en un mot, participer à l'altération voisine, et supportant la première incisive droite évidemment ébranlée. Vers la partie supérieure de la tumeur principale, on n'est pas bien sûr non plus d'avoir tout à fait dépassé le mal ; mais M. Velpeau, comptant beaucoup sur la nature bénigne de cette production, se garde bien de prolonger plus longtemps les manœuvres opératoires.

Aussitôt après l'opération, il s'écoula beaucoup de sang par la plaie du côté droit, à ce point que la malade, opérée sur une chaise, sans chloroforme, en eut une syncope qui se prolongea plusieurs minutes ; celle ci arrêta pour quelque temps l'effusion sanguine ; mais, à peine l'opérée fut-elle revenue à elle et reconduite à son lit, que le sang reparut en nappe et avec abondance : appelé alors auprès d'elle, j'appliquai le perchlorure de fer combiné au tamponnement avec des bourdonnets de charpie, maintenus eux-mêmes par le rapprochement forcé des mâchoires ; des fragments de glace furent laissés à demeure dans la bouche et renouvelés fréquemment. Une heure et demie après, un sang vermeil a imbibé toute la charpie et recommence à couler dans la bouche ; force me fut alors d'enlever tout l'appareil, de lier une artère qui parut être l'alvéolaire, et, comme le sang ruisselait toujours en nappe, de pratiquer la cautérisation au fer rouge sur toute la surface saignante, ce qui suspendit presque complétement l'hémorrhagie. Je réappliquai les boulettes de charpie imbibées de perchlorure, puis le tamponnement comme auparavant. Le lendemain matin à cinq heures, à la suite d'un effort, légère hémorrhagie qui s'arrête d'elle-même promptement et définitivement.

Examen de la pièce. — Les deux tumeurs enlevées sont constituées l'une et l'autre par un tissu semblable, qui paraît seulement à différentes périodes d'évolution, tissu que l'on aperçoit immédiatement au-dessous de la membrane muqueuse d'enveloppe dès que l'on a pratiqué une coupe, et qui a pour caractère principal sa coloration rouge-brun, rouge lie de vin, presque rouge de sang.

La petite tumeur est constituée à sa périphérie par la membrane muqueuse, qui est épaisse, grenue, peu vasculaire, peu colorée ; cette enveloppe participe quelque peu de la nature coriace du tissu gingival, et ne permettait pas d'apprécier par transparence la couleur du tissu central. Celui-ci, brunâtre, élastique, assez ferme sans être très-dur, est adhérent à quelques parcelles osseuses dépendant du bord alvéolaire, et ressemble assez bien, à l'œil nu, par sa couleur et sa consistance, au parenchyme d'une rate hypertrophiée ou d'un rein congestionné.

La grosse tumeur, celle qui occupait le côté droit, est aussi recouverte par la membrane muqueuse dans toute la portion qui correspondait à la cavité buccale ; mais cette muqueuse, qu'on peut disséquer et séparer presque partout du tissu morbide sous-jacent, n'offre une certaine épaisseur que du côté de la voûte palatine et au voisinage du rebord gingival ; dans le reste de son étendue, c'est-à-dire sur toute la face antérieure de la tumeur, elle est assez mince pour n'atténuer que fort peu la nuance brunâtre de la substance fondamentale qu'elle recouvre. Celle-ci, bien entendu, compose la masse principale, pour ne pas dire exclusive, de la tumeur ; cette substance, brun-rouge, couleur de sang, a perdu ici les apparences d'un véritable tissu : elle est en grande partie ramollie, elle paraît comme intermédiaire à l'état solide et à l'état liquide, et se présente sous l'aspect d'une matière pulpeuse sans cohésion, d'une bouillie rougeâtre, épaisse et grumeleuse, ressemblant assez bien à la boue splénique obtenue par l'écrasement de la rate, ou encore à ces caillots écrasés, granuleux, à demi liquéfiés et en voie de résorption, qu'on a quelquefois occasion d'observer dans les foyers sanguins enflammés. Là où le ramollissement est moins avancé, c'est-à-dire vers la périphérie, principalement dans les points attenant au tissu osseux, cette matière rougeâtre se rapproche de l'aspect qu'elle nous présentait dans l'autre tumeur : on pourrait la comparer, dans ces points, à la chair musculaire très-colorée, ou peut-être plus exactement encore à l'hépatisation rouge du poumon ; sa consistance lui permettant de se prêter à la dissection, il est aisé de reconnaître qu'elle adhère aux anfractuosités de la portion de maxillaire qui a été réséquée, mais que cette adhérence est légère et a lieu seulement au moyen de petits tractus filamenteux grisâtres, probablement vasculaires, qui se laissent assez facilement déchirer lorsqu'on exerce une certaine traction. En poursuivant assez loin la dissection, on s'assure en même temps que cette portion osseuse servant d'implantation à la tumeur a subi une perte de substance réelle pendant le développement de celle-ci, car elle ne se trouve plus représentée maintenant que par quelques fragments de tissu osseux spongieux isolés les uns des autres, vestiges évidemment incomplets de l'arcade alvéolaire primitive.

Dans l'une et l'autre tumeur, le tissu fondamental est en rapport intime avec la racine de la dent correspondante : ainsi la deuxième incisive gauche, emportée avec la tumeur, présente une grande excavation creusée à la face postérieure de sa racine, excavation où se loge, en y adhérant, une portion du tissu rouge-brun mentionné ci-dessus ; le tissu pathologique se trouve donc, par ce fait, avoisiner de fort près la pulpe dentaire : il ne s'en trouve plus séparé en effet que par une très-mince lamelle d'ivoire demi-transparente et friable. La deuxième incisive droite présente aussi, en avant de sa racine, une excavation anfractueuse à large ouverture, qui loge également un prolongement du tissu morbide ; ce dernier est ici en continuité manifeste, par un pédicule pâle, très-délicat, très-fragile, s'amincissant jusqu'à un tiers de millimètre d'épaisseur, avec le cordon dentaire filiforme qui pénètre dans le conduit de cette racine.

Structure intime. — Au microscope, le tissu rougeâtre de ces deux tumeurs renferme beaucoup de globules sanguins, et, comme éléments caractéristiques, comme éléments dominants, de nombreuses plaques à noyaux multiples, de diverses formes et grandeurs, mais dont le diamètre habituel varie de $0^{mm},03$ à $0^{mm},06$ (voy. pl. II, fig. 5). Entre elles se trouve de la matière amorphe très-tenace, plus ou moins granuleuse, mélangée à du tissu fibreux, à des noyaux ovoïdes disséminés ; de loin en loin, surtout dans les parties ramollies, on rencontre des myéloplaxes dont la substance est en voie de désagrégation ; il y a aussi de très-rares éléments fibro-plastiques (noyaux et corps fusiformes), et même quelques médullocelles. Entre les parties consistantes et les parties grumeleuses ou ramollies du tissu pathologique, il y a au microscope cette seule différence que, dans les premières, les myéloplaxes, éléments fondamentaux, restaient adhérentes les unes aux autres à l'aide de la matière unissante fibro-granuleuse qui les entoure, ce qui oppose un certain obstacle à la dilacération, tandis que dans les secondes, ces éléments sont tout naturellement dissociés, et nagent isolément dans le liquide de la préparation.

Suites et résultats de l'opération. — Le 28 et le 29 mai, on laisse le tamponnement en place. Sécheresse et douleur gutturales. — Gargarisme, orge miellé.

Le 30, on supprime le tamponnement sans inconvénient.

1er juin. Frisson violent pendant une demi-heure dans le courant de la journée, suivi de douleur de gorge et d'un léger engorgement ganglionnaire sous-maxillaire gauche très-douloureux au toucher : cataplasmes sur cette région. On redoute l'infection purulente.

Le 2 juin, amélioration.

Le 3, l'amélioration continue ; l'appétit commence à naître.

Les jours suivants, la malade se rétablit avec rapidité ; elle commence à prendre des aliments. En arrière de la plaie principale, qui est grisâtre, on sent avec le doigt de légers battements sur le point correspondant de la voûte palatine ; cela est-il dû à une portion de tissu malade, ou bien à un travail inflammatoire dans le tissu normal de la muqueuse palatine ? C'est une question difficile à décider pour le moment ; notons cependant que ce point n'est pas douloureux au toucher, et que ces pulsations, qui n'existent pas du côté opposé, ont fini par disparaître au bout de quelques jours.

Le 14, la malade sort de l'hôpital. Les plaies sont presque complétement cicatrisées ; il n'y a plus de battements appréciables ni pour la malade ni pour le chirurgien ; le tissu gingival intermédiaire aux deux parties réséquées, et qui paraissait suspect dans les premiers jours, est maintenant un peu raffermi ; la dent correspondante est aussi moins ébranlée qu'alors.

10 juillet. Notre opérée vient revoir et remercier M. Velpeau à la consultation de la Charité. Sa santé est florissante, la cicatrisation complète ; la dent épargnée, toujours un peu vacillante, semble néanmoins se consolider, et les parties molles correspondantes se raffermir de plus en plus.

Cette malade n'a pas été perdue de vue, et, au moment où nous écrivons ces lignes (fin décembre 1859), elle ne présente aucune trace de récidive et n'a toujours qu'à se louer du résultat de l'opération, qui remonte à deux ans et demi.

L'âge de 47 ans a lieu de nous surprendre, car il est exceptionnel pour ces sortes de tumeurs, ainsi que le démontrera l'ensemble de nos observations ; du reste, c'est toujours le même tissu rouge-brun, plus ou moins coloré, plus ou moins ramolli, mais parfaitement reconnaissable, en connexion intime avec le tissu osseux et, accessoirement, avec les racines dentaires, lesquelles, dépourvues de leur point d'appui naturel sur les parois alvéolaires, se trouvent nécessairement ébranlées. Ici, comme dans les cas précédemment exposés, le développement des tumeurs s'est fait sans douleur et dans l'espace de quelques mois. L'amincissement extrême de la membrane muqueuse sur la tumeur principale, laissant deviner par transparence la coloration générale du tissu morbide et la traduisant à l'extérieur par une teinte vineuse ou violacée, fournit un caractère séméiologique trop rare et trop important pour que nous ne nous empressions pas d'attirer sur lui l'attention : par la seule considération de ce signe, et prévenu sur sa valeur, il aurait été permis de porter avant l'opération un diagnostic des plus précis, ce qui n'est possible, ainsi que nous aurons occasion d'y revenir, que dans un fort petit nombre de cas. La résection d'une portion de l'os avec des tenailles incisives ne fut suivie d'aucune récidive : c'est là un résultat dont nous aimons à renouveler la constatation, car il nous éloigne de toute idée de cancer. Quant à l'hémorrhagie abondante et opiniâtre qui suivit cette opération et qui nécessita dans l'après-midi l'emploi du cautère actuel, c'est un accident d'une importance majeure, qu'il ne faut jamais perdre de vue, auquel ces tumeurs prédisposent peut-être plus que beaucoup d'autres, et contre lequel il faudra toujours se tenir prêt à lutter, en pareille occasion.

Au commencement de l'année qui vient de s'écouler, nous dûmes à l'obligeance de M. Édouard Cruveilhier, interne distingué des hôpitaux, la communication du fait suivant dont il a été question, depuis, à la Société de chirurgie.

OBSERVATION VII.

Épulis à myéloplaxes du bord alvéolaire supérieur gauche.

Maugeons (Magloire), 30 ans, d'une belle constitution, peintre en bâtiment, demeurant à Asnières, entre à l'hôpital Beaujon, le 19 février 1859, pour une tumeur du volume d'un gros marron, qui date de sept ans, et qui occupe la partie latérale gauche de l'arcade alvéolaire du maxillaire supérieur. Cette tumeur soulève la joue sans y adhérer; elle est d'un rouge vif rappelant l'aspect de la langue dépouillée de son épithélium. Sa surface est lisse, luisante, mamelonnée, très-ferme au toucher, et saignant alors seulement qu'on la frotte un peu rudement. Elle est tout à fait indolente et ne gêne absolument que par son volume, qui est considérable; elle paraît s'insérer, par une sorte d'étranglement ou de pédicule, sur le bord alvéolaire, au niveau de la seconde petite molaire, qui manque depuis très-longtemps, car le malade ne se souvient pas de l'avoir perdue. A partir de ce point, cachée d'ailleurs en partie par la portion renflée, la tumeur va en augmentant, de façon à revêtir la forme d'une poire aplatie, qui s'avance en bas et en avant jusqu'au niveau de la commissure labiale, et devient accessible à la vue quand le malade rit ou entr'ouvre la bouche.

Lorsque les dents des deux mâchoires sont rapprochées, la tumeur se loge entre la joue et la face externe de l'arcade alvéolaire inférieure; son bord inférieur repose sur le sillon gengivo-génal inférieur, de façon que les mouvements de mastication ne sont pas gênés. Depuis longtemps du reste les aliments sont entièrement broyés du côté droit.

La maladie a commencé, il y a sept ans, dans le point que j'ai indiqué et sous la forme d'une petite saillie rouge; depuis, elle a crû constamment. Jamais aucun traitement n'a été fait.

Toutes les autres parties des arcades alvéolaires sont saines, sauf un léger degré de boursouflement et de rougeur, dû à l'extrême négligence de tous soins de propreté de la bouche; aussi les dents sont-elles déchaussées, noirâtres et couvertes de tartre à leur collet. Du reste, la santé est excellente; les ganglions du cou ne présentent aucune trace d'engorgement, et, sans la gêne causée par la tumeur, le malade ne songerait nullement à se faire opérer, car il ne se persuade pas de la gravité de son mal.

M. Verneuil, qui remplaçait en ce moment M. le professeur Malgaigne, résolut de faire, autant que possible, une extirpation radicale. L'opération fut faite en deux temps.

Opération. — Le 22 février, on passa la chaîne d'un écraseur autour de la partie rétrécie; en quelques minutes, presque sans douleur et sans hémorrhagie, la presque totalité de la tumeur fut détachée, et l'on remit au surlendemain le reste de l'extirpation.

L'implantation principale avait bien lieu au niveau de la seconde petite molaire, mais la gencive qui entourait les deux grosses premières molaires était rouge, dure, hypertrophiée, et paraissait formée par un tissu analogue à celui de la tumeur; les deux grosses molaires étaient d'ailleurs un peu mobiles. Le chirurgien prit donc le parti de réséquer tout le bord alvéolaire, depuis la première petite molaire restée saine jusqu'à la dent de sagesse. Immédiatement au-dessus de la saillie formée par l'implantation des racines des dents, l'os maxillaire et la muqueuse qui le recouvre étaient parfaitement sains.

L'opération ne présenta pas de difficultés. Les deux molaires arrachées, on fit avec une pince coudée à angle droit sur le plat une section en avant des limites du mal, près de la petite molaire, puis une autre en arrière, parallèle, près de la dent de sagesse; ensuite, avec une autre pince incisive, courbe et tranchante par l'extrémité de ses mors, on réséqua horizontalement toute la portion comprise entre les deux sections verticales. L'opération, faite sans l'aide du chloroforme, fut assez douloureuse; le sang coula avec abondance. On fit sur toute la surface vive une cautérisation énergique avec le nitrate d'argent; des bourdonnets de charpie trempés dans l'eau fraîche et souvent renouvelés, des gargarismes froids, une compresse mouillée sur la joue, constituèrent le pansement. Les douleurs se calmèrent vite, et le soir l'opéré ne souffrait plus.

Trois jours après son opération, le malade demanda sa sortie ; la plaie était en voie de cicatrisation. Quelques petites esquilles devront se détacher par suite de la première cautérisation. Le crayon de nitrate d'argent fut encore promené sur la région opérée, et le malade quitta l'hôpital.

Anatomie pathologique. — L'examen des parties réséquées fit espérer que l'ablation du mal avait été complète. Une coupe pratiquée dans la tumeur montra un tissu homogène, rougeâtre, consistant, présentant au centre des portions plus fermes, plus pâles, dans lesquelles l'œil nu soupçonnait la présence du cartilage, ce qui fut vérifié par l'examen microscopique ; le reste de la masse était formé presque exclusivement par des plaques à noyaux multiples de dimensions très-différentes, mais très-nettement caractérisées ; quelques faisceaux fibreux, des myélocites, des éléments fibro-plastiques, complétaient cette structure. La trame renfermait peu de vaisseaux.

Nous n'avons que deux lignes à ajouter à cette observation, mais elles sont d'une très-grande importance :

Un an après l'opération, nous nous sommes rendu chez ce malade et nous avons pu constater par nous-même que la guérison s'était parfaitement maintenue ; la gêne de la mastication était presque insensible.

Nous allons reconnnaître la même nature de tissu que dans les précédentes tumeurs, à peu près les mêmes symptômes, la même bénignité, et aussi une certaine tendance à l'hémorrhagie après l'opération, dans l'observation qui va suivre. Elle nous a été communiquée par M. le D^r Em. Magitot ; c'est un exemple d'épulis s'il en fut jamais, puisque la tumeur a pris son point de départ au niveau de la gencive et est toujours restée limitée à cette région.

OBSERVATION VIII.

Épulis à myéloplaxes du bord alvéolaire supérieur droit.

Victorine F....., lingère, âgée de 27 ans, célibataire, d'une bonne constitution, entre à l'hôpital de Lourcine, le 9 février 1858, dans le service de M. Lasègue (salle Saint-Ferdinand, n° 11), pour des perforations multiples du voile du palais et des ulcérations des fosses nasales.....

Il y a deux ans, la malade remarqua qu'une petite grosseur, du volume d'un pois, s'était développée à la partie interne du bord gingival, au niveau de la première petite molaire supérieure droite, dont il ne restait que deux chicots, non douloureux d'ailleurs. Cette petite tumeur, tout à fait indolente, se dirigeait vers le côté opposé de la bouche, et ne paraissait affecter aucune relation avec les chicots, qui n'étaient du reste nullement ébranlés et dont elle était séparée par une portion de gencive restée saine.

Cette tumeur s'accrut d'abord assez promptement, et dans les six mois qui suivirent son apparition, elle acquit à peu près le volume qu'elle offre maintenant. La malade ne souffrait d'ailleurs nullement et pouvait même manger du côté affecté; seulement la gencive saignait facilement, et la tumeur semblait, après chaque repas, être le siége d'une sorte de congestion qui en augmentait momentanément le volume. Des médecins consultés conseillèrent l'abstention de tout moyen chirurgical, pensant avoir affaire à une tumeur vasculaire et redoutant une hémorrhagie abondante. On se borna à toucher, très-souvent, à ce qu'il paraît, la surface de la tumeur avec le nitrate d'argent, opération qui n'amena aucune modification dans le volume de la tumeur.

Au moment de l'entrée de la malade à l'hôpital, on constate l'état suivant : La tumeur offre le volume d'une petite noix ; elle occupe tout l'intervalle laissé entre la canine et la seconde petite molaire supérieure droite, et cette dernière paraît même avoir été légèrement repoussée en arrière. Par sa partie inférieure, la tumeur ne dépasse pas le niveau des dents, mais elle fait saillie sur les côtés; elle proémine surtout du côté de la cavité buccale, où elle gêne fortement les mouvements de la langue ; elle offre une consistance considérable, et sa couleur est blanchâtre, légèrement marbrée de rouge; elle est formée d'un assemblage de six lobules de volumes variables. Les chicots de la petite molaire, consistant en deux pointes de racines, sont implantés au centre de la masse, à laquelle ils adhèrent manifestement. La tumeur, longtemps indolente, provoque depuis quelques jours seulement de légères douleurs spontanées, sous forme d'élancements, se montrant particulièrement le matin au réveil. Quant aux divers mouvements imprimés à la tumeur, ils sont exactement exempts de douleur, mais le moindre ébranlement causé aux chicots détermine des douleurs assez vives.

Le 19 mars, M. Morel-Lavallée circonscrit la tumeur dans une incision en V à sommet supérieur; le sommet du V rencontre une portion d'alvéole, qu'on enlève avec les tenailles de Liston. L'ablation des parties molles est faite avec le bistouri : immédiatement après l'opération, une hémorrhagie abondante se déclare, et du fond de l'alvéole on voit jaillir un jet de sang artériel du diamètre d'un stylet de trousse environ. L'application du perchlorure de fer ne suffit pas à arrêter l'écoulement sanguin, et on effectue avec la cire ramollie un tamponnement qui s'en rend maître immédiatement.

Anatomie pathologique. — La tumeur offre, comme il a été dit, un volume total évalué environ à celui d'une noix ; elle est dure et résistante, sa coloration générale extérieure est blanchâtre. Elle se compose de cinq lobes séparés les uns des autres par des sillons assez profonds ; l'un de ces lobes, celui qui se dirigeait vers la bouche, offre à lui seul le volume d'une petite noisette ; les cinq autres sont groupés autour de lui et ont un volume beaucoup moindre. Toute la masse est coiffée et comme enkystée par la gencive, qui présente d'ailleurs ses caractères normaux ; les chicots sont adhérents à la tumeur par leur périoste, qui a été évidemment envahi par la maladie. La coupe de la tumeur tranche par ses caractères extérieurs sur ceux de la gencive ; le tissu est rouge-brun et présente une teinte uniforme dans tous les points.

L'examen microscopique a été pratiqué par l'auteur de l'observation et par M. Ch. Robin. La gencive qui revêt la tumeur présente sa constitution normale ; quant au tissu central, il se compose essentiellement de myéloplaxes offrant toutes les dimensions et les caractères propres à ces éléments, et incluses au sein d'une trame fibreuse, simple, assez lâche, dans laquelle on remarque la présence d'un certain nombre de corps fibro-plastiques fusiformes à différents états de développement.

On n'a pu retrouver le fragment d'alvéole enlevé avec la tumeur, mais la nature des éléments anatomiques qui la composent permet d'affirmer que son point de départ a été l'alvéole ; quant à l'adhérence des chicots à la tumeur, elle ne serait que consécutive. L'hémorrhagie artérielle considérable qui a suivi l'opération prouve qu'il y avait en même temps augmentation de volume de l'artère dentaire et de ses divisions.

Nous sommes en mesure de compléter cette observation, car nous avons réussi à retrouver cette malade.

Il y a deux ans aujourd'hui qu'elle a été opérée, et nous apprenons d'une de ses proches parentes qu'elle va parfaitement, qu'elle a repris une vigueur et un embonpoint vraiment inattendus.

11

Voici un autre exemple d'une petite tumeur tout à fait semblable, développée chez un très-jeune enfant, et qui a nécessité deux opérations (Lebert, *Traité d'anatomie pathologique*, t. I., p. 204).

OBSERVATION IX.

Epulis à myéloplaxes.

Cette tumeur, de forme irrégulière, du volume d'un petit haricot, a été extirpée sur le bord alvéolaire d'un petit enfant, chez lequel, antérieurement, une tumeur semblable avait été opérée, et où la récidive sur place avait eu lieu, probablement par suite d'une opération incomplète.

Le tissu de la tumeur est d'un jaune rougeâtre, uniforme. A l'examen microscopique, je n'y vois d'autres éléments que ceux du tissu fibro-plastique soit des cellules, soit des éléments fusiformes, soit enfin des *cellules mères à noyaux multiples.* Ce dernier point explique la texture feuilletée de la tumeur que j'ai déjà plusieurs fois constatée et décrite dans les épulis des gencives.

Le 13 avril dernier, M. Em. Magitot, dans un mémoire sur les tumeurs du périoste dentaire, communiquait à la Société de chirurgie l'observation d'une petite tumeur à myéloplaxes dont le caractère le plus remarquable était effectivement de se trouver en connexion très-intime avec les racines d'une dent molaire. Résumons en quelques lignes les principaux traits de cette observation curieuse, qui n'a pas encore été publiée jusqu'ici.

OBSERVATION X.

Tumeur à myéloplaxes logée dans l'alvéole d'une grosse molaire supérieure, et spécialement adhérente au périoste dentaire.

La demoiselle G....., âgée de 22 ans, se présenta le 10 juillet 1858. Il y avait deux mois qu'elle avait commencé à souffrir de tous les symptômes d'une névralgie dentaire. La douleur avait son foyer principal au niveau de la première grosse molaire supérieure droite, et s'étendait vers la région temporale : elle était continue, s'exaspérait le soir et se calmait pendant la nuit ; elle devenait très-vive lorsqu'on pressait sur la dent molaire, et par conséquent aussi pendant la mastication, qui était extrêmement pénible. La dent douloureuse était vacillante et profondément cariée; la plupart des autres molaires étaient cariées, mais indolentes. Au pourtour de la dent douloureuse, le bord alvéolaire était à peine tuméfié, mais la gencive était décollée de la surface dentaire, et, au niveau de ce décollement, existait un suintement purulent. Cette portion gingivale, et peut-être même l'intérieur de l'alvéole, était le siége de saignements fréquents, spontanés ou provoqués, et suivis de soulagement. Au bout de quinze jours, les accidents s'étaient calmés complétement; ils n'avaient reparu que depuis quatre jours, et avec les mêmes caractères. — M. Magitot, pour des raisons que nous ne pouvons détailler ici, soupçonna la présence d'une production accidentelle développée dans l'alvéole et agissant par compression sur un des filets nerveux correspondants. Il fit l'extraction de la dent à l'aide d'un davier, et amena, en effet, avec les racines de cette dent, une production charnue du volume d'une petite fève, qui leur était intimement adhérente; pareille chose lui était déjà plusieurs fois arrivée, mais c'était pour des tumeurs d'une nature histologique différente. Celle-ci était en grande partie enchâssée dans l'intervalle des racines de la dent; sa surface extérieure était grisâtre et régulière; sa coupe, d'une couleur rougeâtre bien accusée, rappelait celle des tumeurs myéloplaxiques les plus franches, et l'examen microscopique pratiqué par M. Ch. Robin démontra effectivement qu'elle était principalement composée de plaques à noyaux multiples; on y trouvait aussi une trame lamineuse, puis des globules purulents, qui annonçaient qu'elle avait subi un certain degré d'inflammation. — L'extraction de la dent fut suivie d'une hémorrhagie qui dura plusieurs heures et s'arrêta spontanément. Six mois après, la jeune fille a été revue bien portante.

C'est la première fois que nous avons à enregistrer cette disposition singulière d'une tumeur à myéloplaxes qui se montre tellement adhérente aux racines dentaires, qu'elle semble faire corps avec elles, et qu'on pourrait, en vérité, la croire issue de la substance même de la dent, ou tout au moins de son périodonte. Mais, en y regardant de près, en se mettant en garde contre les simples apparences, et en se laissant guider par les lois de l'analogie, on doit expliquer tout autrement le siége primitif, le mode d'origine et de développement de cette tumeur. Nul doute qu'elle ne soit née dans l'épaisseur ou à la surface du tissu osseux, c'est-à-dire soit dans la cloison spongieuse qui sépare naturellement les racines d'une même molaire, soit à la surface interne de la paroi alvéolaire, entre cette paroi et le périoste alvéolo-dentaire ; seulement elle a contracté consécutivement et accidentellement avec ce périoste, et, par son intermédiaire, avec la dent, une adhérence plus forte que celle qui la reliait naturellement au tissu osseux : de sorte qu'on a dû nécessairement l'entraîner avec cet ostéide au moment de l'avulsion. Ainsi donc, à notre avis, et suivant toute probabilité, cette petite tumeur, comme les autres, s'est développée *primitivement* aux dépens du tissu osseux ; son adhérence au périoste dentaire n'est que *consécutive*.

Nous proposons, sous toute réserve, la relation suivante, que nous empruntons aux *Leçons orales* de Dupuytren (2ᵉ édit., t. II, p. 129), et que nous donnons en forme de résumé très-concis.

OBSERVATION XI.

Une jeune fille d'environ 7 ans, d'une bonne constitution, portait, dans l'os maxillaire supérieur droit, une tumeur de la grosseur du poing, ayant débuté quelques mois auparavant à la suite d'un coup sur la joue, et offrant à la pression du doigt le phénomène de la crépitation parcheminée. — Dupuytren soupçonna l'existence d'un corps fibreux enkysté dans le maxillaire supérieur ; mais l'incision de la tumeur donne issue à un flot de sang noirâtre ; l'opérateur y porte le doigt, et au lieu d'un corps fibro-celluleux, il trouve une substance molle qui se laisse facilement déchirer ; cette substance avait peu à peu distendu l'os sans se confondre avec lui. Dupuytren détache avec le doigt une portion de cette matière qui remplit le kyste. — Après quelques mois, la petite malade mourut épuisée par la suppuration prolongée de cette vaste excavation.

L'auteur nous parle d'une substance molle et friable et nous indique, de plus, qu'elle n'était pas fibro-celluleuse comme on l'avait cru d'abord, mais il ne nous dit pas un mot de sa coloration ; ce qui nous porte à penser qu'elle offrait, en réalité, la couleur rougeâtre qui appartient à la plupart de nos tumeurs, c'est la qualification de substance molle, *vasculaire, d'apparence fongiforme* que nous voyons figurer dans le titre de cette même observation imprimée dans un autre recueil (*Journal compl. des sc. méd.*, t. XLIV, p. 62), par M. Brierre de Boismont, l'un des rédacteurs des leçons de Dupuytren. Le défaut de documents plus précis nous engage, du reste, à ne pas insister plus longuement sur la valeur douteuse de ce fait pathologique que nous nous contenterons d'avoir mentionné, en le livrant à l'appréciation du lecteur.

Nous allons extraire maintenant de l'ouvrage de M. James Paget (*Lectures on surgical pathology*) les deux observations qu'on va lire et qui, sous le titre impropre de *tumeurs myéloïdes,* titre que nous nous réservons de discuter ultérieurement (voir notre historique), se rattachent d'une manière évidente aux tumeurs composées de tissu myéloplaxique ; la description est courte, mais elle est suffisante pour ne nous laisser aucun doute. L'affection, dans les deux cas, avait pour siége le maxillaire supérieur. Dans un autre, c'était au maxillaire inférieur ; nous rapporterons ce dernier un peu plus loin (voir obs. 20).

OBSERVATION XII.

Tumeur à myéloplaxes enkystée dans le maxillaire supérieur.

M. Lawrence a donné des soins à une femme âgée de 21 ans, ayant une tumeur au devant de la région alvéolaire de la mâchoire supérieure ; elle datait d'environ douze mois, et avait quelquefois été très-douloureuse ; elle était située dans le tissu spongieux de l'épaisseur de la paroi osseuse et dans un point correspondant à la portion alvéolaire de la mâchoire supérieure, ainsi qu'au voisinage de cette portion alvéolaire ; elle proémine légèrement dans la bouche en même temps que dans la cavité nasale, en soulevant leur membrane muqueuse ; elle a aussi refoulé et érodé le tissu osseux. Après avoir excisé la paroi antérieure du maxillaire, on retira la tumeur de la cavité dans laquelle elle était enkystée. Ses caractères microscopiques étaient ceux des tumeurs myéloïdes, c'est-à-dire qu'elle était constituée : 1° par des cellules de forme ovale, lancéolée ou anguleuse, ou bien allongées et effilées comme des fibres-cellules, à contenu obscurément granuleux et munies d'un seul noyau renfermant un seul nucléole ; 2° par des noyaux libres paraissant s'être échappés des cellules ; 3° par de grandes cellules ou des masses d'apparence cellulaire, arrondies, ovales ou en forme de bouteille, ou bien de forme plus ou moins irrégulière, sorte de disques peu épais formés par une substance claire et légèrement granuleuse, mesurant en diamètre de $\frac{1}{300}$ à $\frac{1}{1000}$ de pouce, et contenant des noyaux nucléolés, pâles, ovoïdes, au nombre de 2 à 10 et même davantage. Cette tumeur ressemblait, par son aspect général, à celle qui fut opérée par M. Stanley (voir obs. 20 de ce mémoire), si ce n'est qu'elle présentait dans tous ses points la couleur sombre et rougeâtre d'un cœur vigoureux. L'opération fut pratiquée il y a deux ans, et il n'y a eu aucune réapparition de la maladie, comme cela serait inévitablement arrivé dans le cas d'une tumeur maligne qu'on aurait essayé d'enlever sans retrancher en même temps l'os dans lequel elle se développait.

OBSERVATION XIII.

Tumeurs myéloplaxiques des deux maxillaires supérieurs, et vraisemblablement aussi des deux pariétaux.

Une femme de 22 ans, à laquelle on avait enlevé, quatre fois depuis treize mois, sur le bord alvéolaire de la mâchoire du côté droit, des excroissances qui avaient été regardées comme des exemples d'épulis, fut confiée aux soins de M. Lawrence en mars 1851. A la quatrième opération, en août 1850, on reconnut que la tumeur traversait l'alvéole de la première molaire, et s'étendait jusque dans l'antre d'Higmore, ou au moins dans une cavité du maxillaire. Elle fut enlevée complétement (à ce que l'on pensa), et la plaie guérit parfaitement; mais, neuf semaines après, une nouvelle tumeur apparut, qui sembla naître de presque toute la surface antérieure du maxillaire supérieur droit, ou la recouvrir entièrement. Elle était ferme, tendue et élastique, mais non douloureuse, faisant une forte saillie du côté de la face, en même temps que dans la narine et dans la cavité buccale, au niveau des gencives et de la voûte palatine. Cette tumeur, soumise à divers traitements, fit des progrès rapides, et, en décembre 1850, une tumeur analogue se manifesta dans la fosse canine gauche, et s'accrut dans les mêmes proportions, bien qu'elle fût d'une origine plus récente; de sorte que la coexistence de deux pareilles tumeurs fit naître la crainte et même dans quelques esprits la conviction que la tumeur était cancéreuse, d'autant plus qu'il s'était développé, presque en même temps que la seconde, deux autres tumeurs molles sur les pariétaux. Cependant la santé générale de la malade n'était que fort peu altérée; et lorsque la membrane muqueuse de la voûte palatine se fut ulcérée sur la partie la plus proéminente des tumeurs, ni l'une ni l'autre ne fut, pour cela, disposée à saigner, à s'étendre ou à grossir plus rapidement.

En avril 1851, l'accroissement des tumeurs parut être beaucoup retardé, et, le mois suivant, il était à peine appréciable ; la malade étant très-désireuse que l'on fît quelque chose pour diminuer l'affreuse difformité de son visage, M. Lawrence, au mois de mai, enleva la plus grande partie de la face antérieure et de la région palatine et nasale inférieure du maxillaire supérieur droit ; il retira du sinus maxillaire tout ce qui parut malade, et cette cavité renfermait certainement la presque totalité de la tumeur.

La portion excisée de l'os de la mâchoire était enveloppée et comprise dans l'épaisseur d'une tumeur volumineuse, irrégulièrement sphéroïde, et composée d'une substance luisante, à texture serrée, mais molle et friable, d'un ton gris brunâtre, tacheté çà et là de nuances variées tirant sur celles de l'œillet ou du rouge cramoisi ; elle n'était pas divisée en lobes, mais elle renfermait des portions spongieuses de tissu osseux probablement de nouvelle formation ; elle était très-étroitement adhérente à toutes les parties environnantes. Au microscope, elle offrait tous les caractères que j'ai décrits ci-dessus, et les corpuscules multinucléés étaient complétement remplis et d'une netteté remarquable. Ils composaient les neuf dixièmes de la masse totale, et étaient disposés avec ordre comme des cellules agglomérées. La malade se rétablit parfaitement à la suite de cette opération, et, au grand étonnement de tout le monde, la tumeur du maxillaire supérieur gauche, qui s'était montrée semblable, sous tous les rapports, à celle qu'on avait enlevée du côté droit, disparut graduellement. Il ne survint aucun changement appréciable dans sa texture, mais elle s'affaissa tout simplement. Les tumeurs des pariétaux, dont la nature n'était pas aussi certaine, se résorbèrent également ; et quand, il y a quelques mois (1853), on revit la malade, on la trouva parfaitement bien, on ne pouvait plus découvrir la moindre trace de tumeur.

Dans ces deux cas, le tissu morbide se manifestait encore avec les caractères cliniques et anatomo-pathologiques que nous avons nombre de fois constatés. La seconde malade nous présente un intérêt tout spécial : la disparition spontanée de tumeurs d'une nature identique, selon toute apparence, à celles dont l'extraction avait été pratiquée, est (en ce qui concerne les productions myéloplaxiques) un fait unique jusqu'à ce jour et dont, pour notre part, nous n'avons pas eu occasion d'observer l'analogue ; il nous rappelle celui du nommé Turet qui portait des tumeurs du crâne réputées fongus de la dure-mère, tumeurs dont nous ignorons la nature histologique et qui disparurent également d'elles-mêmes (Aug. Nélaton, *Path. chir.*, t. II) ; sa constatation bien authentique peut laisser entrevoir une lueur d'espérance dans les cas où la situation de la tumeur s'opposerait absolument à son extraction, mais, par cela même qu'il est exceptionnel, il ne serait pas de nature à autoriser d'une manière générale la temporisation vis-à-vis d'une affection organique qui n'a dans l'immense majorité des cas aucune espèce de tendance à la rétrogradation spontanée.

Toutes les fois que des tumeurs semblables à celles que nous essayons de décrire et de faire connaître sont tombées sous les yeux des chirurgiens, ils en ont presque toujours été fortement intrigués ; ne sachant au juste à quel tissu pathologique les rattacher, ils ne pouvaient, dans de pareilles occasions, formuler que des conjectures sur le caractère essentiel de la maladie, et les opinions les plus diverses étaient alors émises par les esprits les plus distingués.

En 1852, Roux montrait à la Société de chirurgie une tumeur non cancéreuse du maxillaire supérieur qu'il appelait *fongus* ; mais l'absence de description nous empêche de hasarder autre chose qu'un simple soupçon sur la nature de son tissu.

En 1844, Vidal présentait à la même société une tumeur fort curieuse et très-volumineuse de la voûte palatine, dont le tissu ressemblait à celui de l'*hépatisation rouge du poumon*, et qu'il était enclin à ranger dans la catégorie des tumeurs érectiles, tandis que d'autres chirurgiens croyaient à une forme particulière du cancer encéphaloïde. Nous devons nous garder d'une affirmation trop absolue, mais nous ne saurions dissimuler que nous avons une extrême tendance à faire rentrer ce cas dans notre sujet, et nous ne pouvons résister au désir d'en citer tout au long l'observation. L'histoire de cette tumeur est intéressante sous tous les rapports, et particulièrement au point de vue de son siége insolite, seule circonstance qui, à la rigueur, puisse être de nature à restreindre quelque peu la valeur de notre interprétation. En tout cas, ce n'était là certainement ni du tissu érectile ni du cancer, puisque, d'une part, cette tumeur, loin d'être pulsatile ou réductible, offrait au contraire une consistance presque égale à celle d'une production fibreuse, et donnait prise, par sa friabilité, à un arrachement facile, à une sorte d'énucléation avec le doigt, à laquelle ne se serait jamais prêtée une trame uniquement composée d'un lacis vasculaire; puisque, d'autre part, le malade, qui portait cette tumeur depuis douze ans sans éprouver aucune atteinte dans sa santé générale, guérit définitivement par l'opération de cette maladie toute locale, et que le mot cancer, pour nous, serait un mot vide de sens s'il ne sous-entendait pas nécessairement la diathèse cancéreuse.

OBSERVATION XIV.

D....., marchand de bois, âgé de 44 ans, n'a pas eu d'affection sypbilitique. Sa mère est morte cancéreuse. En 1831, après de fortes fatigues, le malade eut des vomissements de sang pour lesquels on lui fit de très-abondantes et très-nombreuses évacuations sanguines; il fut soumis à une diète très-sévère et très-prolongée. En 1832 seulement, il constata l'existence d'une tumeur comme une noisette au milieu de la voûte palatine : cette tumeur n'était ni pédiculée ni mobile; sa surface était parcourue par des veines très-apparentes et bien constatées par le malade, quand il se regardait à une glace. A peu près tous les mois, selon le malade, la tumeur laissait échapper une petite quantité de sang par ce qu'il appelle une crevasse. Cet écoulement de sang n'aurait pas rempli une coquille de noix. Trois mois après l'apparition de cette tumeur, un médecin voulut l'ouvrir avec le bistouri; l'incision donna issue à peu près à un demi-verre de sang. La tumeur, au lieu de diminuer de volume, prit un accroissement très-sensible. Un an après la première opération (1833), le même médecin pratiqua une nouvelle incision sur la tumeur, qui avait alors un volume plus considérable qu'un œuf de pigeon. Il s'écoula la même quantité de sang. La tumeur alors se développa et acquit progressivement le volume, la forme que j'indiquerai bientôt. Les saignements de la tumeur sont toujours les mêmes et arrivent aux mêmes époques; ils étaient abondants surtout au printemps. Le malade n'avait éprouvé ni élancements ni aucune espèce de douleur dans la tumeur même; jamais de pulsations. La douleur, qui s'est déclarée depuis à peu près trois ans, porte sur les dents molaires droites, là où je montrerai que la tumeur est plus développée, là où elle déjette en dehors les alvéoles et les dents. Il n'est pas inutile de dire ici que le malade a encore toutes ses dents. La tumeur, à très-large base, occupe toute la portion dure et molle du palais ; elle a même dépassé les bornes de cette région, surtout à droite et en arrière, où elle repousse en dehors quatre dents molaires, en commençant par la dernière, qui est fortement ébranlée. Pour la forme, la tumeur ressemble beaucoup à un cœur dont la pointe serait en avant et correspondrait aux incisives, et dont la base regarderait la luette. Le côté droit de cette tumeur est plus développé que le gauche, soit en dehors, ce qui déjette les dents, soit en bas, ce qui déprime la langue; entre les deux lobes de la tumeur, et un peu en avant, est une ulcération ovale et large comme la première phalange de l'index. La tumeur a un peu plus de consistance qu'une loupe; elle n'est pas fluctuante. Pour passer le doigt entre elle et la langue, et aller constater ses limites postérieures, il faut déprimer cet organe, et encore y parvient-on difficilement. Par la vue, on constate à peine l'extrémité de la luette et une petite portion du pharynx. La totalité de la tumeur ne peut être mobilisée. Cependant le malade mange, mais très-difficilement, de la viande et même du pain; sa voix est rauque, sa parole gênée. L'exploration des fosses nasales par une bougie a prouvé leur entière liberté. Les altérations de fonctions ne sont pas en rapport avec le volume considérable de la tumeur : cependant le malade dort avec la bouche ouverte; il dort d'un sommeil tranquille pour lui, mais très-bruyant pour ses voisins. Sa santé générale est excellente. Cette circonstance et le peu de douleur qu'il éprouve l'ont éloigné jusqu'ici d'une opération qui lui a été souvent proposée.

Le sujet fut présenté à la Société de chirurgie, et l'on considéra cette tumeur comme fibreuse et d'une ablation qui ne présentait pas de grandes difficultés. J'entrepris donc cette opération le 27 janvier 1844. Le malade, assis en face du jour, la tête renversée et fixée contre la poitrine d'un aide, j'appliquai sur la langue une plaque coudée, pour abaisser autant que possible cet organe ; je confiai cet abaisseur à un aide. Je saisis alors la tumeur avec une double érigne, et je l'attaquai par son bord gauche avec un bistouri droit. A peine l'enveloppe fibro-muqueuse fut-elle divisée, qu'un flot de sang jaillit sur moi, et un autre se précipita vers le pharynx; je vis alors qu'il n'y avait pas de temps à perdre : au lieu de procéder à une dissection minutieuse, régulière, je déposai le bistouri, et avec les doigts seulement je fis un arrachement aussi complet que possible. Je pus assez facilement enlever ainsi ce qui tenait à la portion dure; mais je n'osai exercer des tractions un peu fortes sur les parties de la tumeur qui adhéraient au voile. Ces portions, je les détachai avec le bistouri; mais, pendant et après cette opération, le malade perdait du sang en abondance. Heureusement que, tout en croyant à une tumeur un peu moins sanguine que celle-ci, j'avais eu le soin de mettre au feu trois cautères, qui furent éteints à plusieurs reprises sur le théâtre de cette opération. Quand je cautérisais sur un point, l'autre saignait. Enfin je finis par arrêter l'hémorrhagie, et détruire par le même moyen, par le feu, les parcelles de la tumeur que mes doigts n'avaient pu arracher. La cicatrisation a été des plus promptes; les dents déviées ont repris leur direction et place; toutes les fonctions de la bouché, de l'isthme du gosier, sont rétablies, et aujourd'hui, onze ans après cette opération, le malade, qui vient souvent me voir, n'offre aucune trace de son ancienne maladie.

J'ai rapporté avec quelques détails cette observation, qui offre un cas assez rare comme anatomie pathologique, et qui peut, au point de vue de la médecine opératoire, fournir une nouvelle preuve de la nécessité de se pourvoir des moyens hémostatiques les plus puissants quand on doit opérer dans une cavité, et cela même quand on n'a pas de grandes raisons de croire à une hémorrhagie. Le tissu qui composait cette tumeur était parcouru par de nombreux vaisseaux et semé de tout petits grains; mais la masse ressemblait beaucoup au tissu pulmonaire enflammé au second degré. J'ai pensé, pour mon compte, qu'il s'agissait d'une tumeur ayant de l'analogie avec celles qu'on appelle érectiles; les membres de la Société de chirurgie ont cru à une forme du cancer encéphaloïde. (A. Vidal, 4e édit., t. III, p. 583.)

Nous pensons qu'il s'agissait encore d'une hypergénèse de l'élément myéloplaxe, aux dépens de chacune des aréoles spongieuses que renferme le maxillaire supérieur, dans le cas présenté en 1842, par M. Huguier, comme une exostose aréolaire ou spongieuse de cet os (*Bulletins de l'Académie de Médecine*, t. VIII, p. 574 et 101). M. Duchaussoy, tenant compte des cavités osseuses creusées au sein de cette tumeur plutôt que du tissu osseux plus ou moins hypertrophié qui en circonscrivait les parois, fut porté à ranger ce fait, dans sa thèse de concours (1857), parmi les kystes osseux multiloculaires des mâchoires plutôt que parmi les exostoses. Nous croyons faire un pas de plus dans la voie de la vérité, et nous approcher davantage de la nature intime du mal en n'envisageant ici les cavités osseuses que comme un résultat, et en nous arrêtant principalement à la considération de leur cause prochaine, c'est-à-dire de cette *matière rougeâtre et épaisse*, au développement de laquelle nous attribuons exclusivement le mécanisme de leur dilatation.

Ainsi donc, à notre point de vue, le cas que nous allons citer serait, pour le maxillaire supérieur, un exemple assez analogue à celui de la tumeur du maxillaire inférieur de la jeune Estelle Morisson, tumeur représentée pl. II, fig. 1, et que nous décrirons dans notre observation 15, avec cette différence, toutefois, que dans le cas de M. Huguier, la matière rougeâtre, au lieu d'être à l'état de crudité comme dans le nôtre, était en voie de ramollissement et renfermée dans des cavités sans doute plus petites, plus nombreuses, et à parois probablement plus épaisses. Cette dernière particularité est, je crois, la seule qui ait pu faire naître l'idée d'une exostose.

OBSERVATION XV.

Poirel (Marie-Marguerite), journalière, âgée de 16 ans, entra à l'hôpital des Cliniques le 15 septembre 1842.

M. Huguier, qui présenta cette jeune fille à l'Académie avant l'opération, la présente de nouveau le 13 décembre 1842, après lui avoir pratiqué l'amputation de l'os maxillaire supérieur, de l'os de la pommette, de l'os unguis et du cornet inférieur du côté droit, pour une exostose cellulaire du sinus maxillaire.

Il y a six ans, dit-il, cette jeune fille fit une chute du haut d'une chaise, et six mois après elle éprouva de fortes douleurs dans les dents molaires correspondantes au sinus maxillaire; plus tard une tumeur dure apparut dans la fosse canine, et, à partir de ce moment, la joue devint le siége de fréquentes fluxions; la tumeur augmenta de volume, et bientôt le palais, le bord alvéolaire, l'os de la pommette, furent envahis par la maladie.

Au moment de l'entrée de la malade à l'hôpital des Cliniques, le 15 septembre dernier, la tumeur, également dure dans toutes ses parties, avait acquis le volume d'une grosse orange; elle avait déjeté à gauche le nez, reporté en haut et en avant le globe de l'œil, qui était aplati à sa face inférieure; la vision était troublée; l'os de la pommette avait été porté en haut et en dehors, ainsi que l'arcade zygomatique; la fosse nasale du côté correspondant était entièrement oblitérée par la tumeur, qui comprimait et déjetait la cloison à gauche; la portion droite du palais formait une tumeur considérable dans l'intérieur de la bouche; le bord alvéolaire, porté en bas et en avant, était tuméfié et dépourvu de la plupart des dents du côté correspondant; la bouche se trouvait entraînée en haut et en dehors par la saillie que formait la tumeur. La malade n'éprouvait aucune douleur, et la tumeur ne présentait pas de fluctuation. Des ponctions faites à diverses reprises n'avaient donné que du sang. L'affection fut considérée comme un ostéosarcome; cependant on conserva des doutes sur sa nature, à cause de l'absence d'engorgement ganglionnaire, du jeune âge, de l'embonpoint et de la fraîcheur de la malade.

Trois jours après sa présentation à l'Académie, le 22 septembre, elle fut opérée par M. Huguier, de la manière suivante : une incision fut pratiquée sur toute l'épaisseur de la joue, depuis la partie antérieure et inférieure de l'apophyse zygomatique jusqu'au bord libre de la lèvre supérieure, 4 lignes en dedans de la commissure correspondante, et non sur cette commissure, afin, d'une part, d'éviter la section de l'extrémité antérieure du conduit de Sténon, et, d'autre part, de ménager les filets du nerf facial qui animent la commissure labiale. L'incision, faite dans cette direction, permettait en effet de marcher parallèlement à la direction de ces filets. On disséqua ensuite toutes les parties molles qui recouvraient la tumeur et la région naso-maxillaire, puis l'aile du nez fut entièrement détachée du bord antérieur de la branche montante de l'os maxillaire, et l'os de la pommette mis également à découvert, ainsi que le bord inférieur de la base de l'orbite. Ce vaste lambeau fut relevé et rabattu sur le front, et la lèvre externe et inférieure de l'incision détachée et déjetée en bas et en dehors; plusieurs artères furent liées. Alors l'os de la pommette fut séparé de l'apophyse zygomatique par un trait de scie, et l'apophyse montante coupée avec la gouge et le maillet. Une section dirigée transversalement sépara l'os maxillaire de l'os du palais, puis un trait de scie longitudinal sépara aussi le maxillaire supérieur du côté droit de celui du côté opposé. La tumeur, ainsi cernée de toutes parts, fut fortement saisie et arrachée; le nerf maxillaire supérieur sortit à l'instant de son conduit osseux. Les restes de la tumeur furent enlevés à l'aide de la gouge et du maillet, et enfin on cautérisa avec le fer rouge toute l'étendue de la plaie. Le plancher de l'orbite, qui avait été enlevé, permettait de voir le globe de l'œil dans le fond de la plaie.

Dans les premiers jours qui ont suivi l'opération, il n'y a pas eu le moindre accident; mais le vingt-septième jour il est survenu un érysipèle, et plus tard une varioloïde, qui ont retardé la guérison.

Aujourd'hui (13 décembre 1842), l'œil est revenu à sa place, et la difformité qui résulte de cette opération est très-peu sensible.

Examen de la pièce. — Le 27 septembre, M. Huguier mettait sous les yeux de l'Académie une pièce d'anatomie pathologique, résultat de l'opération qu'il avait pratiquée sur cette jeune fille présentée par lui dans la séance précédente. On pouvait constater que la tumeur était formée par une exostose d'une nature particulière, composée d'un tissu alvéolaire renfermant une *matière rougeâtre et épaisse.*

Dans la *Gazette des hôpitaux* (1843, p. 58 et 59), M. Huguier reproduisait cette observation *in extenso*, et complétait la description anatomo-pathologique. Il rattachait cette altération, avons-nous dit, à une exostose aréolaire du sinus maxillaire, sans nier toutefois que ce ne puisse être, à la rigueur, une espèce particulière d'ostéosarcome :

A l'extérieur, disait-il, est une enveloppe fibreuse qui semble n'être autre chose que le périoste épaissi et devenu plus vasculaire. Sous cette membrane, existe une coque osseuse dont l'épaisseur varie de 1 à 2 millimètres ; sa surface externe est assez lisse ; cette enveloppe calcaire est formée par les parois du sinus maxillaire, dont on reconnaît çà et là les caractères anatomiques et quelques traces des os avec lesquels il s'articule. La tumeur étant divisée en trois portions par deux traits de scie, on reconnut la disposition suivante : de la surface interne ou concave de cette enveloppe osseuse, partent des cloisons, des demi-cloisons, ou simplement des aiguilles stalactiformes, qui la divisent en une foule de cavités ou aréoles secondaires, lesquelles sont tapissées par une membrane fibreuse qui paraît n'avoir subi aucune altération organique. Cette membrane est d'un blanc grisâtre et parcourue de vaisseaux capillaires. Chacune des aréoles ou des cavités que je viens de mentionner est remplie d'un liquide qui ressemble à de la lie de vin, ou, comme le dirait M. Cruveilhier, *à la boue splénique.* Le canal sous-orbitaire, duquel était sorti le nerf maxillaire supérieur, était allongé, mais il n'était augmenté ni diminué de diamètre.

On a pu remarquer que les 15 observations exposées jusqu'ici se rapportent toutes à des tumeurs de la mâchoire supérieure ; c'est en effet, disons-le par avance, un des siéges de prédilection des tumeurs myéloplaxiques ; il n'est aucun autre os à l'occasion duquel nous ayons pu recueillir un aussi grand nombre de types. Pour le maxillaire inférieur, par exemple, où ces tumeurs sont encore très-communes, nous sommes parvenu, il est vrai, à en rassembler jusqu'à 14 cas, dont nous allons donner immédiatement la descrip·

tion; mais il faut dire qu'un bon nombre d'entre celles-ci n'occupaient que le rebord alvéolaire, et apparaissaient sous forme de tumeurs sous-gingivales, de véritables épulis, plutôt que sous forme de tumeurs intra-osseuses; d'autres étaient modifiées, soit dans leur aspect général par l'adjonction de véritables kystes osseux, soit dans la coloration de leur tissu fondamental par la présence d'une trame fibreuse, fibro-plastique, ou fibroïde d'une certaine importance. En somme, et si l'on ne tient pas compte de ces légères différences qui ne dépendent peut-être que du hasard des coïncidences, on peut établir comme règle générale que l'un et l'autre maxillaire sont le lieu habituel du développement des tumeurs à myéloplaxes.

Les deux faits qui vont constituer les observations 16 et 17 ont été vus et étudiés par nous-même; ils ont été de notre part l'objet d'une attention toute particulière. Les détails souvent minutieux dont on les trouvera surchargés, surtout au point de vue histologique, paraîtront peut-être fastidieux ou inutiles, mais nous n'avons pas cru pouvoir nous dispenser de ce luxe de détails en présence d'un sujet neuf, ou encore si peu exploré. Du reste, nous n'avons insisté, dans ces descriptions toujours arides et difficiles, que sur les points qui nous ont paru offrir actuellement ou devoir offrir plus tard quelque intérêt scientifique ou pratique, et nous nous sommes efforcé de rester concis toutes les fois que nous pouvions le faire sans cesser d'être complet.

OBSERVATION XVI.

Tumeur à myéloplaxes intra-osseuse du maxillaire inférieur.

Estelle Morisson, jeune fille âgée de 17 ans, chasublière, entre le 2 janvier 1858 à l'hôpital des Cliniques, dans le service de M. Nélaton (salle des femmes, n° 12). — Elle est assez bien constituée, d'une bonne santé habituelle; petite taille, cheveux bruns, tempérament nerveux.

Commémoratifs. — Cette jeune malade porte depuis cinq mois une tumeur du maxillaire inférieur du côté gauche. Nous avons déjà eu l'occasion d'observer et d'étudier, l'année dernière, cette même tumeur, à une période un peu moins avancée dans le service de M. Velpeau (salle Sainte-Catherine, n° 23), où cette jeune fille est restée environ deux mois, c'est-à-dire du 26 octobre au 3 décembre 1857, époque à laquelle elle demanda sa sortie; M. Velpeau ne s'y opposa point, n'ayant sans doute pas jugé à propos d'intervenir d'une manière active en présence d'une tumeur encore peu volumineuse, peu gênante, paraissant de nature tout à fait bénigne, et pour laquelle il lui sembla qu'on pouvait attendre quelque temps encore avant de prendre un parti décisif.

Lorsque nous vîmes la tumeur pour la première fois, c'est-à-dire à la fin d'octobre, alors que M. Jarjavay faisait par intérim le service de M. Velpeau, la tumeur datait de trois mois, et avait débuté, au dire de la malade, à la suite d'une forte pression sur l'os maxillaire qui avait été saisi au devant des deux masséters entre les doigts d'une personne vigoureuse; elle était située, en effet, sur la face externe du maxillaire inférieur, immédiatement au devant de l'insertion du masséter gauche, au-dessous de la première grosse molaire, atteignant en haut la limite supérieure du rebord gingival, s'arrêtant en bas, à environ un demi-centimètre du bord inférieur de l'os, et correspondant, par ses limites antérieure et postérieure, à peu près à la moitié correspondante des deuxième et quatrième molaires; adhérente à la face externe de l'os, faisant exclusivement saillie de ce côté, et de forme régulièrement hémisphérique, elle avait acquis, au moment où nous la vîmes, à peu près le volume d'une noisette; sa consistance était très-dure, rappelant assez bien celle du cartilage, sans qu'il fût possible de déterminer, malgré la plus forte pression, la moindre sensation de crépitation osseuse parcheminée, ni même de simple dépressibilité. Aucune espèce de douleur, ni sous l'influence de ces pressions répétées, ni spontanément, ni à aucune époque de son développement. A l'extérieur, il n'y avait aucune déformation du visage; la tumeur ne faisait au bas de la joue qu'une très-légère saillie à peine appréciable à la vue, attendu qu'elle se trouvait masquée par une grande épaisseur des parties molles; mais, par la palpation, ou bien encore par l'examen à l'intérieur de la bouche, elle devenait très-manifeste; et sa circonscription pouvait être facilement reconnue.

Les téguments de la joue étaient parfaitement sains; la muqueuse du vestibule de la bouche qui recouvrait la tumeur était également intacte, conservait son aspect lisse et régulier, son épaisseur normale, sa couleur rosée et sa mobilité naturelle. Une seule dent était légèrement ébranlée, c'était la troisième molaire; mais elle était saine d'ailleurs ainsi que toutes les autres; jamais la malade n'avait eu de carie dentaire. Les mouvements de la mâchoire n'étaient nullement embarrassés, non plus que la parole, ni la mastication, si ce n'est que la malade avait conscience, de ce côté, d'une certaine diminution d'énergie qui la portait à se servir plus volontiers des arcades dentaires du côté opposé.

Santé générale excellente ; jamais de maladie grave dont elle pût se souvenir ; aucun antécédent appréciable du côté de l'hérédité.

En novembre, M. Velpeau fit, avec un bistouri aigu et sur la muqueuse, une ponction à la partie supérieure de la tumeur, tout auprès de la dent molaire ébranlée ; elle ne donna issue qu'à du sang qui s'écoula en bavant, et assez abondamment pendant près d'un quart d'heure.

En décembre, incision d'un centimètre dans le même point, et de plus, excision d'une petite portion de la muqueuse et du tissu sous-muqueux correspondant, pour permettre l'évacuation, si par hasard, et contre toute apparence, il s'agissait là d'un kyste osseux. Le stylet arrive par cette ouverture sur un tissu charnu assez dense, qui résiste à la déchirure, et non pas dans une cavité libre. La cicatrisation s'opère en quelques jours, presque sans suppuration.

La tumeur ne devient pas plus douloureuse, mais ne diminue en aucune manière ; elle continue au contraire à se développer sous nos yeux, bientôt même il est possible de constater l'ébranlement de la quatrième molaire et un commencement de tuméfaction osseuse au bas de la face interne de l'os, parfaitement intacte jusque-là. Ce développement interne de la tumeur se sent assez bien par l'intérieur de la bouche, mais aussi, et surtout à l'extérieur, en explorant le côté gauche de la région sous-maxillaire ; là, en effet, on arrive à limiter exactement l'extrémité postérieure de ce relief, qui forme une saillie très-appréciable au toucher en dedans du bord inférieur de la mâchoire et au voisinage de l'angle maxillaire, devant l'insertion du muscle ptérygoïdien interne. On sent également au-dessous de cette portion de la tumeur un petit ganglion lymphatique induré, appliqué sur elle, roulant à sa surface, sous-cutané, indolent et dépassant à peine le volume d'un grain de chènevis. On est porté à l'attribuer aux irritations causées par la ponction et l'excision.

État actuel. — Le 2 janvier, époque à laquelle la malade se présente à l'hôpital des Cliniques, la tumeur, formée de deux lobes, l'un externe, plus volumineux, l'autre interne, moins apparent, offre dans son ensemble le volume d'un œuf de pigeon. Elle correspond par son lobe externe aux deuxième, troisième et quatrième molaires, descend de ce côté jusqu'auprès du bord inférieur de l'os, conserve toujours dans cette portion sa forme hémisphérique très-régulière, son indolence, sa dureté, son incompressibilité ; le lobe interne et inférieur, moins prononcé que l'externe, et étendu surtout dans le sens antéro-postérieur, vient interrompre la régularité de la ligne mylo-hyoïdienne, que l'on peut au contraire suivre très-aisément du côté opposé. En pressant fortement par l'intérieur de la bouche sur la partie la plus saillante de ce lobe interne, on arrive facilement aujourd'hui à constater l'existence d'un symptôme que des tentatives réitérées

13

n'ont pu réussir à percevoir sur la face externe de la tumeur ; je veux parler de cette dépressibilité particulière d'une lame osseuse parcheminée, qui fléchit sous le doigt qui la comprime ; ici la sensation est comparable à celle que fait éprouver une plaque de carton que l'on refoule, plutôt qu'à celle qui résulterait d'un véritable craquement osseux. Un peu de sensibilité commence à se manifester maintenant quand on comprime fortement sur ce point dépressible. Une aiguille enfoncée à la face externe de la tumeur, à l'effet de s'assurer si le corps du maxillaire présente encore à ce niveau quelque portion saine que l'on puisse conserver, cette aiguille, dis-je, traverse l'os sans obstacle et de part en part. M. le professeur Nélaton diagnostique une tumeur fibreuse, non pas de la variété enkystée, mais plutôt de celle dont les fibres sont, au contraire, fortement adhérentes à l'os, et mélangées, entre-croisées avec des cloisons et lamelles osseuses dépendant du tissu spongieux, disposition qui nécessite la résection du maxillaire, si l'on veut se mettre à l'abri de toute récidive.

Pour empêcher cette tumeur d'acquérir un volume qui pourrait devenir considérable et compromettre non-seulement les fonctions buccales, mais encore les jours de la malade, pour satisfaire également au désir bien légitime qu'elle manifeste d'être débarrassée de son mal, M. Nélaton doit pratiquer ces jours-ci la résection de toute la portion correspondante de l'os maxillaire.

Opération. — Le 6 janvier, la malade est soumise au chloroforme, et, aussitôt la résolution obtenue, M. le professeur Nélaton pratique sur la peau, et au-dessous de la tumeur, une incision antéro-postérieure, de 5 ou 6 centimètres, qu'il fait cheminer le long du bord inférieur de l'os, de manière que son extrémité postérieure avoisine l'angle de la mâchoire ; puis il dissèque les parties molles de bas en haut, en rasant d'aussi près que possible le tissu osseux qui revêt la face externe de la tumeur ; celle-ci une fois dénudée de ce côté, il décolle le périoste et la muqueuse de sa face interne (en agissant toujours de bas en haut), à l'aide de l'extrémité mousse de ciseaux courbes, ce qui permet d'effectuer ce temps rapidement et avec une grande facilité. Cela fait, on extrait la première petite molaire avec le davier, on passe la scie à chaîne au même niveau, du côté de la face interne de l'os, en pénétrant par l'angle antérieur de l'incision, pour la faire ressortir par l'ouverture même de la bouche ; de cette manière on peut maintenir à angle obtus les deux extrémités de la chaîne, et les faire manœuvrer facilement ; on prit soin toutefois de garantir les parties molles situées au devant de l'os, par l'interposition d'un corps protecteur, tel qu'une spatule, ou mieux encore des ciseaux courbes. Après cette première section de l'os, la scie à chaîne est passée de la même manière en arrière de la quatrième molaire, puis un aide fixe solidement la tumeur pendant qu'on fait marcher la scie : une résistance inattendue se fait sentir; après cinq ou six minutes d'une action énergique, l'instrument ne paraissait pas avoir traversé plus d'un tiers de l'épaisseur de l'os; cela ne pouvait être attribué assurément qu'à la présence d'une dent sous le trait de scie; alors M. Nélaton, quittant la scie à chaine, se borne à agir au même niveau sur la face externe de l'os avec une petite scie à main qui continue la section; ensuite il achève de séparer la tumeur à l'aide d'une pince de Liston; et l'on reconnaît aussitôt que la dernière dent molaire, encore cachée toute entière dans son alvéole, avait en effet été entamée par la scie, et l'avait arrêtée dans son action. L'examen rapide de la pièce au niveau de cette section postérieure démontre également qu'une petite portion du tissu charnu, rougeâtre et anormal qui constitue la partie centrale de la tumeur, a été coupée dans le même point, et que par conséquent il doit en rester un peu dans la plaie; le doigt rencontre en effet en dedans de l'angle maxillaire, au devant de l'insertion du ptérygoïdien interne, de petits détritus de même nature, qui adhèrent encore au tissu osseux; il est facile de les détacher avec l'extrémité d'une gouge, et de ruginer suffisamment le tissu de l'os pour qu'il n'en reste plus aucune trace appréciable. — Point d'hémorrhagie, bien qu'on n'ait lié aucune autre artère que la faciale. — Suture entortillée aux deux extrémités de la plaie; petite mèche à sa partie moyenne pour la maintenir béante, et pansement simple. Potion avec sirop de morphine pour calmer l'excitation nerveuse de la malade.

Examen de la pièce (pl. II, fig. 1, 2 et 3). — Nous étudierons séparément et successivement d'abord les caractères visibles à l'œil nu, puis les caractères microscopiques.

La tumeur, envisagée dans son ensemble, est formée de deux substances bien distinctes : la substance osseuse et la substance charnue; l'une est presque entièrement périphérique, l'autre est centrale; l'une représente l'enveloppe, et l'autre le contenu. On peut déjà se faire une idée de leur disposition réciproque, sans aucune coupe ni dissection, en examinant tout simplement la tumeur dans sa configuration extérieure.

Nous lui considérerons à ce point de vue quatre faces et deux bords. La face antérieure et la postérieure sont planes; elles résultent de l'application des deux traits de scie qui ont opéré la section de l'os. — La première, qui répond à l'alvéole de la première molaire et à 5 millimètres au devant du trou mentonnier, n'offre rien de bien particulier, si ce n'est, vers le bas, la coupe de quatre ou cinq cellules de tissu spongieux dans l'endroit même où on les rencontre normalement : ces cellules, sensiblement dilatées, d'un diamètre de 2 à 3 millimètres, sont remplies par un tissu médullaire rougeâtre, tissu qui offre une certaine cohésion et peut s'énucléer assez facilement au moyen d'une pince, d'une

tête d'aiguille ou de tout autre instrument délié ; il semble que ce soit là comme
un premier degré de la lésion que nous observerons dans l'intérieur même de
la tumeur. — La surface de section postérieure, plus étendue que la précédente
et répondant au milieu de l'alvéole de la dent de sagesse, nous initie d'une manière plus claire à la véritable composition de la tumeur ; en effet, on est assez
surpris d'apercevoir là, non pas de simples aréoles de tissu spongieux, mais bien
de véritables cavités, ou cellules énormément dilatées ; elles paraissent être au
nombre de deux, l'une en dedans, l'autre en dehors de la petite coque osseuse
qui représente la dernière alvéole, mais, en réalité, ces deux cavités anfractueuses n'en forment qu'une seule, attendu que par en bas elles communiquent
largement entre elles ; elles ont chacune 1 à 2 centimètres, suivant leur diamètre
principal, et sont remplies par la substance charnue et rougeâtre que nous verrons bientôt se prolonger au centre même de la tumeur pour en constituer la
partie fondamentale ; leurs parois sont limitées en dehors, en dedans et en bas
par la lame externe, la lame interne et le bord inférieur du maxillaire, tous trois
extrêmement amincis, en sorte que sur cette face de la pièce, le tissu osseux se
trouve réduit à une lamelle périphérique de 1 à 2 millimètres tout au plus
d'épaisseur.

La face externe de la tumeur en représente la partie la plus saillante ; elle se
montre constituée par cette lame osseuse amincie dont on apercevait la coupe
sur la face postérieure, et par une couche périostique normale. Cette face est à
peu près hémisphérique, lisse et régulière, comme l'indiquait l'exploration sur
la malade ; mais, en la comprimant avec le doigt, on constate une résistance
beaucoup moindre qu'avant l'opération, car il est maintenant très-facile, contrairement à ce qui se passait alors, de déprimer la couche osseuse à quelques
millimètres de profondeur, et d'apprécier ainsi non pas un véritable craquement
osseux, mais une flexibilité comparable à celle d'une lame de fer-blanc qui revient sur elle-même aussitôt qu'on cesse de presser ; en même temps que l'on
appuie sur cette saillie, il se passe un autre phénomène digne d'être noté, c'est
un suintement de quelques gouttelettes de sang au travers des porosités assez
manifestes dont la lamelle osseuse paraît toute criblée. Cette lamelle, dans les
points où elle est le plus amincie, perd la teinte rosée particulière au tissu osseux
normal, et en acquiert une d'un brun rougeâtre qui retrace par transparence
celle du tissu sous-jacent.

La face interne, dans son tiers supérieur qui est encore recouvert par la gencive, est formée par la lame interne de l'os maxillaire dans un état sensiblement
normal ; mais, au-dessous et jusqu'au bord inférieur, le tissu osseux a été distendu, boursouflé, par les progrès du mal, et représente un léger bourrelet à

direction antéro-postérieure ; ce bourrelet, qui a été dénudé de son périoste par les manœuvres opératoires, se laisse déprimer plus facilement encore que le lobe externe de la tumeur, en donnant au doigt la même sensation ; il présente également de nombreuses porosités assez dilatées pour permettre l'introduction de fines aiguilles, et, çà et là, des taches brunâtres, indices d'un amincissement très-prononcé.

Le bord supérieur est constitué par l'arcade dentaire accompagnée de son feston gingival, c'est-à-dire par la deuxième molaire, qui n'est pas sensiblement ébranlée, par la troisième et la quatrième, qui le sont réellement, et enfin par la cinquième, qui était invisible à l'extérieur. Cette dernière dent était encore renfermée dans son alvéole et recouverte par un capuchon de la muqueuse, avant que les manœuvres opératoires ne fussent venues la découvrir et la déloger ; elle porte à la face supérieure de sa couronne la trace d'un trait de scie qui ne l'a guère entamée de plus de 1 millimètre, bien qu'il ait agi sur elle pendant près de cinq minutes.

Le bord inférieur de la tumeur est rectiligne d'avant en arrière, convexe transversalement, lisse, régulier, très-dur, formé de tissu compacte sans porosités ; il représente la portion basilaire de l'os maxillaire. Cette portion, encore très-résistante, a cependant beaucoup perdu de son épaisseur normale ; elle se continue insensiblement sur les côtés avec les parois osseuses latérales.

Telle est la configuration extérieure de notre tumeur ; étudions maintenant sa configuration intérieure, son mode de constitution.

Une coupe verticale est pratiquée de gauche à droite, au centre même de la production morbide, c'est-à-dire entre la troisième et la quatrième molaire (pl. II, fig. 1re). La tumeur nous présente, à la surface de cette coupe, la forme d'un ovale à grosse extrémité supérieure ; sa coloration, bariolée de rouge, de gris et de gris rosé, lui donne jusqu'à un certain point l'aspect d'une grenade entr'ouverte. Cette comparaison ne manque pas de justesse sous plusieurs rapports ; il est facile de reconnaître qu'il s'agit là, en effet, de véritables loges plus ou moins spacieuses, dont les dimensions maximum varient de 5 à 15 millimètres ; elles sont au nombre de 6 ou 8, assez irrégulièrement polygonales ; leurs parois, mal délimitées, sont représentées par les portions grises, tandis que leur cavité est complétement remplie par la substance rouge ; il semble que ce soient les cellules normales du tissu spongieux de l'os qui ont été ainsi dilatées d'une manière démesurée par l'accumulation et le développement progressif de la substance charnue. Étudions séparément, et à l'œil nu, d'abord le contenu de ces cavités osseuses, puis les parois qui les circonscrivent.

1° Le contenu de ces grandes aréoles forme la partie dominante de la tumeur ;

c'est la substance charnue et rougeâtre dont nous avons déjà découvert des traces à l'extérieur. Sa couleur varie d'intensité d'un endroit à l'autre, elle est difficile à préciser exactement, mais on peut en donner une idée en la décrivant comme une teinte d'un rouge-brun mêlée d'une légère nuance violette, ou en la comparant, avec plus de rigueur encore, à la chair musculaire très-colorée (pl. II, fig. 1re, k, l). Sa consistance est médiocre ; elle est élastique, friable, analogue sous ce rapport à de la fibrine coagulée, ou mieux encore au tissu musculaire ; de sorte qu'en définitive c'est à ce dernier tissu qu'on peut le plus exactement comparer l'altération sous le double rapport de la couleur et de la consistance. La pression n'en fait suinter aucun suc, mais seulement de la sérosité sanguinolente. Çà et là on observe au milieu de la couleur brune quelques petits points grisâtres et aussi quelques nuances intermédiaires. Si l'on cherche à diviser cette substance charnue avec la pointe d'un scalpel, elle se laisse facilement entamer, mais en faisant éprouver à la main une sensation toute particulière et très-délicate, une sorte de crépitation extrêmement fine qui donne l'idée de la rupture d'une foule de petites aiguilles osseuses entre-croisées. Cette hypothèse d'une charpente osseuse extrêmement déliée se vérifie par une dissection attentive et minutieuse : du sein du tissu morbide on parvient en effet à extraire quelques filaments osseux très-ténus, à peine visibles à l'œil nu, dont on pourrait évaluer le calibre à 1 dixième de millimètre tout au plus, et comparables sous ce rapport aux cheveux les plus fins. L'énucléation [de la substance charnue, je veux dire sa séparation de la cavité qui la renferme, peut être effectuée sans difficulté réelle ; l'adhérence est assez intime, il est vrai, car elle se fait à l'aide d'un grand nombre de petits tractus grisâtres, les uns vasculaires ou filamenteux, les autres constitués par les prolongements de ces petites aiguilles osseuses dont nous venons de parler ; mais, à l'aide d'une traction médiocre, soutenue et bien ménagée, leur rupture se produit aisément, surtout lorsqu'on a soin pour l'opérer de se servir d'un instrument pointu ou très-délié, et de l'insinuer par de petits mouvements de va-et-vient entre les parois de la cavité et son contenu. A la suite de cette sorte d'énucléation, la surface du tissu charnu présente un aspect lobulé, framboisé, granuleux : c'est l'indice, c'est l'empreinte des petites vacuoles ou fragments de cellules osseuses dans lesquelles ce tissu s'était insinué, et sur lesquelles il se moulait par sa périphérie. — 2° Les parois des cavités offrent une teinte qui varie du gris jaunâtre au gris rosé ; elles n'ont guère plus de 1 à 2 millimètres d'épaisseur ; elles représentent des espèces de trabécules formées par un tissu osseux spongieux, à mailles très-petites (1 demi à 1 quart de millimètre), et infiltrées de substance médullaire grisâtre. Ces parois sont quelquefois parfaitement closes, de manière à circonscrire des cavités indépendantes., mais plus souvent elles sont interrompues en quelque point, et permettent alors une communication avec les cavités voisines et une continuité de substance entre le contenu des unes et des autres. L'une de ces cloisons osseuses qui concourent à former des cavités par leur entre-croisement est constituée par une expansion très-forte de tissu compacte., de 4 à 5 millimètres d'épaisseur à sa base, et qui, partant de la jonction du bord inférieur avec la face externe de la tumeur, remonte obliquement en haut et en dedans vers le bord alvéolaire sans l'atteindre tout à fait, et en s'amincissant graduellement (pl. II, fig. 1re, *f, f'*).

En résumé donc, l'ensemble de cette tumeur ostéo-charnue nous est représenté par une coque osseuse complète, à parois dépressibles presque partout, si ce n'est vers le bord inférieur, où elle est un peu plus épaisse et plus compacte, coque osseuse qui est cloisonnée intérieurement et partagée de cette manière en six ou huit loges plus ou moins indépendantes, lesquelles renferment à leur tour une substance charnue, rougeâtre et friable, qui n'est autre chose que le tissu morbide proprement dit. Nous ferons remarquer en passant que la teinte rouge du tissu pathologique, loin de pâlir aussitôt après l'opération, nous parut au contraire se prononcer davantage après quelques heures d'exposition à l'air.

Voyons maintenant, avant d'aborder l'étude de la structure intime, ce qu'est devenu le canal dentaire inférieur, puis quel est le mode d'implantation des dents dans la tumeur, et quelles connexions elles affectent par leur racine et leur pulpe avec le tissu morbide lui-même. — Le canal dentaire se reconnaît très-facilement sur la coupe moyenne de la tumeur et aussi sur la coupe qui représente sa face postérieure ; il est relégué à la partie inférieure, sur la limite du tissu charnu et de la coque osseuse ; sa forme est régulière, son diamètre est normal, et ses parois sont encore constituées par du tissu osseux, même dans leur demi-circonférence supérieure, où ce tissu se trouve réduit littéralement à la minceur d'une feuille de papier. Le nerf dentaire (pl. II, fig. 1, *g g'*), protégé par cet étui osseux qu'il remplit, n'a subi aucune altération. L'artère dentaire, sans doute rétractée, est difficilement appréciable ; aucune de ses ramifications ne peut être suivie d'une manière distincte jusque dans le tissu central. — Lorsqu'on cherche à découvrir par dissection les racines des dents et surtout celles des troisième et quatrième molaires, qui paraissent ensevelies au centre de la tumeur, on les trouve saines dans toute leur longueur ; elles sont encore enveloppées chacune par les parois de leur alvéole, qui est presque réduite à la minceur du papier ; la dent et l'alvéole adhèrent encore assez intimement l'une à l'autre, car on entraîne, dans un mouvement commun de bascule, et l'alvéole et la dent, lorsqu'on cherche à ébranler seulement cette dernière. Ce mouvement communiqué aux alvéoles s'explique très-bien par l'isolement de celles-ci relativement au reste du tissu osseux ; elles n'offrent plus avec lui, en effet, qu'un seul point de continuité, et ce point correspond à leur évasement supérieur : c'est là seulement, tout auprès du collet des dents, que les cornets osseux alvéolaires adhèrent entre eux et se relient à la coque osseuse générale. Nous n'avons remarqué d'interruption, de perforation réelle de la gaîne osseuse alvéolaire, que dans un seul endroit : c'est en dedans d'une des racines de la troisième molaire ; en ce point, l'ivoire de la racine se trouve en contact immédiat avec le tissu charnu, il paraît même adhérer un peu à ce tissu et avoir été légèrement érodé par son contact. La pulpe dentaire, suivie au-dessous de la quatrième molaire, se continue avec un gros cordon résistant, grisâtre, assez irrégulier, étendu du canal dentaire vers le sommet de la racine, et adhérant assez intimement au tissu morbide, qu'il traverse de part en part ; elle n'offre rien autre chose de particulier digne d'être mentionné.

Ainsi, d'après ce que nous venons de voir, il n'y a presque aucune solution de continuité dans le tissu osseux du maxillaire. Il nous paraît donc évident qu'il n'y a pas eu envahissement, destruction ni même usure de ce tissu, mais tout simplement refoulement, dilatation, amincissement ; écartement de toutes ses parties constituantes, c'est-à-dire des parois naturellement très-épaisses du tissu compacte tout aussi bien que des lamelles du tissu spongieux central. En conséquence, le tissu osseux ne nous présente ici qu'une simple raréfaction de sa substance par boursouflement, par élargissement, de toutes les aréoles médullaires qui existent normalement au pourtour du canal dentaire.

A l'œil nu, nous n'avons pu suivre aucun vaisseau dans l'intérieur de la tumeur, pas même au voisinage du canal dentaire ; nous n'avons rencontré non plus ni kystes ni cavités libres creusées au milieu du tissu rougeâtre, comme cela se présente assez souvent dans des tumeurs analogues.

Examen microscopique. — La tumeur était principalement constituée par les éléments anatomiques connus sous le nom de *myéloplaxes*. Du reste, les résultats de l'examen microscopique présentaient de légères différences, suivant que l'on s'éloignait plus ou moins du moment de l'opération.

Le premier jour, ayant saisi quelques petits fragments du tissu rouge-brun dans les points mêmes où cette coloration était le mieux accusée, je les soumis à une dilacération aussi minutieuse que possible pour arriver à dissocier convenablement les éléments anatomiques ; car, sur ce tissu dont on ne peut faire exsuder aucun suc, mais seulement de la sérosité sanguinolente, le simple grattage ne donne en général presque aucun résultat. J'employai le grossissement de 5 à 600 diamètres (Nachet, obj. 7, oc. 2), et il ne fut pas nécessaire de renouveler plus d'une fois ou deux le champ du microscope pour apercevoir distinctement les éléments fondamentaux environnés d'une certaine quantité de granulations moléculaires, d'éléments fibreux et fibro-plastiques, plus ou moins dissociés et nageant dans le liquide du porte-objet (pl. ii, fig. 2).

Les myéloplaxes, tantôt isolées, tantôt accolées deux à deux ou plusieurs ensemble, sans perdre pour cela de la netteté de leur contour, me frappèrent tout d'abord par leur énorme volume. Se rapprochant en général de la forme elliptique, elles présentaient souvent des formes polygonales très-diverses, avec des angles saillants et rentrants, ordinairement mousses et arrondis; leur principal diamètre, rarement au-dessous de 0^{mm},04, s'élevait parfois au chiffre de 0^{mm},12 et 0^{mm},15, au point de ne pouvoir pas être compris tout entier dans le champ du microscope à ce fort grossissement. Leur substance présentait un aspect grisâtre, presque homogène, finement et régulièrement granulé. Au milieu de cette substance et uniformément répandus dans l'intérieur de la plaque, se dessinaient une foule de noyaux elliptiques, d'au moins 0^{mm},01, presque tous de même calibre; ils étaient pour la plupart moins distincts que ceux qu'on découvre habituellement dans les tumeurs de cette espèce, mais suffisamment appréciables cependant pour être tous reconnus par un œil exercé. Un certain nombre de ces noyaux, les plus superficiels, étaient très-manifestes, ainsi que leur nucléole; les autres, situés à une plus grande profondeur et en partie masqués par la substance granuleuse, ne laissaient guère apercevoir qu'une partie de leur contour ou même seulement leur nucléole. L'observateur attentif, aidé par la présence incontestable des premiers, devait en quelque sorte se borner à *deviner* les seconds, plutôt qu'il n'aurait pu les démontrer rigoureusement (pl. ii, fig. 2); l'action de l'acide acétique les aurait probablement rendus plus manifestes. Les plus petites plaques ne renfermaient guère moins de 8 à 10 noyaux qui fussent assez visibles pour se prêter à un dénombrement; dans les plus grandes, on pouvait en compter approximativement jusqu'à 50 et 60.

Dans cette tumeur, les myéloplaxes sont très-élastiques; sous l'influence d'une pression légère, on les voit se déformer momentanément, passer à la filière dans les intervalles des matières non dissociées, et reprendre ensuite leur aspect primitif.

J'ai dit que dans le liquide environnant on rencontrait des éléments fibro-plastiques; ce sont surtout des noyaux allongés et des éléments fusiformes. Il est important de faire remarquer que cette tumeur en renferme une proportion qui, sans être dominante, est plus considérable que dans les tumeurs analogues que j'ai eu occasion d'examiner. Cela pourrait être attribué, jusqu'à un certain

14

point, au travail inflammatoire qu'ont dû déterminer les ponctions et incisions pratiquées il y a quelques mois sur la tumeur.

Outre les myéloplaxes, éléments fondamentaux qui fournissent au tissu de cette tumeur son cachet spécial, outre les éléments fibro-plastiques dont la présence mérite aussi d'attirer l'attention (quoique nous ne les considérions ici que comme éléments de remplissage, comme éléments transitoires en voie de transformation fibreuse), nous avons encore rencontré d'autres éléments anatomiques également accessoires, à savoir : de la matière amorphe, des granulations moléculaires, un peu de tissu fibreux, quelques noyaux libres, des parcelles osseuses avec leurs ostéoplastes caractéristiques, des globules sanguins peu abondants, quelques rares granulations graisseuses, et de loin en loin des vestiges de médullocelles. Ajoutons que les vaisseaux sanguins, contrairement à ce qu'on aurait pu prévoir, ne sont pas très-nombreux dans ce tissu.

Après avoir décrit l'élément anatomique fondamental, après avoir signalé les autres éléments auxquels il se trouve mélangé dans le tissu de notre tumeur, il me paraît maintenant indispensable, pour donner une idée complète de la structure, de reprendre cette étude à un autre point de vue, de faire la synthèse après avoir fait l'analyse, et d'examiner dans ce but les éléments anatomiques non plus considérés en eux-mêmes et isolément, mais bien dans leur ensemble, c'est-à-dire dans leur mode d'association et leur proportion relative ; ce sera faire l'étude du tissu proprement dit, après avoir fait celle de ses éléments constitutifs.

Nous avons constaté dans cette tumeur : 1° que les portions d'une coloration rouge-brun sont remarquables par la grande abondance des myéloplaxes, qui constituent au moins les 4 cinquièmes de leur masse (pl. II, fig. 2 et 3) ; 2° que les portions d'un rouge pâle en renferment une proportion beaucoup moindre, quoique fort importante encore, et que nous évaluons approximativement à la moitié ou aux deux tiers de leur masse ; 3° que les portions grises n'en renferment qu'un fort petit nombre. C'est surtout en faisant usage de faibles grossissements (60 à 100 diamètres) que l'on parvient à évaluer assez bien la proportion relative des myéloplaxes ; on reconnaît en même temps qu'elles ont une teinte légèrement roussâtre.

1° L'examen des portions rouge-brun nous permet d'étudier le tissu myéloplaxique dans son type et tel qu'il se présentait chez le nommé Boussuge (obs. 1). Très-souvent ici, même dans les fragments soumis à une dilacération minutieuse, les plaques médullaires sont réunies en groupe de 2, 3 ou 4, et davantage, se touchant par leurs bords, sans interposition d'aucun autre élément, et adhérant quelquefois ainsi les unes aux autres d'une manière assez intime pour simuler une plaque unique très-étendue. On parvient assez facilement à reconnaître leur multiplicité et leur indépendance en pressant un peu sur le couvre-objet, ce qui leur fait exécuter un léger mouvement de glissement les unes contre les autres. Les myéloplaxes ne sont pas accolées d'une manière aussi parfaite dans toute l'étendue de la préparation ; habituellement même elles n'adhèrent les unes aux autres que d'une manière médiate, laissant entre elles des intervalles allongés ou triangulaires, qui sont quelquefois très-petits, d'autres fois plus spacieux ; ces intervalles sont comblés par une matière unissante, par une sorte de tissu conjonctif ou de remplissage, formé lui-même d'un mélange assez variable de matière amorphe, de granulations moléculaires, de quelques rares noyaux libres, d'éléments fibro-pastiques diversement entre-croisés, et quelquefois même de tissu fibreux bien caractérisé (pl. II, fig. 2, *g*). De petites pressions sur le couvre-objet, en imprimant une certaine impulsion aux divers éléments de la préparation, permettent de constater l'adhérence, l'agglutination réciproque des plaques ànoyaux multiples par l'intermédiaire de cette espèce de gangue ou de feutrage hétérogène.

2° Dans les parties rouge pâle, où les myéloplaxes sont moins nombreuses et moins régulièrement réparties, la matière unissante fibroïde et granuleuse devient au contraire beaucoup plus abondante ; elle représente, par son ensemble, une masse à peu près égale à celle des plaques à noyaux multiples ; elle est formée des mêmes éléments que ceux que nous venons de signaler dans le paragraphe précédent ; tantôt ces éléments sont disséminés et flottants dans le liquide de la préparation, tantôt ils restent adhérents sur le bord de certaines plaques dont ils interrompent le contour régulier, tantôt enfin, et surtout dans les endroits où la dilacération n'a pas été très-complète, ils représentent, par leur agrégation, des ilots informes, parfois très-étendus (fig. 3, *f, g*) ; ces ilots sont ordinairement annexés à de petits fragments osseux pourvus de leurs ostéoplastes caractéristiques (nouvelle preuve que l'élément osseux raréfié pénètre çà et là, à la manière d'une trame délicate, jusqu'au centre même du tissu pathologique). Sur les bords de ces ilots hétérogènes, on arrive souvent à distinguer les vestiges des éléments qu'ils emprisonnent ; quelquefois c'est le contour incomplet d'une myéloplaxe, mais le plus souvent ce sont les extrémités terminales de cellules fibro-plastiques fusiformes, ou bien les extrémités libres de fibres lamineuses qui, encore grossièrement élaborées, épaisses, raboteuses, empâtées de matière amorphe granuleuse, paraissent n'être autre chose que le résultat de la transformation des précédentes, transformation qui du reste ne doit point étonner lorsqu'on se rappelle que dans son évolution naturelle l'élément fibreux procède de l'élément fibro-plastique.

3° Enfin dans les portions grisâtres, lesquelles se rencontrent principalement au voisinage des trabécules osseuses qui subdivisent la tumeur, c'est-à-dire vers la périphérie des lobes dont elle est constituée, on ne rencontre plus ou presque plus de myéloplaxes ; elles sont disséminées, perdues, au milieu de ce tissu conjonctif, fibroïde et granuleux, dont j'ai déjà parlé, et qui existe ici à peu près exclusivement. Je ne reviendrai pas sur la composition élémentaire de ce dernier ; on a vu qu'elle est complexe, et que l'élément fibro-plastique y tient une place qui est assez importante pour ne pas être négligée ; mais ce qui tend à nous faire regarder de plus en plus ce tissu conjonctif comme un véritable tissu accessoire, comme une matière unissante jouant le rôle passif de la trame fibroïde d'un grand nombre de tumeurs plutôt que le rôle actif d'un élément pathologique, c'est que, si l'on examine comparativement le tissu sous-muqueux de la gencive voisine, parfaitement saine d'ailleurs, on y rencontre à peu près la même structure, les mêmes fibres raboteuses, granuleuses, mal élaborées, les mêmes éléments fibro-plastiques en voie de transformation fibreuse.

Le deuxième et le troisième jour après l'opération, les plaques médullaires se dissocient, se séparent plus facilement les unes des autres, la matière unissante leur est moins adhérente ; leur substance même tend à se modifier, à se désagréger ; leurs bords, moins nets, commencent à se déchiqueter ; leurs noyaux, encore plus diffus que le premier jour, paraissent entrer en dissolution, et même, dans plusieurs plaques, ils ont complétement disparu.

Enfin je dois dire qu'ayant eu soin de soumettre cette tumeur à l'examen de M. Ch. Robin, si compétent en matière d'histologie, ce savant anatomiste a pu me confirmer la plupart des détails micrographiques que je viens d'exposer.

Suites et résultats de l'opération. — Le lendemain de la résection (7 janvier), la malade a passablement dormi ; elle souffre peu ; fièvre modérée, qui se prolonge pendant deux ou trois jours. — On supprime les épingles ; pansement simple.

Les jours suivants, même état très-satisfaisant ; peu de douleur, peu de gonflement inflammatoire ; presque aucune déviation du menton ; état d'anesthésie de la moitié gauche de la lèvre inférieure ; gêne légère de la déglutition ; la salive et les boissons ne s'écoulent presque pas par la plaie, qui s'est réunie sur la plus grande partie de sa longueur.

Le 10 janvier, la malade commence à prendre des potages sans difficulté.

Le 12. Elle se lève quelques heures dans la journée. La plaie extérieure ne communique plus avec la cavité buccale ; elle est en voie de cicatrisation très-avancée, et réduite à quelques bourgeons charnus suppurant à peine. La déviation du menton commence à se manifester un peu.

A la fin de janvier, la plaie extérieure est complétement cicatrisée ; la trace en est linéaire et fort peu visible, car elle est réduite à 3 ou 4 centimètres de longueur, et se cache au-dessous du rebord saillant qui sépare naturellement la joue de la région sous-maxillaire. Il y a encore un peu de suppuration à l'intérieur de la bouche. La rétraction du tissu cicatriciel qui se forme de ce côté, entre les deux surfaces osseuses, commence à s'effectuer d'une manière très-énergique, en sorte que la déviation du menton vers le côté gauche de la face se prononce de plus en plus.

Le 12 février. La malade quitte l'hôpital dans l'état suivant : la cicatrisation est parfaitement achevée, même à l'intérieur de la bouche, depuis plusieurs jours ; les dents voisines de la plaie, d'abord ébranlées par le voisinage du travail inflammatoire, se sont à peu près consolidées. A partir du commencement de ce mois, la déviation du menton est restée à peu près stationnaire ; elle peut être évaluée à 1 centimètre ou 1 centimètre ½ de projection latérale, et paraît arrivée au maximum qu'elle doit atteindre ; elle résulte du rapprochement des extrémités divisées du maxillaire, lesquelles sont à peine séparées aujourd'hui par un espace de 7 à 8 millimètres ; ces extrémités sont réunies par une sorte de cal probablement fibreux, mais très-résistant, qui ne permet presque aucun mouvement appréciable entre les deux fragments osseux. La deuxième incisive droite inférieure correspond maintenant à la première incisive gauche supérieure ; les molaires inférieures droites ne peuvent plus s'appliquer sur les molaires supérieures, mais correspondent à la partie latérale de la voûte palatine.

Quelques semaines après, cette malade revient nous voir, toujours dans le même état. On essayera de remédier artificiellement à l'imperfection de la denture.

Neuf à dix mois après l'opération, cette malade a été revue bien portante. Elle s'est présentée à ce moment chez M. Préterre, qui devait lui fabriquer une pièce artificielle, quoique le cas ne fût pas très-favorable à ce genre de prothèse. Depuis ce temps, elle a disparu. Nous n'avons pu réussir à retrouver ses traces, mais nous espérons cependant qu'elle viendra nous revoir un jour ou l'autre, ainsi que nous le lui avons recommandé, et que nous pourrons tenir le public médical au courant des résultats définitifs de l'opération.

Nous ne reviendrons pas sur les considérations anatomo-pathologiques longuement exposées dans cette observation ; on a dû remarquer qu'elles se résument presque toutes dans cette particularité, à savoir que le tissu morbide était exactement circonscrit et enveloppé par une coque osseuse complète, résistante, et subdivisée à l'intérieur. Quant au procédé opératoire et aux conséquences de la résection partielle du maxillaire inférieur, nous jugeons opportun de nous y arrêter quelques instants.

Une certaine déformation du visage, caractérisée par un défaut de symétrie, dépendant lui-même de la déviation du menton qui est porté de un centimètre à un centimètre et demi vers la gauche et qui est en même temps un peu retiré en arrière, c'est là un des inconvénients regrettables de l'opération pratiquée sur cette jeune fille ; cet inconvénient mérite certainement d'attirer la sollicitude du chirurgien, mais il n'est pas le seul qui résulte de la résection du maxillaire dans toute son épaisseur. Outre que l'action des muscles masticateurs ne s'exerce pas d'une manière aussi puissante et aussi régulière sur un levier osseux qui a été privé d'un de ses points d'appui, nous remarquerons de plus, et c'est là le point essentiel, que les arcades dentaires supérieure et inférieure ont cessé de se correspondre : les molaires inférieures droites, par exemple, déplacées latéralement de près de 1 centimètre, se trouvent reportées tout à fait en dedans des molaires supérieures ; en sorte que la mastication est fort difficile, fort pénible ; les 25 dents qui restent, quoique parfaitement saines, sont devenues presque complétement inutiles. Ce qui ajoute encore au résultat fâcheux de la résection unilatérale du maxillaire inférieur par rapport à la mastication, c'est que le défaut de symétrie entre les deux côtés de la cavité buccale offre à l'application d'un appareil prothétique des difficultés presque insurmontables ; ces difficultés, en effet, sont bien autrement sérieuses que celles qu'on rencontre après la résection bilatérale, et même après l'ablation complète du maxillaire inferieur : c'est de M. Préterre lui-même, si habile en pareille matière, que nous tenons ces renseignements importants, renseignements qu'il est bon de noter, mais qui malheureusement ne peuvent guère influer sur la décision du chirurgien lorsqu'il se trouve en face d'une tumeur circonscrite de l'os maxillaire. On conçoit qu'il faudrait des motifs d'une importance

tout à fait capitale et bien supérieure à celle qui résulte d'une plus
ou moins grande facilité dans la mastication, pour se résoudre à exposer un malade aux dangers d'une large plaie, conséquence de
l'ablation complète ou presque complète du maxillaire, lorsqu'une
résection très-limitée peut suffire à l'extirpation du mal. En face
d'une pareille alternative, nous ne pensons pas qu'on puisse se
trouver autorisé à sacrifier la considération des dangers opératoires
aux avantages réels mais nécessairement secondaires de la prothèse
dentaire. Toutefois, sans rien décider absolument pour ces circonstances où une résection quelconque est absolument nécessaire, nous
ferons remarquer que, dans le cas présent (et ce fut aussi l'opinion
de M. le professeur Nélaton), on aurait peut-être pu, d'après l'inspection ultérieure de la pièce anatomique, d'après la bénignité maintenant bien éprouvée de ces sortes de tumeurs, essayer de conserver
en bas une petite languette osseuse pour éviter d'interrompre la
continuité de l'os; on aurait pu se borner, par exemple, à ouvrir
largement et à évider avec la gouge l'intérieur de la coque osseuse,
qu'on aurait ensuite soumis à la cautérisation potentielle, comme
cela fut exécuté avec succès sur un malade opéré quelques jours
plus tard et qui va faire le sujet de l'observation suivante. Il est aisé
de comprendre tout l'intérêt qui s'attache à la conservation d'une
lamelle ou d'une languette osseuse, si minime qu'elle soit, pour le
maintien de la forme générale et de la continuité de la mâchoire
inférieure : nous n'avons pas besoin d'y insister davantage.

Un autre point qui mérite encore de fixer notre attention, c'est la
difficulté à peu près insurmontable du diagnostic dans un cas pareil :
nous avons beau relire et méditer avec la plus grande attention la
description séméiologique de cette affection du maxillaire inférieur,
nous n'y pouvons reconnaître aucun signe différentiel, aucune particularité, aucune nuance qui ait été capable de la faire distinguer,
je ne dirai pas absolument, mais au moins d'une manière probable,
d'une production fibreuse, cartilagineuse ou même tuberculeuse enkystée dans le tissu osseux. Assurément la distinction précise n'est

pas d'une importance capitale en pratique, et il suffit généralement, dans ces circonstances, de soupçonner seulement l'affection
pour prendre à son égard une détermination convenable; mais il
n'en est pas moins vrai qu'ici l'inspection directe du tissu pathologique après l'opération était le seul moyen d'en reconnaître la
nature.

OBSERVATION XVII.

Tumeur à myéloplaxes intra-osseuse du maxillaire inférieur.

Boutard (Louis-Pierre), jardinier, âgé de 27 ans, demeurant à Saint-Jean-
Fromentel (Loir-et-Cher), entre le 7 janvier 1858 à l'hôpital des Cliniques, dans
le service de M. Nélaton (salle des hommes, n° 25). — Il est fort, bien constitué,
habituellement bien portant; taille moyenne, tempérament sanguin, cheveux
bruns, teint coloré; aucun antécédent d'hérédité.

Il porte dans la région du menton une tumeur du maxillaire inférieur, dont
on peut comparer le volume à celui d'un œuf de dinde, et dont il fait remonter
le début au mois de février dernier, c'est-à-dire à une année environ.

Commémoratifs. — A cette époque (il avait alors 26 ans), n'ayant du reste jamais eu d'odontalgie, mais seulement une carie indolente de la troisième molaire
gauche, il remarqua par hasard qu'en pressant avec le bout du doigt sur un
point du maxillaire inférieur correspondant à la racine de la canine gauche, il
ressentait là une légère douleur, laquelle ne se manifestait pas spontanément,
mais se reproduisait les jours suivants, chaque fois que l'on répétait la pression.

Ce n'est qu'à la fin de mars qu'il s'aperçut de l'apparition d'une tumeur au niveau de l'endroit sensible; il ne peut pas nous donner par lui-même de renseignements bien précis sur son volume, et les caractères qu'elle présentait alors;
seulement MM. les Drs Cosse et Raoul Rougedemontant, consultés le 6 avril, pu-
rent, à partir de ce moment, bien suivre l'évolution de la tumeur, et ils ont
l'obligeance de nous communiquer par écrit une note dont nous extrayons les
détails suivants :

«Le 6 avril, ils constatèrent du côté gauche de la mâchoire inférieure : 1° sur
la face externe de l'os, une petite tumeur manifestement fluctuante, sans battements, étendue de la première petite molaire à la symphyse, et correspondant
à des dents saines, mais vacillantes (surtout la canine et la molaire); 2° sur la
face interne ou postérieure de l'os, un amincissement de la paroi osseuse, qui

cède facilement sous le doigt au niveau de la canine. — Douleur obtuse dans la tumeur.

« *Diagnostic.* Kyste alvéolo-dentaire. Une ponction est pratiquée avec un trois-quarts explorateur, et donne issue à une cuillerée à café environ d'un liquide citrin dont les dernières gouttes sont sanguinolentes. »

Le malade nous dit aujourd'hui que la tumeur s'affaissa après cette ponction ; mais cet affaissement devait être certainement fort incomplet, car, en l'interrogeant dans le but de savoir si la quantité de liquide évacuée correspondait, ou à peu près, au volume de la tumeur, il n'hésite pas à répondre négativement.

« *Traitement.* Iodure de potassium en solution à doses progressives, jusqu'à 3 grammes par jour ; tisane de houblon.

« 16 mai. La tumeur s'est reproduite. — Nouvelle ponction ; injection iodée.

« Le 23. Le malade raconte que, pendant les deux ou trois jours qui suivirent l'injection, la tumeur est devenue plus grosse, tendue, douloureuse ; qu'ensuite elle a diminué peu à peu, et que la douleur a disparu. On constate, en effet, que la tumeur est plus petite qu'avant l'injection, plus dure, à peine fluctuante. Les dents sont toujours ébranlées. Une nouvelle ponction donne issue seulement à quelques gouttes de liquide ; deuxième injection d'iode, suivie des mêmes phénomènes que la première fois.

« 20 juin. Incision transversale du kyste dans toute sa longueur, au-dessous du feston gingival. On sent avec le doigt une lame osseuse, qui formait probablement la paroi antérieure primitive du kyste. Le stylet introduit dans cette cavité rencontre des portions d'os dures et dénudées, et, dirigé plus profondément, il cause des douleurs vives au malade ; un crayon de nitrate d'argent est introduit et promené dans tous les recoins de la plaie. Il survient un gonflement assez intense, qui cède à l'usage des cataplasmes et des gargarismes ; plus tard, il sort des petits morceaux d'os nécrosés ; la plaie se rétrécit graduellement.

« 1er juillet. Le gonflement et la douleur ont disparu.

« Le 18. Extraction de la dent canine, dont la racine pénétrait dans la cavité osseuse, et qu'on supposait avoir été le point de départ de la maladie, quoique l'on n'y observe aucune trace de carie.

« Le 25. La tumeur reste dans le même état. Le malade ayant témoigné le désir d'aller consulter à Paris, il n'a plus rien été fait, sauf l'extraction de la première grosse molaire gauche, qui était cariée, mais non douloureuse. »

Enfin au mois de janvier 1858, six mois après les dernières tentatives, onze mois après le début de l'affection, le malade, s'étant décidé à venir à Paris, entre dans le service de M. Nélaton.

État actuel. — La tumeur correspond à neuf dents, dont deux ont été enlevées (la canine et la troisième molaire gauches); elle s'étend transversalement depuis la quatrième molaire gauche exclusivement, jusqu'à la première molaire droite exclusivement; toutes les dents comprises dans cet intervalle sont saines, mais ébranlées. La tumeur fait une forte saillie en avant de l'os maxillaire, où elle efface le sillon gingivo-labial, et où elle soulève en masse les téguments et toutes les parties molles de la lèvre et du menton; elle fait également saillie en arrière de cet os, où elle remplit une grande partie de la région sublinguale et de la région sus-hyoïdienne; d'un côté comme de l'autre, sa surface est régulière, lisse, arrondie, partout recouverte d'une muqueuse saine, il est vrai, mais qui paraît lui adhérer assez intimement, ce qu'on peut attribuer rationnellement aux manœuvres opératoires dont elle a été l'objet. Sa forme générale est ovoïde; son volume total est comparable, comme nous l'avons déjà dit, à celui d'un œuf de dinde. Elle est indolente à la pression, et n'a jamais déterminé non plus par elle-même de douleurs spontanées bien notables. Sa consistance générale est ferme, rappelant celle du tissu fibreux, sans être tout à fait incompressible. En la saisissant dans l'intérieur de la bouche entre le pouce et l'index de chaque main, il semble, par des pressions alternatives, que l'on ressent une fluctuation obscure, comme celle que ferait éprouver une collection liquide explorée à travers des parois très-épaisses; il y a même, en avant et à droite, dans une étendue de 1 ou 2 centimètres, une fluctuation véritable, très-franche, qui donne à penser à un amincissement partiel des parois de la tumeur. Nulle part on n'éprouve la sensation d'une lamelle osseuse dépressible ou friable. Inutile de répéter que toute la tumeur adhère intimement au maxillaire, et fait corps avec lui. Ses limites latérales sont très-nettes; elles forment, à la surface de l'os, un relief arrondi fortement accusé. Il reste, au fond et à gauche du cul-de-sac gingivo-labial inférieur à demi effacé, un petit pertuis qui, depuis la dernière incision, laisse passer un stylet très-fin et permet d'arriver ainsi sur un point osseux dénudé très-peu étendu. Pas de suppuration appréciable par ce petit trajet fistuleux, dont l'orifice est à peine perceptible.

M. Nélaton, se basant principalement sur cette circonstance, bien précisée par le malade, bien indiquée aussi dans la note que lui remit le médecin, de l'issue d'une quantité notable de sérosité jaunâtre à la suite de la première ponction, crut avoir affaire, en effet, à un simple kyste osseux plus ou moins modifié par les traitements qu'on lui avait fait subir ; et, partant de cette idée, il se disposa à agir en conséquence, c'est-à-dire à ouvrir très-largement le kyste, en conservant intacte autant que possible l'arcade dentaire, ou tout au moins le bord basilaire du maxillaire, afin que ces parties pussent servir de point d'appui aux portions restantes de l'os. Pour arriver à ce but, il se proposait d'exciser tout simplement, mais d'une manière bien complète, la paroi antérieure de la coque osseuse, sauf à agir ensuite d'une façon plus radicale si, après ou pendant cette opération, il lui était permis de reconnaître ou seulement de soupçonner la présence de quelque production suspecte à l'intérieur ou dans les parois du kyste : la manœuvre exécutée jusque-là ne serait alors que le premier temps d'une opération plus complexe.

Opération. — Le 18 janvier, muni d'un bistouri à tranchant légèrement concave, à lame épaisse, très-courte et fixe sur le manche, M. le professeur Nélaton procède à l'opération, qu'il espère terminer rapidement sans recourir au chloroforme.

Ayant fait renverser fortement la lèvre inférieure, il circonscrivit, à l'aide d'une incision profonde, qui traversa une couche osseuse amincie, la limite supérieure de la face antérieure de la tumeur dans toute sa longueur, en se tenant à un demi-centimètre environ au-dessous du rebord gingival. Cela fait, il introduisit le doigt dans l'ouverture, et reconnut aussitôt que la cavité osseuse n'était pas libre, qu'elle était traversée en divers sens par des cloisons osseuses incomplètes, mais assez résistantes, qu'elle était remplie dans l'intervalle de ces cloisons par une substance charnue friable, dont on pouvait apprécier déjà la nuance rougeâtre sur les lèvres mêmes de l'incision, et qu'il reconnut aussitôt pour être du tissu à myéloplaxes, analogue à celui qu'il venait d'enlever, quinze jours auparavant, sur la jeune fille de l'observation précédente.

Le plan de l'opération devenant dès lors plus compliqué, le malade fut soumis séance tenante aux inhalations de chloroforme. L'incision horizontale supérieure, déjà pratiquée, fut continuée de chaque côté dans une direction verticale, puis, transversalement, au fond du cul-de-sac muqueux qui réunissait la lèvre inférieure à la tumeur, de manière à circonscrire par ce moyen la plus grande partie de la paroi antérieure de celle-ci. Une traction médiocre, à l'aide du doigt introduit dans la première incision, permit de séparer complétement cette paroi, et d'entraîner avec elle, adhérant à sa face profonde et sous forme de débris à demi déchirés, la moitié environ du contenu charnu de la tumeur ; le reste fut évacué par fragments, en raclant avec l'extrémité du doigt, en grugeant laborieusement et vigoureusement avec la gouge les parois anfractueuses de cette cavité osseuse, dont les aréoles ou diverticules périphériques étaient visiblement remplis par le tissu morbide. La paroi postérieure de la coque osseuse put alors revenir sur elle-même, s'effacer sous la pression du doigt, et faire une moindre saillie dans l'intérieur de la bouche.

Après avoir ainsi mis à découvert une vaste cavité, après avoir raclé, débarrassé, avec tout le soin possible, ses parois postérieure, inférieure, droite, gauche, et supérieure, en évitant toutefois de compromettre l'arcade dentaire, sur laquelle on pouvait fonder un certain espoir, M. Nélaton sut reconnaître qu'une extirpation immédiate et absolument complète du tissu morbide était chose à peu près impossible dans une loge osseuse, dont l'intérieur, au lieu d'être parfaitement limité, se continuait au contraire d'une manière insidieuse, surtout à droite et à gauche, avec une foule d'arrière-cavités de plus en plus étroites, à peu près inaccessibles, paraissant être le résultat d'une modification, d'une dilatation des cellules du tissu spongieux de l'os, et dans lesquelles on s'exposait à laisser une petite quantité de substance altérée, germe de récidive, si l'on s'en tenait à cette évacuation apparente. Aussi, toujours désireux de faire les choses d'une manière complète et véritablement utile, hésitant d'autre part à réséquer, sans y être absolument forcé, une aussi grande portion du maxillaire (supportant 9 dents), il résolut de compléter la destruction du mal à l'aide de la cautérisation ; non pas avec le cautère actuel, qui, en dépit de ses apparences formidables, ne cautérise jamais que la superficie des tissus, et qui d'ailleurs n'aurait pu atteindre là où le doigt et la gouge n'avaient pu pénétrer eux-mêmes, mais bien avec la pâte au chlorure de zinc, dont l'action lente, régulière et énergique tout à la fois, devait s'insinuer, s'infiltrer en quelque sorte dans tous les pores, dans toutes les sinuosités de la substance osseuse altérée. Il appliqua donc sur toutes les parois ruginées de larges plaques de pâte de Canquoin, ayant de 4 à 5 millim. d'épaisseur, et il les comprima suffisamment avec le doigt pour les mouler sur toutes les anfractuosités osseuses; le reste de la cavité, c'est-à-dire la partie centrale, fut comblé avec des boulettes de charpie, qui servaient en même temps à fixer le caustique sur les parois et à empêcher sa diffusion dans la bouche.

Le malade s'en retourna à son lit; il ne parut pas souffrir beaucoup pendant l'action du chlorure de zinc. Trois heures après l'opération, ce caustique fut retiré, et remplacé uniquement par des boulettes de charpie.

Examen de la pièce. — On peut, pour la facilité de l'étude, considérer deux portions dans la tumeur extirpée : la première, qui est la principale, est celle qui fut enlevée de prime abord et en un seul morceau ; elle représente la moitié environ de la masse totale de la tumeur ; l'autre portion est constituée par les fragments isolés arrachés après coup.

La portion principale est formée en avant par un plan convexe, régulier, arrondi, représentant toute la surface de la tumeur, qui était accessible à la vue dans le vestibule de la bouche, c'est-à-dire la majeure partie de sa paroi antérieure. Cette paroi est recouverte par la muqueuse buccale, au-dessous de laquelle on trouve une couche périostique, puis enfin une couche osseuse non interrompue, flexible, extrêmement mince, pouvant avoir en moyenne un quart de millimètre d'épaisseur, dépendance de la coque osseuse, extrêmement dilatée, en laquelle s'était transformée la partie correspondante du maxillaire. Sur la face postérieure de cette lamelle osseuse, se trouve, intimement appliqué, le tissu charnu fondamental de la tumeur, entremêlé de quelques cloisons osseuses, qui pour la plupart sont incomplètes, irrégulières, anfractueuses, isolées dans le tissu morbide, ou bien restant encore en continuité avec la coque osseuse amincie. L'adhérence est assez intime entre le tissu osseux et le tissu charnu ; on parvient cependant, en y mettant quelque soin, à les séparer l'un de l'autre d'une manière nette et bien complète, soit par dissection, soit par simple traction, et à obtenir sur l'un et l'autre tissu une surface égale et régulière. La surface osseuse ainsi obtenue par écartement des deux substances est criblée d'une foule de petits pertuis à loger à peine la pointe d'une aiguille, et dans lesquels s'insinuaient les tractus ou filaments déliés et grisâtres qui établissaient l'adhérence entre les deux tissus. Quant à la surface correspondante du tissu pathologique, surface qui représente la périphérie de la tumeur incluse dans l'os, elle offre une couleur d'un brun rougeâtre, un peu voilée par un reflet grisâtre analogue à celui qui est représenté pl. 1 (fig. 4, e), et qui dépend très-certainement de l'accumulation des petits filaments fibro-plastiques et cellulo-vasculaires dont nous venons de parler ; car, si l'on fait une coupe bien nette, perpendiculaire à la surface du tissu, on retrouve immédiatement au-dessous sa teinte fondamentale d'un rouge-brun bien accusé. Il est vrai que, même au centre du tissu morbide, la coloration n'est pas partout uniforme ; il y a des portions plus claires tirant sur le gris jaunâtre ou le gris rosé, et donnant à l'ensemble de la pièce un aspect un peu marbré ou plutôt panaché. Les éléments fibreux et fibro-plastiques qui accompagnent, ainsi que nous le verrons, les myéloplaxes, et qui sont disséminés dans la substance de cette tumeur ou accumulés de préférence en certains endroits, peuvent concourir sans doute pour une grande part à cet aspect ; mais, pour bien apprécier et expliquer la cause de cette nuance variée du tissu morbide, il faut aussi tenir compte des cloisons osseuses qui, par leur présence, concourent en bien des points à atténuer la coloration foncée ; il faut tenir compte enfin du tissu cicatriciel, des dépôts et infiltrations plastiques qui ont dû nécessairement se déposer dans l'épaisseur de cette tumeur après les diverses manœuvres opératoires (ponctions, injections, incisions) dont elle a été plusieurs fois l'objet. Toujours est-il que d'une manière générale la coloration de ce tissu est celle du rouge brunâtre plus ou moins mitigé çà et là, et que cette coloration, appréciée dans le cas actuel pendant l'opération, permettait à un observateur averti de poser le diagnostic de *tumeur à myéloplaxes*, diagnostic que l'examen de la structure intime est venu confirmer entièrement.

Les fragments et détritus extraits isolément dans le courant de l'opération n'ont aucune forme déterminée; ils sont presque tous accompagnés ou pénétrés par des trabécules osseuses; leur aspect physique ne diffère en rien de celui du tissu charnu de la portion principale, avec laquelle ils étaient certainement en continuité de substance.

Examen microscopique. — Les plaques à noyaux multiples se rencontrent avec une rare abondance dans le tissu de cette tumeur : elles constituent, on peut l'affirmer, par leur masse totale, au moins les quatre cinquièmes des éléments anatomiques qu'on y rencontre ; le reste, qui forme ce que nous appelons la *matière unissante*, se compose d'éléments fibro-plastiques (noyaux allongés et cellules fusiformes) entremêlés de quelques rudiments de tissu fibreux ; puis de matière amorphe et de granulations moléculaires; on rencontre aussi, dans quelques préparations, des globules sanguins en médiocre quantité, mais point ou extrêmement peu de graisse ou de médullocelles; il faut, en effet, y mettre une grande persévérance pour en découvrir quelques indices véritablement insignifiants.

Revenons un instant sur les particularités que peuvent offrir, dans cette tumeur, les plaques à noyaux multiples qui la constituent essentiellement (pl. I, fig. 2); leur diamètre principal, en général de $0^{mm},05$ à $0^{mm},06$, varie, pour les dimensions extrêmes, entre $0^{mm},03$ et $0^{mm},12$. Leurs contours, dépourvus d'angles rectilignes ou à vives arêtes, comme on en observe dans les épithéliums pavimenteux, dont ils diffèrent du reste sous bien d'autres rapports, offrent au contraire des sinuosités arrondies, tantôt saillantes, tantôt rentrantes, qui leur donnent une forme souvent très-irrégulière, se rapprochant ordinairement cependant de la forme elliptique. Leur fond, à un grossissement de 500 à 600 diamètres, est uniformément granuleux, d'un ton grisâtre, analogue, sous ce double rapport, aux légères teintes ponctuées ou grainées de certaines lithographies ; à un faible grossissement, il perd son apparence granuleuse, et acquiert une légère nuance roussâtre. Leurs noyaux, dont le diamètre s'élève souvent à $0^{mm},01$, et le nucléole quelquefois à $0^{mm},002$ ou $0^{mm},003$, ces noyaux, dis-je, sont la plupart très-visibles, à contours nets et bien accentués, même à un grossissement moyen de 300 à 400 diamètres ; on en rencontre rarement moins de quatre ou cinq dans les plus petites plaques ; dans les grandes plaques, on peut en distinguer jusqu'à plus de cinquante, dont un certain nombre ont des contours mal accusés, peu distincts, sans doute à cause de leur situation un peu plus profonde.

Les myéloplaxes paraissent plus faciles à dissocier dans les parties rouge clair ou gris rosé de la tumeur, et plus abondantes dans les parties rouge-brun. Dans certaines préparations, les plaques sont accumulées avec tant d'abondance qu'à la faveur d'un faible grossissement (70 à 80 diamètres), on les voit constituer, par leur agglomération sur une large surface, une sorte de mosaïque pavimenteuse ; leurs intervalles, très-exigus et à peine indiqués par des lignes plus claires, sont occupés par quelques éléments fibro-plastiques qui les relient entre elles (voir pl. II, fig. 4). A ce grossissement, leurs nombreux noyaux restent confondus avec le fond gris roussâtre, et deviennent complétement invisibles ; malgré cela, il faudrait bien se garder de confondre ces plaques médullaires avec des cellules d'épithélium pavimenteux, dont elles diffèrent, ici même, par leur grandeur considérable, leurs contours moins réguliers, et les espaces linéaires qui les séparent les unes des autres.

Suites et résultat de l'opération. — Le 19 janvier, fièvre modérée, douleurs assez vives dans la plaie. On débarrasse la cavité osseuse, dont toute la surface interne est convertie en une eschare molle, adhérente, d'un gris noirâtre ; on lave la plaie en injectant deux seringues d'eau tiède, et l'on réapplique des boulettes de charpie.

Le 20. Même état ; très-légère tuméfaction vers la joue et les paupières du côté gauche. En touchant les parties escharifiées avec l'extrémité d'une pince, ou en cherchant à en arracher des lambeaux, nulle part on ne parvient à faire saigner les tissus, ce qui fait espérer que la cautérisation a agi profondément et suffisamment. Dans cette exploration intérieure, un seul point est douloureux, c'est celui qui correspond à l'extrémité droite de la cavité, à cause probablement du voisinage du nerf dentaire de ce côté. L'anesthésie de la moitié gauche de la lèvre inférieure dénote une destruction profonde du nerf dentaire correspondant. — Lavage par injection, boulettes de charpie, *ut supra*.

Le 25. Les douleurs ont à peu près complétement disparu, ainsi que le léger gonflement de la joue et des paupières. Le malade ne peut manger que difficilement, à cause de l'état local ; il se contente de bouillons et de potages.

Le 30. Le malade a grand appétit et regrette de ne pouvoir se livrer encore à la mastication. M. Nélaton peut aujourd'hui détacher avec la pince un assez grand nombre de petits lambeaux de parties molles noirâtres mortifiées, ainsi que des fragments de lamelles osseuses nécrosées, au-dessous desquelles apparaissent les bougeons charnus. Tous les quatre ou cinq jours, on parvient à extraire quelque nouvelle lamelle ou cloison osseuse qui très-souvent n'est qu'un débris nécrosé du bord alvéolaire : les deux incisives gauches et la molaire voisine se trouvent ainsi éliminées en quelques jours avec leur alvéole. La cavité morbide se rétrécit peu à peu par suite de l'affaissement des parois osseuses res-

.tantes et du développement des bourgeons charnus rétractiles qui tendent à la combler. Le malade ne tarde pas à pouvoir se livrer sans douleur à la mastication.

Le 20 février. M. Nélaton détache un large fragment de cloison osseuse nécrosée. Tous ceux qu'on a extraits jusqu'à ce jour, au nombre de cinq ou six, avaient à peine 1 centimètre de long sur 2 ou 3 millimètres de largeur et d'épaisseur ; celui-ci est un peu plus considérable, il est anfractueux, excavé, sur une de ses faces, et offre près de 2 centimètres de longueur sur 1 centimètre de largeur, et 1 à 3 millimètres d'épaisseur.

A la fin de février et dans les premiers jours de mars, on extrait encore avec une pince deux ou trois petits séquestres. En somme, l'étendue de la nécrose a été très-restreinte, l'élimination n'a guère duré plus d'un mois à six semaines. La paroi osseuse postérieure de l'excavation s'est trouvée en grande partie éliminée, mais la membrane fibro-muqueuse qui la recouvrait en arrière reste intacte pour la suppléer, et semble même s'être déjà doublée d'une très-mince couche osseuse de nouvelle formation. La continuité du maxillaire n'est nullement interrompue, grâce surtout à la paroi inférieure de la coque osseuse, qui a en grande partie persisté.

Le 15 mars. Extraction des deux incisives droites, dont les racines sont dénudées et dont le collet n'est plus enchâssé que dans le tissu gingival ou bien dans une petite couronne alvéolaire tout à fait insuffisante ; cette extraction facilitera l'application d'une pièce artificielle qui ne pourrait prendre de point d'appui sur ces dents ébranlées. — La cavité osseuse, déjà considérablement amoindrie par le retrait graduel de ses parois, se trouve en outre à moitié comblée par un tissu de remplissage formé aux dépens des bourgeons charnus, et ceux-ci sont en voie de cicatrisation fort avancée.

Le 25. Le malade sort de l'hôpital. La cicatrisation est complète. La forme générale de la mâchoire n'est point changée, sa continuité n'est pas interrompue ; les arcades dentaires se correspondent parfaitement à droite et à gauche, mais entre la deuxième molaire gauche et la canine droite, qui restent solides malgré un certain degré de dénudation de leur racine, l'arcade alvéolaire inférieure fait défaut, ainsi que les dents correspondantes ; elle est remplacée par une excavation peu profonde qui se réduira probablement encore, et qu'on peut évaluer pour le moment au quart ou au cinquième de celle qui existait après l'opération et l'élimination des eschares ; cette excavation est cependant suffisante pour troubler légèrement l'articulation des mots en leur donnant une résonnance particulière. La mastication s'exécute assez facilement. Une pièce artificielle doit être confectionnée incessamment par M. Préterre, pour suppléer à la série des dents absentes et combler le vide de l'excavation.

En février 1859, nous avons eu des nouvelles de notre malade, qui se trouve toujours parfaitement bien des suites de son opération. La légère difformité du visage, consistant dans la propulsion du menton et de la lèvre inférieure, qui se manifestait encore à un certain degré à sa sortie de l'hôpital, a totalement disparu depuis plusieurs mois. Demeurant à 50 lieues de Paris, il a négligé jusqu'à ce jour de venir revoir le dentiste pour la confection de son appareil, mais il se propose de le faire incessamment.

En janvier 1860, deux ans après l'opération, l'état local aussi bien que l'état général continuent toujours à ne rien laisser à désirer. Boutard ne s'est pas encore décidé à se munir d'un appareil, dont il sent cependant fort bien la nécessité.

Chez ce malade, la coque osseuse de la tumeur existait de toutes parts, ainsi qu'on le reconnut pendant l'opération, mais elle avait été apparemmment trop distendue, trop amincie dans les derniers temps de la maladie pour avoir pu donner lieu au symptôme de la crépitation parcheminée, qui en est l'indice habituel. Le tissu pathologique, bariolé de rouge et de gris, s'éloignait un peu, par cette coloration mixte, des types que nous avons observés jusqu'ici ; il était cependant assez caractérisé pour qu'il fût encore très-facile d'en reconnaître la nature, tant à l'œil nu qu'au microscope, surtout si l'on tenait compte des diverses tentatives opératoires qui avaient dû contribuer à modifier la netteté de son aspect primitif.

Si le véritable caractère de la maladie eût été constaté ou au moins soupçonné dans les premiers mois de son développement, il est fort présumable qu'on aurait évité de perdre un temps précieux, qu'une opération des plus simples en aurait fait justice et se serait opposé à cette tendance envahissante, à cet accroissement indéfini qui lui fit acquérir en moins d'une année des dimensions menaçantes. Mais, faute de connaître les allures séméiologiques des tumeurs à myéloplaxes, on dut se laisser tromper par une fluctuation insidieuse et par le résultat de la ponction exploratrice qui avait donné issue à de la sérosité. Se fondant principalement sur cette dernière circonstance, en apparence très-concluante, on ne pensa plus à élever le moindre doute sur l'existence d'un kyste à produit liquide; le traitement par les incisions et les injections iodées, conséquence toute naturelle de ce diagnostic erroné, activa plutôt qu'il ne ralentit la marche de l'affection, jusqu'à ce qu'enfin le contenu solide de la cavité osseuse eût été mis en évidence par une large excision de sa paroi antérieure, et soumis aussitôt à des manœuvres de destruction mécanique, continuées et achevées par l'action prolongée d'un caustique puissant.

Toujours est-il qu'au point où en était arrivée la tumeur lors de la dernière opération, notre malade doit s'estimer aujourd'hui fort heureux d'en avoir été quitte à si bon marché. Une tumeur aussi étendue, correspondant à neuf dents de la mâchoire inférieure, ayant envahi et dénaturé le maxillaire dans toute son épaisseur, et, en définitive, guérie radicalement sans résection de l'os, sans mutilation, par une opération assez simple qui ne laisse après elle aucune difformité, c'est là certainement un des plus beaux résultats qu'il ait été permis d'espérer. Et si l'on compare l'état de cet opéré à celui de la jeune fille de l'observation 16, dont la tumeur était bien moins volumineuse, et qui cependant n'a obtenu sa guérison qu'au prix d'une véritable infirmité, on ne saurait s'empêcher d'accorder à cette opération, toutes les fois qu'elle est praticable, une préférence légitime sur la résection du maxillaire. Bien entendu que cette remarque ne s'applique qu'aux productions accidentelles de nature bénigne, telles que sont les tumeurs à myéloplaxes, productions sur lesquelles il est presque toujours temps de revenir pour appliquer une nouvelle opération lorsque la première est restée inefficace ou insuffisante.

On trouve dans les *Leçons orales de Dupuytren* (2ᵉ édit., t. II, p. 445), à l'article des amputations et résections de la mâchoire inférieure, sous le titre de *Fongus hématode développé dans l'os maxillaire inférieur,* une observation qui présente avec celle de Pierre Boutard une grande analogie; nous n'hésitons pas, pour notre part, à rattacher à la même espèce de tissu la tumeur dont il y est question. Dupuytren lui-même entrevit la bénignité de sa nature, et chercha par le nom de fongus hématode à la distinguer du véritable cancer. Nous examinerons d'une manière plus explicite les doctrines de Dupuytren sur ce point quand nous ferons l'historique des tumeurs à myéloplaxes (voir notre 3ᵉ partie); pour le moment, nous nous bornons à transcrire textuellement l'observation, que nous rapprochons à dessein de la précédente.

OBSERVATION XVIII.

Une jeune fille de 14 ans, très-peu développée, et qui paraissait n'en avoir que 10, entra à l'Hôtel-Dieu le 1ᵉʳ août 1829; elle portait une tumeur située derrière la lèvre inférieure qu'elle projetait fortement en avant, et formant une saillie au devant et au-dessous de la langue. Elle ne datait que de six mois et n'avait jamais causé de vives douleurs.

En faisant ouvrir la bouche et en renversant en dehors la lèvre inférieure, on voit d'abord les dents incisives et canines portées les unes et les autres en arrière, déchaussées, ébranlées et vacillantes comme si elles étaient enfoncées dans de la cire molle. Les gencives sont soulevées, et on aperçoit au-dessous d'elles des *bosselures d'un rouge très-foncé;* la même disposition existe à la face buccale de l'os. Sur les côtés, le mal paraît dépasser à droite la première dent molaire, et, à gauche, s'arrêter à ce niveau. Si on saisit deux points opposés de la mâchoire et qu'on les presse en sens contraire, comme on fait ordinairement pour s'assurer de la crépitation dans les cas de fracture, on sent une très-légère mobilité que M. Dupuytren distingue parfaitement; mais un phénomène qui, joint à la couleur et à la forme de la tumeur, laisse peu de doute dans son esprit sur la nature du mal, c'est l'espèce de fluctuation que l'on peut produire en la pressant alternativement d'arrière en avant et d'avant en arrière. Le professeur a observé que ce phénomène était très-fréquent dans les dégénérescences connues sous le nom de *fongus hématode.* Il est très-difficile de distinguer une fluctuation simulée de la vraie fluctuation, et les praticiens les plus habiles s'y sont trompés. Aussi M. Dupuytren, pour lever toute espèce de doute et acquérir une certitude mathématique, voulut avoir recours à ce moyen précieux dont il fait usage dans une foule de cas divers, la ponction explorative. Pratiquée à la partie postérieure de la tumeur, derrière les dents, elle ne donna issue qu'à du sang un peu moins rutilant que le sang artériel, mais moins noir que le sang veineux; il ne sortit pas une goutte de pus. Il devenait dès lors évident que le gonflement de l'os et des gencives n'était pas dû à un abcès profond, et l'on acquérait la certitude entière de l'existence d'un fongus hématode. L'opération, unique ressource en de tels cas, fut donc décidée. Elle offrait beaucoup de chances de succès, car il n'existait aucun engorgement glanduleux à la base de la mâchoire, non plus que dans les environs, la peau du menton était tout à fait saine, et la jeune fille, quoique un peu maigre et peu développée, paraissait ne présenter aucune affection interne.

L'opération fut pratiquée le 22 août. Nous n'en rapporterons que les principales circonstances. La première petite molaire droite et la canine gauche furent préalablement arrachées. Après l'incision verticale sur la ligne médiane (les parties molles extérieures étaient saines), le périoste est coupé avec le bistouri.

En pratiquant la section de l'os à droite, M. Dupuytren s'aperçut que la scie pénétrait avec une grande facilité dans l'os, que le trait ne faisait aucun bruit et que par conséquent l'instrument avait été porté en dedans des limites du mal. Il regrette vivement alors de n'avoir pas fait l'extraction de la deuxième dent molaire et pratiqué dans ce point la section de l'os, afin de mettre la jeune malade à l'abri de toute récidive. Après la section de l'os, la division des parties molles internes, la ligature des vaisseaux, l'application d'un cautère en forme de haricot sur un point d'où le sang s'écoulait en nappe, et le rapprochement des deux portions d'os, quatre points de suture entortillée réunirent exactement la plaie, et la malade fut transportée à son lit. Il est inutile de dire que toutes les parties qui avaient paru malades furent soigneusement enlevées. Aucun accident ne suivit l'opération ; on retira les aiguilles le sixième jour : la réunion était exacte. La guérison fut prompte, car la jeune malade sortit de l'hôpital dans un état de santé parfait, le 10 septembre suivant, c'est-à-dire dix-neuf jours après l'opération.

L'examen de la pièce anatomique confirma de tous points le diagnostic. La tumeur développée au milieu du tissu spongieux de l'os maxillaire avait écarté en avant et en arrière la lame du tissu compacte qui le revêt. Elle avait séparé sur la ligne médiane et beaucoup écarté l'une de l'autre les deux portions latérales qui forment l'os. Du volume d'un petit œuf de poule, elle offrait un *rouge lie de vin*, semblable au *tissu de la rate*, était gorgée de sang et parcourue, dans un grand nombre de directions, par une multitude de brides fibreuses. Avant d'inciser la tumeur, on pouvait encore s'assurer de la sensation de cette fluctuation qu'on avait observée avant l'opération.

Nous ne ferons pas à cette observation un reproche bien grave de ne donner aucune idée de la composition élémentaire de la tumeur, à une époque où l'anatomie générale venait à peine de naître, et où l'on était encore loin de prévoir l'intérêt scientifique qui pourrait résulter plus tard des études microscopiques. Mais il est un autre *desideratum* que nous ne saurions trop regretter. L'auteur ne nous dit point si la malade a été suivie et revue un certain temps après l'opération ; or nous savons quel intérêt immense s'attache à ce genre de recherche habituellement si peu cultivé. Sans doute c'est déjà quelque chose que cette malade ne soit pas revenue pour une récidive, et cette donnée négative, combinée au jeune âge du sujet et à ce que nous savons aujourd'hui de ces tumeurs, peut constituer une forte présomption en faveur de la guérison définitive ; mais nous aurions désiré, sur ce point, un renseignement affirmatif, consigné dans l'observation, et présenté d'une manière tout à fait explicite. C'est une lacune véritable que de ne point l'y trouver : nous la déplorons d'autant plus que, sans cette omission, il ne manquerait à cette relation aucun détail important, et elle mériterait de figurer parmi les plus intéressantes et les plus instructives de nos observations. Deux points méritent spécialement de fixer l'attention : d'abord cette coloration d'un rouge très-foncé et appréciable par transparence à travers la membrane muqueuse, signe que nous avons déjà fait remarquer dans l'observation **6**, et qui est, à notre connaissance, le seul moyen de diagnostic des tumenrs à myéloplaxes ; et ensuite, cette solution de continuité de l'os qui était annoncée par une légère mobilité des denx fragments de la mâchoire, circonstance que nous n'avons pas eu occasion d'observer jusqu'ici, mais qui autoriserait peut-être, dans un cas semblable, à suivre l'exemple de Dupuytren en pratiquant d'emblée la résection du maxillaire ; c'est, du reste, une question dont la solution doit être laissée, pour chaque cas en particulier, au discernement du chirurgien.

M. Silbert (d'Aix) a eu occasion d'opérer, il y a trois ans, un beau type de tumeur à myéloplaxes de la mâchoire inférieure. Il en a fait l'objet d'une communication à la Société de chirurgie (24 dé-

cembre 1856). Cette observation n'a pas encore été publiée ; mais
M. Paul Broca, chargé du rapport, a bien voulu nous en montrer
le dessin colorié ; c'est à son obligeance que nous devons également
les quelques renseignements qui vont suivre, et qui en constituent
pour ainsi dire le résumé.

OBSERVATION XIX.

Tumeur à myéloplaxes intra-osseuse du maxillaire inférieur (variété type).

Un enfant de 8 ans, habitant les environs d'Aix, d'une bonne santé habituelle,
n'ayant aucun précédent cancéreux dans sa famille, porte depuis huit mois une
tumeur du maxillaire inférieur, née spontanément, et occupant la région de la
symphyse. Cette tumeur, indolente et du volume d'un gros marron, occupe
toute l'épaisseur de l'os dans l'intervalle compris entre les deux canines ; elle
fait proéminer en avant la région du menton, et proémine également en arrière,
du côté de la langue ; elle offre dans ses deux tiers inférieurs une dureté osseuse, et, au contraire, dans son tiers supérieur qui répond à l'arcade alvéolaire,
une consistance charnue, mollasse, et même une fluctuation trompeuse qui l'a
fait prendre récemment pour un kyste osseux. Une ponction exploratrice n'a
donné issue qu'à du sang. Les dents correspondantes sont presque toutes tombées dans les premiers temps de la maladie. Aucune trace d'ulcération : pas
d'engorgement ganglionnaire. — M. Silbert pratique la résection partielle du
maxillaire dans toute son épaisseur, et enlève ainsi la portion comprise entre la
canine gauche et la première molaire droite ; guérison rapide.

La tumeur enlevée est à peu près globuleuse et mesure environ 3 centimètres
de diamètre ; la substance morbide s'est développée au centre même de l'os,
dont elle a écarté et dilaté les deux tables à la manière du *spina ventosa ;* il s'ensuit donc qu'elle se trouve contenue aujourd'hui dans l'intérieur d'une coque
osseuse, laquelle est épaisse de 3 à 4 millimètres en arrière et en bas, et réduite
en avant à une simple lamelle d'à peine 1 millimètre. Elle est formée par un
tissu charnu d'une couleur très-sombre : cette couleur est d'un rouge-brun vers
le centre, nuance tout à fait semblable à celle de la tumeur de notre planche III
(*g, g′*), et noirâtre ou au moins d'un brun noirâtre extrêmement foncé vers la
périphérie. M. Broca, qui en a examiné très-attentivement la structure intime,
l'a trouvée exclusivement constituée par des plaques à noyaux multiples, accompagnées d'une très-médiocre quantité de vaisseaux sanguins, sans rencontrer

aucune trace de matière pigmentaire, aucun ou presque aucun vestige d'éléments fibro-plastiques. Les myéloplaxes avaient en général de $0^{mm},04$ à $0^{mm},10$ de longueur, et présentaient quelquefois jusqu'à quinze et vingt noyaux; plusieurs d'entre elles étaient munies d'appendices ou prolongements branchus.

Au mois de juin dernier, deux ans et demi après l'opération, cet enfant se portait encore très-bien; il n'y avait pas le moindre indice de récidive.

Parmi les trois types de tumeurs myéloplaxiques que nous avons pu reconnaître à leurs caractères bien tranchés dans l'ouvrage déjà cité de M. J. Paget, il en est deux qui occupaient la mâchoire supérieure, et dont nous avons donné la traduction (voir obs. 12 et 13); une seule se rapporte au maxillaire inférieur : nous la livrons sans commentaire à nos lecteurs, car elle ne diffère réellement des nôtres par aucun point de son histoire.

OBSERVATION XX.

Tumeur myéloplaxique intra-osseuse du maxillaire inférieur.

Un garçon de 18 ans fut soigné par M. Stanley il y a cinq ou six ans ; il portait une tumeur occupant l'intérieur de la symphyse et des parties adjacentes du maxillaire inférieur ; on l'avait vue s'accroître graduellement depuis huit mois sans douleur, et, dans son accroissement, elle avait écarté l'une de l'autre les parois de la mâchoire en se creusant une excavation, et s'était fait jour en même temps dans la bouche par la cavité d'une alvéole. M. Stanley enleva la portion de maxillaire comprise entre la première grosse molaire gauche et la première petite molaire droite. La tumeur présentait un fond grisâtre et obscur tacheté de diverses nuances rouge-cramoisi ou brunâtres ; elle présentait une certaine fermeté, était imprégnée d'un suc jaunâtre et fluide, mais non crémeux, et offrait une texture microscopique absolument semblable à celle de la tumeur de cette femme de 21 ans opérée par M. Lawrence (voir obs. 12 de ce mémoire). L'opéré est encore maintenant en bonne santé ; il ne présente aucune apparence de récidive de la maladie.

En ce moment, nous avons sous les yeux, à défaut de la pièce anatomique, le dessin parfaitement bien colorié d'une altération du

maxillaire inférieur pour laquelle M. Nélaton fut obligé de pratiquer, il y a une douzaine d'années, la résection de presque toute
la moitié gauche de cet os, depuis le trou mentonnier jusqu'au condyle exclusivement. Toute cette portion de la mâchoire se trouve
considérablement épaissie et transformée en une tumeur piriforme,
bosselée à sa surface, qui atteint presque le volume du poing. La
coupe verticale, représentée à part, permet d'en étudier exactement
la configuration intérieure : sa moitié supérieure est constituée par
l'agglomération de cinq ou six véritables kystes osseux arrondis ou
ovoïdes, du volume d'une petite noisette à celui d'un œuf de pigeon,
dont la cavité est vide et paraît tapissée par une membrane lisse et
régulière ; ils sont creusés dans l'épaisseur de la branche montante,
dont ils ont aminci et perforé les faces interne et externe au point
d'être en rapport immédiat avec le périoste et d'être parfaitement
appréciables à l'extérieur de la pièce ; la teinte jaune verdâtre qui
appartient à plusieurs de ces cavités semble indiquer qu'elles ont
été le siége d'un travail de suppuration. La moitié inférieure de la
tumeur est occupée par une masse de substance d'une couleur rouge
foncé entremêlée de brun et de violet, substance d'apparence charnue et enveloppée de toutes parts d'une coque osseuse assez mince,
laquelle forme à l'extérieur un relief très-notable, parsemé de bosselures arrondies ; cette substance parenchymateuse est tout à fait
comparable à celle d'une rate gorgée de sang, elle ressemble beaucoup aussi à l'altération organique du fémur que nous avons essayé
de représenter dans notre planche III (fig. 2, *f*).

Pour nous, c'est là un exemple évident de production myéloplaxique annexée à des kystes osseux. Il est permis de supposer que ceux-ci
renfermaient eux-mêmes, primitivement, une certaine quantité de
cette matière charnue et rougeâtre, avant d'être envahis et creusés
par la suppuration, et que cette matière a été détruite par le travail
inflammatoire, ou bien qu'elle a été ramollie, liquéfiée et résorbée
par un mécanisme quelconque ; cependant ce n'est là qu'une hypothèse pure et simple, et il serait tout aussi rationnel d'admettre dans

ce cas particulier, et sans voir précisément le rapport qui les relie, une simple coïncidence entre des kystes osseux et une formation de tissu myéloplaxique, en attachant toutefois à ce dernier tissu l'importance principale qui revient nécessairement à une substance solide et organisée, par rapport aux productions kystiques, pour entraîner la détermination de l'espèce morbide.

Le malade qui portait cette tumeur a été suivi pendant de longues années; il a très-bien guéri. Dans l'observation manuscrite que nous possédons, il manque précisément tous les détails qui ont rapport à l'anatomie pathologique; mais les renseignements que nous venons de fournir d'après l'inspection du dessin colorié suppléent largement à cette lacune, et nous permettent de rapporter cette observation sans risquer d'être trop incomplet. L'âge exceptionnel du sujet nous engage d'ailleurs à ne pas laisser échapper l'occasion de signaler ce fait remarquable.

OBSERVATION XXI.

Arnous (Alexis), instituteur, âgé de 59 ans, entre en octobre 1847 à l'hôpital Saint-Antoine (salle Saint-Joseph, n° 12).

Commémoratifs.— Cet homme est d'une bonne constitution; il n'a jamais fait de maladie sérieuse, à l'exception d'une fièvre grave qu'il a eue, dit-il, en 1817; il n'a jamais eu d'affection vénérienne de quelque nature que ce soit.

Il fait remonter à quarante ans le début de l'affection qui l'amène dans nos salles.

Il avait 18 ou 19 ans lorsqu'il se fit arracher la dernière molaire de la mâchoire inférieure. L'extraction fut faite par un serrurier. L'opérateur, dit le malade, arracha avec la dent un fragment de mâchoire. Cependant, au bout de quelques jours, il ne resta pas de traces de cet accident. — Quinze ans après (à 34 ans), de nouvelles douleurs dentaires obligèrent notre malade à se faire arracher l'avant-dernière molaire par M. Duval. Ce dentiste amena une dent à deux couronnes soudées ensemble, qu'il conserve encore aujourd'hui. — Dix ans après (à 44 ans), le malade s'aperçut d'un gonflement apparent au dehors, au niveau de la première molaire; mais les gencives étaient saines, aucun gonflement à l'intérieur de la bouche ne gênait les fonctions de la mâchoire. Ce dernier renseignement n'est peut-être pas exact, car le malade dit qu'il rendait du pus par l'intérieur de la bouche. M. Duval fut consulté, incisa le foyer purulent par l'intérieur de la bouche, et y maintint un petit tampon jusqu'à sa détersion. Au bout de six semaines de ce traitement, il ne resta aucune trace de gonflement. — Il y a environ dix ans (à 49 ans), le malade s'aperçut d'une excroissance qui recouvrait le bord alvéolaire au niveau des deux dernières molaires qui avaient été arrachées. Cette excroissance devint tellement volumineuse, que le malade eut de la peine à fermer la bouche. Au dehors cependant, dit-il, il n'y avait aucune tumeur appréciable. Cette excroissance fut enlevée par M. Lenoir à l'aide du bistouri ; on ne fit aucune cautérisation. Cependant la guérison se fit rapidement et complétement, si ce n'est que depuis ce moment le côté gauche de la mâchoire est resté sensible à la pression pendant la mastication. — Il y a trois ou quatre ans (à 55 ans), une tumeur se manifesta à l'angle de la mâchoire ; elle fit peu de progrès et resta indolente pendant fort longtemps. Depuis dix-huit mois seulement, le malade y ressent de temps en temps quelques petits élancements ; et depuis deux mois seulement, la tumeur a augmenté d'une manière inquiétante, de moitié, d'après l'appréciation du malade.

État actuel. — Aujourd'hui la tumeur occupe tout le côté gauche de la mâchoire inférieure, depuis la dent canine jusqu'à deux travers de doigt au-dessous de l'articulation temporo-maxillaire. Celle-ci est parfaitement intacte, comme on peut s'en assurer en faisant exécuter au malade des mouvements de mastication. La peau a sa couleur et sa souplesse normales, elle est mobile sur la tumeur dans toute l'étendue de celle-ci. Au-dessous du corps de la mâchoire, la tumeur s'étend dans la région sus-hyoïdienne gauche, qu'elle masque en grande partie sans y avoir contracté du reste aucune adhérence ; derrière l'angle et la branche de l'os maxillaire, elle s'avance jusque près du bord antérieur du sterno-cléido-mastoïdien. Elle suit la mâchoire dans tous ses mouvements. A l'intérieur de la bouche, le bord alvéolaire et les deux faces du maxillaire inférieur sont recouverts de fongosités peu douloureuses au toucher, d'un rouge violacé, mais non ulcérées. Vers la partie moyenne seulement du bord alvéolaire, et au niveau de ce bord, on remarque une ouverture ovalaire, fistuleuse, par laquelle on expulse une assez grande quantité d'un pus grisâtre, lorsqu'on presse la tumeur au dehors sur sa partie la plus saillante, qui est située à ce niveau. Cet écoulement purulent existe depuis un mois seulement. — Pour ce qui est de l'aspect général de la tumeur, sa surface présente plutôt quelques inégalités peu saillantes que de véritables bosselures. Nous ne pouvons constater aucun engorgement des ganglions sous-maxillaires ou cervicaux. La santé générale est parfaite, l'appétit bon, le teint naturel, l'embonpoint conservé

Opération. — Le 9 octobre, M. Nélaton procéde à la résection de la moitié gauche du maxillaire inférieur de la manière suivante : incision parallèle au bord inférieur et au bord postérieur de l'os, depuis le voisinage de la symphyse jusqu'au lobule de l'oreille ; ligature de l'artère faciale ; dissection des lambeaux ; section avec la scie à chaîne immédiatement au devant de la tumeur ; dissection de celle-ci par sa face profonde jusqu'au col du condyle ; section de ce col osseux avec la scie à chaîne. Le nerf facial, le lingual, restèrent intacts ; l'auriculaire antérieur seul fut sacrifié. Réunion de la plaie par la suture.

Le 12 octobre, la plaie est complétement réunie dans ses deux tiers supérieurs, et suppure dans son tiers inférieur.

A la fin d'octobre, le malade est complétement guéri.

Au moment où nous publions son observation, il est dans sa soixante et onzième année, et nous apprenons d'un de ses proches parents que sa santé a toujours été excellente depuis douze ans qu'il est opéré.

Peut-être devons-nous rapporter à une altération analogue une observation de prétendu kyste osseux multiloculaire empruntée à à la pratique de Robert Adams (*Dublin hospital gazette*, juin 1857), et dont la traduction nous est fournie par *l'Union médicale* (1858, p. 52). Nous soupçonnons que les aréoles spongieuses de l'os maxillaire avaient été dilatées et agrandies par le développement du tissu myéloplaxique, lequel se sera consécutivement ramolli et compliqué d'exhalation séro-sanguine rassemblée en foyers, comme cela se voit si souvent. Un certain vague dans la description du contenu des cavités osseuses nous conduit à ne l'admettre qu'avec circonspection ; toutefois, on ne manquera pas de remarquer qu'il y est fait mention de bosselures de *couleur pourpre*, soulevant la muqueuse, et paraissant formées, dit-on, par du *sang coagulé* ou *décomposé*, lequel était contenu également dans la plupart des cellules osseuses ; que, même après macération, ces cellules osseuses étaient toutes doublées d'une couche *pulpeuse, rouge, vasculaire*, et contenaient encore un liquide épais et *rougeâtre* : tout cela ressemble beaucoup à ce que nous avons observé jusqu'à présent.

OBSERVATION XXII.

W. Danne, 36 ans, charpentier, natif du nord de l'Irlande, vint se présenter à l'hôpital de Richemond, pour se faire traiter d'une tumeur de la face. Cette tumeur, grosse comme un œuf de poule, occupait le côté droit du corps de la mâchoire inférieure, depuis la seconde incisive jusqu'en arrière de la troisième molaire; vu en dehors, du côté de la peau, le gonflement semblait s'étendre de la symphyse jusqu'à l'angle de la mâchoire. La tumeur faisait peu de saillie à la face interne de l'os, mais, en dehors, elle faisait une saillie considérable à la partie inférieure de la joue droite. Presque entièrement recouverte par la muqueuse gingivale, elle était inégale à sa surface et donnait à une forte pression une sensation d'élasticité; la partie la plus saillante était aussi la plus molle. La première molaire avait été enlevée et son alvéole était remplie par un prolongement de la tumeur, s'élevant jusqu'au niveau des dents voisines, et recouvert de la muqueuse buccale saine. La seconde molaire et les deux incisives étaient mobiles. Le malade ressentait constamment dans la tumeur une douleur vive qui s'étendait jusqu'à la base de la mâchoire. Il raconte qu'il éprouvait un sentiment de faiblesse qui le forçait à prendre garde de broyer de ce côté les aliments solides; il *lui* semblait que sa mâchoire se brisait s'il voulait casser un corps dur avec ses dents. La maladie a débuté il y a trois ans, sans cause connue, c'était une simple élévation à la partie externe de la gencive de la première molaire; la marche de cette tumeur a été très-lente, ce n'est qu'après huit mois que la première molaire est tombée, et c'est maintenant seulement, trois ans après le début, que la tumeur est le siége de vives douleurs. On a ponctionné la partie la plus saillante de la tumeur; il en est sorti un liquide séro-sanguinolent, et le malade a été un peu soulagé. L'ouverture a été quelque temps sans se fermer, et le malade a pu vider plusieurs fois, par la pression, le liquide de la tumeur; il dit qu'il sentait alors les parois du kyste céder sous son doigt comme une coquille. Il y a un an, la tumeur fit un peu saillie en dedans et se développa du côté de la langue. Les dents sont tombées, et les douleurs sont maintenant violentes et continues.

En présence d'une telle altération de la mâchoire, on se décida à pratiquer l'excision de toute la partie malade du maxillaire inférieur.

On enleva la seconde incisive et la troisième molaire pour permettre le passage de la scie à chaîne, et la tumeur fut extirpée en entier, les incisions passant dans les parties saines de l'os.

Le jour même de l'opération, il y eut une violente réaction générale, prostration considérable, pouls lent, faible et intermittent. Le malade passa toute la nuit sur son séant, la suffocation étant imminente chaque fois qu'il voulait se coucher sur le dos. Trois jours après, tous les accidents généraux ont disparu; la plaie de la lèvre et du menton est réunie par première intention; la guérison marche rapidement, et, un mois après l'opération, le malade, complétement guéri, quitte l'hôpital.

La portion du maxillaire qui a été enlevée avait environ 2 pouces de long sur 1 pouce et demi d'épaisseur. La tumeur est de forme globulaire, plus développée en dehors, du côté de la joue, qu'en dedans, du côté de la bouche; elle est élastique et cède à la pression des doigts. La surface externe, inégale et bosselée, montre que la tumeur consistait en un kyste multiloculaire; la muqueuse qui recouvrait ce kyste est soulevée çà et là et forme de petites bosselures arrondies du volume d'un pois, d'une *couleur pourpre,* que la dissection montra formées de sang coagulé et de sérum coloré, contenus dans la plupart des cellules du kyste osseux. La muqueuse étant enlevée, on fit macérer la tumeur et on la disséqua : on trouva que la base du maxillaire, dont il restait seulement une mince coque, était la seule portion qui ne fût pas atteinte par la maladie. La tumeur était formée de cellules osseuses aussi minces que celles de l'ethmoïde.

Ces cellules avaient le volume environ d'un pois, elles communiquaient toutes entre elles; il n'y en avait pas moins de vingt-six. Elles étaient toutes doublées d'une membrane pulpeuse, rouge, vasculaire, et elles contenaient un liquide albumineux, *rougeâtre,* qui *paraissait* formé par du *sang décomposé.*

Le nerf dentaire inférieur et les vaisseaux dentaires étaient repoussés à la partie inférieure du kyste; la paroi supérieure du canal dentaire avait été absorbée, et le canal restait à l'état de gouttière sur laquelle passaient les vaisseaux et le nerf dentaires. On ne put retrouver les branches nerveuses et vasculaires qui se rendent à la racine des dents; elles étaient probablement détruites. Les racines des dents étaient très-éloignées du nerf dentaire, dont elles étaient séparées par la totalité du kyste. Enfin le tronc du nerf dentaire inférieur, à nu dans le canal, semblait avoir été comprimé entre la partie inférieure du kyste et la cavité qui se trouvait à la partie supérieure de la base du maxillaire, seule portion qui restât de cet os.

Dans les réflexions qui suivent l'exposé de cette observation, Robert Adams, qui considère la tumeur enlevée comme étant de nature bénigne, se demande s'il n'y aurait pas eu lieu de l'extraire simplement avec le bistouri et la gouge, en évitant ainsi la résection.

de toute l'épaisseur de l'os, et il répond aussitôt par la négative, en se fondant sur ce que l'ablation des nerfs et vaisseaux dentaires avec la tumeur dans laquelle ils étaient engagés aurait entraîné inévitablement une carie ou une nécrose de la mâchoire. Les heureux résultats obtenus chez le malade de notre observation 17 nous démontrent le peu de fondement d'une pareille appréhension.

M. Verneuil a déposé au musée Dupuytren, sous le n° 450 *e*, une pièce anatomique qui nous offre un fort bel exemple de tumeur à myéloplaxes du maxillaire inférieur ; la tumeur n'est pas enkystée au sein du tissu osseux comme dans les observations qui précèdent ; elle est sous-gingivale, et la continuité du maxillaire n'est nullement interrompue. Une première excision infructueuse, le grand volume de cette tumeur, et surtout sa propagation jusque vers la partie la plus reculée de l'arcade alvéolaire, où elle se serait difficilement prêtée à une opération délicate, sont autant de considérations qui ont dû engager le chirurgien à réséquer la moitié correspondante du maxillaire. Voici les détails qui sont consignés dans les *Bulletins de la Société de chirurgie* (séance du 19 mai 1858) sur le développement et la structure de cette tumeur. Nous nous ferons un devoir d'y adjoindre la mention du résultat funeste qui suivit l'opération.

OBSERVATION XXIII.

Tumeur à myéloplaxes sous-gingivale de toute la moitié droite de l'arcade alvéolaire inférieure.

M. Verneuil présente une tumeur de la mâchoire inférieure, qu'il a enlevée récemment (le 15 mai) à l'Hôtel-Dieu, sur une femme de 32 ans (femme Paunet, demeurant à Bercy sur un bateau, entrée le 8 mai à l'hôpital), paraissant d'ailleurs de la plus belle santé. Cette tumeur avait débuté sur le bord supérieur de la moitié droite du maxillaire inférieur, et après avoir fait tomber quelques dents, elle faisait saillie au-dessus du niveau des gencives. Un médecin excisa la partie la plus saillante de cette tumeur, qui continua à s'accroître après cette opération partielle. M. Verneuil a cru devoir pratiquer une opération plus radicale, et il a enlevé complétement le côté gauche du maxillaire, depuis la canine gauche jusqu'au condyle inclusivement. La tumeur, parfaitement limitée au squelette, présente un volume supérieur à celui d'un œuf de poule. Elle s'étend en avant jusqu'au niveau de la canine; en arrière jusqu'au voisinage de l'angle de la mâchoire. En bas, elle se confond avec le corps du maxillaire; en haut et en arrière, elle s'élève notablement au-dessus de la surface de l'os, en soulevant et distendant la gencive, qui ne lui adhère pas, et qui lui forme une enveloppe mince et lisse. Cette tumeur est extrêmement dure. Un trait de scie vertical pratiqué suivant l'axe de l'os permet d'en étudier les rapports et la structure. Elle se compose de deux parties; la première, centrale, osseuse, presque éburnée, d'une dureté bien supérieure à celle du tissu compacte ordinaire, et continue sans interruption avec le tissu propre du maxillaire, qui est éburné aussi; la seconde, corticale, très-dense et très-ferme, et présentant la consistance des tumeurs fibreuses, quoiqu'on n'y aperçoive point de fibres distinctes, soit à l'œil nu, soit au microscope. La partie osseuse est disposée sous forme de masses irrégulières, de végétations inégales, anfractueuses, dont les intervalles sont occupés par des prolongements de la substance corticale. Celle-ci possède une vascularité assez prononcée; sa couleur est d'un gris rougeâtre. L'examen microscopique prouve qu'elle se compose exclusivement de *plaques à noyaux multiples,* élément homœomorphe, qu'on trouve à l'état normal dans la cavité médullaire des os longs, surtout chez les très-jeunes enfants.

M. Verneuil donne, en terminant, quelques renseignements sur le procédé opératoire qu'il a suivi. Il a pratiqué sur la joue l'incision légèrement curviligne du procédé de M. Huguier. Après avoir disséqué le corps du maxillaire et dégagé la tumeur, il a scié l'os en avant de la dent canine; puis, ayant coupé avec le bistouri les attaches du ptérygoïdien interne, et avec les ciseaux courbes celles du muscle temporal, il a terminé l'opération en arrachant l'os dans son articulation condylienne, suivant le procédé adopté par M. Maisonneuve.

Le 26 mai, onze jours après l'opération, la malade succombait à un érysipèle du cuir chevelu, compliqué de méningite.

C'est en 1850 qu'il faut remonter pour rencontrer le premier exemple d'une tumeur à myéloplaxes dont la structure intime ait été reconnue et exposée dans la science sous son véritable jour. Quelques mois, en effet, après la découverte des plaques à noyaux multiples comme élément normal de la moelle des os, M. Ch. Robin enrichissait l'anatomie pathologique de la connaisssance d'une nouvelle espèce de tissu morbide, caractérisée par la multiplication exagérée de cet élément homœomorphe. Je tiens de ce célèbre micrographe que cette tumeur, qui siégeait au maxillaire inférieur et dont il n'avait pas encore observé l'analogue, était constituée comme les nôtres par un tissu rougeâtre, assez résistant, traversé seulement çà et là par quelques marbrures grisâtres. Quant à sa composition microscopique, nous nous réservons de l'exposer tout à l'heure à la suite de l'observation du malade, que nous empruntons à la Clinique chirurgicale de la Charité, publiée par MM. Béraud et Foucher dans *l'Union médicale* (1850, p. 120). On nous permettra d'abréger un peu ce qui est relatif à l'autopsie et aux suites de l'opération.

OBSERVATION XXIV.

Tumeur myéloplaxique sous-gingivale de la mâchoire inférieure.

Jean Vilvy, journalier, âgé de 60 ans, entre le 12 janvier 1850 à l'hôpital de la Charité, dans le service de M. Velpeau (salle Sainte-Vierge, n° 34).

Cet homme, qui habite la campagne, est d'une très-forte constitution, ordinairement bien portant, d'un tempérament lymphatico-sanguin ; il n'a pas eu de maladies antécédentes bien graves, si ce n'est quelques inflammations de poitrine qui l'ont forcé de garder le lit pendant un temps plus ou moins long. Il a eu une fois une tumeur dans l'aine, ayant les caractères d'un bubon, qui s'est terminée par suppuration, mais dont la cause ne paraît pas vénérienne ; il n'a jamais eu l'habitude de fumer.

A la suite de l'extraction des deux premières molaires gauches, Vilvy sentit se développer, il y a quatre mois, une tumeur qui, partant du fond de ces alvéoles, prit bientôt une extension considérable en très-peu de temps. Il consulta les médecins de sa localité qui ont cautérisé plusieurs fois sa tumeur. Il ne peut pas nous dire avec quel agent cette cautérisation a été faite. Quoi qu'il en soit, la tumeur a continué à faire des progrès, et le malade vient à l'hôpital pour y subir une opération.

En ouvrant la bouche du malade, on voit, sur le côté gauche du maxillaire inférieur, une tumeur ovoïde, légèrement bosselée, de couleur bleuâtre dans divers points, du volume d'un gros marron. Elle forme un relief considérable au-dessus du rebord alvéolaire. Ce relief peut être évalué à 1 centimètre du côté de la symphyse du menton, et à 1 centimètre et demi du côté des grosses molaires. La tumeur est longue de 3 centimètres, et son épaisseur de 2. Par sa base, elle se confond avec le corps de l'os qui est atrophié à ce niveau. Elle a une consistance très-grande ; la compression ne la fait pas diminuer de volume ; elle n'a pas de battements. On n'y sent pas de points plus mous que d'autres. Elle est assez homogène. La pression y fait naître des douleurs assez vives pour que le malade se refuse à l'examen. Les douleurs spontanées y sont rares et peu intenses. Le corps de la mâchoire est très-mince au-dessous ; il semble qu'il n'en reste plus qu'une lame d'une épaisseur de 5 à 6 millimètres ; les tissus environnants sont un peu épaissis, indurés. Il n'y a nulle trace d'inflammation aiguë, ni d'ulcérations. La muqueuse de la cavité buccale est intacte partout ; il n'y a pas d'engorgement des glandes sous-maxillaires ni de celles de la région cervicale. La mastication n'est pas trop gênée ; l'articulation des sons n'est pas altérée.

Les phénomènes généraux n'existent pas ; rien du côté de la circulation ; pas de couleur jaune des conjonctives ; rien dans l'appareil respiratoire ni dans celui de la digestion.

Le vendredi, 18 janvier, M. Velpeau pratique la résection du corps de la mâchoire inférieure. Il suit son procédé qui consiste à tailler un lambeau en demi-lune, dont la convexité est en bas. Il circonscrit la tumeur par deux sections faites avec la scie à chaîne. On est obligé de faire la ligature de l'artère faciale qui est comprise dans le lambeau. On place quelques boulettes de charpie dans le fond de la plaie ; les bords de l'incision sont maintenus au moyen d'une bandelette de diachylon. — Pansement simple ; diète.

Examen de la tumeur. — Elle offre les caractères que nous lui avons déjà assignés, cependant elle est un peu moins volumineuse qu'avant l'opération ; l'os est sain au niveau des surfaces de section ; son épaisseur au-dessous de la tumeur, surtout du côté de la face externe, est très-peu considérable, parce que celle-ci envoie un prolongement qui descend à 4 ou 5 millimètres environ du bord inférieur de la mâchoire. De sorte qu'il n'y avait pas à songer à une excision du bord alvéolaire.

Quand on fend la tumeur dans son plus grand diamètre, on voit qu'elle est formée par un tissu fibreux très-dense offrant, dans certains points, des parties ossifiées. Le microscope a fait voir qu'il n'y avait ni cellules cancéreuses, ni cellules épidermiques, mais bien des fibres de tissu cellulaire appartenant au tissu fibreux et des fibres de tissu fibro-plastique. Le canal dentaire n'avait pas été envahi par cette tumeur ; mais il était légèrement repoussé vers le bord inférieur de la mâchoire.

19 janvier. Le malade a passé une assez bonne nuit ; un léger mouvement fébrile existe ce matin. Il a beaucoup craché de sang dans la journée d'hier. — Bouillons.

Le 20. On ôte le premier pansement ; on trouve au-dessous un gonflement considérable, avec rougeur plus vive de la plaie se répandant sur toute la joue gauche. Fièvre intense, soif, anorexie, nausées. — Frictions mercurielles ; cataplasmes émollients ; diète.

Les jours suivants, les accidents locaux et généraux augmentent ; la partie supérieure du cou et la région temporale sont envahies par le gonflement inflammatoire ; frisson, délire.

Le 26, le malade meurt. — A l'autopsie on ne trouve ni phlébite, ni abcès métastatique, mais une infiltration de pus étendue jusque dans l'articulation temporo-maxillaire, dans le muscle temporal, le masséter et la glande parotide, avec des foyers purulents disséminés dans toutes ces parties.

Aux détails micrographiques inexacts ou incomplets qu'on vient de lire dans cette observation, nous allons substituer les suivants, qui jouissent d'une bien autre authenticité, puisqu'ils ont été signalés d'une manière toute spéciale par M. Ch. Robin, lorsqu'il présenta la tumeur à la Société de biologie le lendemain même de l'opération (*Comptes rendus de la Société de biologie,* 1850, p. 8).

La différence entre les deux rédactions nous démontrera une fois de plus combien il faut se défier de ces renseignements sur la structure microscopique, qui sont donnés, avec la meilleure foi du monde, mais en l'air, superficiellement, sans précision et comme par acquit de conscience, dans certaines observations très-bien prises d'ailleurs sous tous les autres rapports. On verra qu'on avait précisément omis dans celle-ci de nous indiquer les éléments anatomiques principaux, ceux qui constituaient le caractère essentiel de la tumeur.

Le samedi, 19 janvier 1850, M. Ch. Robin présente à la Société de biologie une tumeur du volume d'une petite noix qui lui a été remise par M. Dionis, interne des hôpitaux (service de M. Velpeau). Cette tumeur, qui a nécessité l'amputation d'une partie du maxillaire inférieur, parce qu'on la croyait cancéreuse, était en réalité dépourvue du suc caractéristique de cette dégénérescence. En examinant une portion du tissu de sa surface, MM. Dionis et Robin y trouvèrent des *plaques à noyaux multiples* qu'on trouve à l'état normal dans la moelle des os. Ils diagnostiquèrent alors que le mal avait son point de départ dans le tissu osseux du maxillaire et non dans le périoste, comme on l'avait cru d'abord. Une coupe de l'os montra, en effet que la tumeur partait de l'os, et avait envahi le quart de son épaisseur. Il n'y avait pas d'éléments cancéreux ; le tissu morbide était exclusivement formé des éléments homœomorphes suivants : 1° des plaques à noyaux multiples très-nombreuses ; 2° des éléments fibro-plastiques (noyaux et fibres fusiformes); 3° du tissu cellulaire, moins abondant que les éléments ci-dessus ; 4° des vaisseaux capillaires et des granulations moléculaires.

La mort du malade peu de jours après la résection partielle du maxillaire inférieur est un accident d'autant plus regrettable pour la science, qu'il s'agissait ici d'un homme de 60 ans ; or, nous avons fort peu d'exemples de tumeurs myéloplaxiques à cette période de la vie. L'observation 21., la seule qui se rapporte aussi à un malade d'un âge à peu près semblable, nous offre, à la vérité, un exemple de guérison durable, et nous met en droit de présumer que le même résultat aurait été obtenu chez le nommé Vilvy, s'il avait pu résister aux suites de l'opération ; mais cette bénignité habituelle des tumeurs franchement myéloplaxiques, qui reste présumable encore, même dans un âge avancé, nous aurions voulu la voir de nouveau confirmée par l'événement, et nous reconnaissons très-bien que, pour l'établir définitivement à cet âge, une seule observation (relative surtout à un cas complexe et seulement probable) demeure tout à fait insuffisante : nous attendons par conséquent de l'avenir des documents plus complets sur ce point.

Dans la séance du 15 juin dernier, M. Verneuil rapportait à la Société de chirurgie, comme un exemple de tumeur sous-gingivale constituée par des plaques à noyaux multiples, l'observation qu'on va lire.

OBSERVATION XXV.

Épulis à myéloplaxes du bord alvéolaire inférieur.

Un jeune homme, interne en pharmacie des hôpitaux de Paris, depuis très-longtemps déjà avait remarqué l'existence d'un petit tubercule rougeâtre, im-

planté sur le bord alvéolaire de la portion droite du maxillaire inférieur, occupant la place de la deuxième petite molaire, perdue depuis longtemps. Cette
tumeur, d'un rouge vif, ferme au toucher, indolente et solidement adhérente à
l'os, présentait le volume d'une aveline; elle couvrait toute la portion correspondante du bord alvéolaire, et le débordait même un peu du côté de la
langue et du côté de la joue.

Quoique l'implantation n'en parût pas profonde, et que le corps de la mâchoire à ce niveau parût tout à fait sain, j'aurais conseillé, pour extirper
sûrement tout le mal, la résection d'un fragment triangulaire du bord alvéolaire.

On se contenta d'abraser la partie saillante, opération qui ne fut ni longue ni
douloureuse, mais qui était nécessairement insuffisante. Quelque temps après,
dit M. Verneuil, j'opérai à mon tour; mais, comme ce qui restait de la tumeur
était très-minime, j'essayai de le détruire avec le cautère galvanique, qui me
permettait d'agir avec lenteur et précision dans la cavité buccale. Je plongeai le
cône rougi dans le fond de l'alvéole, et crus avoir tout détruit. Cependant je
vis bientôt renaître un petit bourgeon accolé à la gencive qui entourait le collet
de la grosse molaire. Le mal récidivera donc par suite de ces opérations incomplètes, et il faudra, si l'on veut en finir, opérer plus largement.

La maladie ne fut jamais douloureuse; les ganglions du cou ne présentèrent
jamais d'engorgement; quant à la structure, elle était tout à fait simple et ca
ractéristique.

Nous devons à M. Ordoñez, préparateur du cours de M. Ch. Robin,
les détails micrographiques des deux observations qui vont suivre.

OBSERVATION XXVI.

Épulis à myéloplaxes du bord alvéolaire inférieur.

La nommée Pape (Augusta), jeune fille âgée de 20 ans, gouvernante, demeurant à Paris, née à Cologne (Prusse), entre le 7 mars 1859 à l'hôpital de la
Charité, dans le service de M. Velpeau (salle Sainte-Catherine, nº 10).

Cette jeune Allemande est blonde, bien constituée, d'une bonne santé habituelle. Elle entre à l'hôpital pour une petite tumeur du maxillaire inférieur, dont
elle s'est aperçue il y a quatre mois, et qui a débuté sans cause appréciable.
Cette tumeur est aujourd'hui du volume d'une noisette, ovoïde, située sur la
face postérieure du bord alvéolaire, en arrière de la deuxième incisive, de la ca

nine et de la première molaire du côté droit, auxquelles elle correspond. Par sa limite inférieure, elle avoisine le plancher de la bouche, et, par sa limite supérieure, atteint le bord tranchant des incisives. Sa consistance est assez ferme, quoiqu'un peu élastique ; sa couleur livide, bleuâtre, légèrement violacée ; elle adhère franchement à l'os maxillaire, sur lequel il est impossible de la rendre mobile ; les dents correspondantes ont été ébranlées ; l'une d'elles est même tombée depuis quelques jours. Il n'existe aucun battement dans cette tumeur ; quelquefois, dit la malade, elle donne lieu à un léger suintement sanguin, et, depuis un mois surtout, elle a pris un développement rapide, à la suite, dit-elle, de plusieurs piqûres qu'elle y aurait faites avec une épingle.

Le 10 mars 1859, M. Velpeau pratique, à l'aide d'une trichoise, l'extirpation de la portion osseuse alvéolaire qui supporte la tumeur ainsi que les dents correspondantes.

La tumeur enlevée est formée par un tissu de consistance charnue, dont la coloration à la surface de la coupe est d'un rouge pâle, presque blond, et tout à fait comparable, pour la couleur et la consistance, à la chair musculaire du veau. Il est recouvert entièrement par le tissu gingival aminci, qui lui adhère ; il est en connexion intime avec la partie la plus élevée de la face postérieure du bord alvéolaire ; cependant le tissu de l'os, même à ce niveau, n'a éprouvé qu'une perte de substance presque insignifiante, qui l'a seulement rendu un peu rugueux et inégal dans un point très-limité. En examinant attentivement cet endroit, on aperçoit en effet, dans le tissu osseux, une toute petite excavation anfractueuse, dont la largeur et la profondeur ne dépassent guère 2 millimètres ; il semble que la tumeur ait débuté dans un point de ce tissu extrêmement voisin de sa superficie, et qu'elle se soit ensuite développée tout entière à l'extérieur de l'os, c'est-à-dire sous la membrane périosto-gingivale qui tapisse le haut de sa face postérieure.

La structure intime du produit morbide a été examinée avec soin au microscope. Il était constitué par une grande quantité de myéloplaxes qui se présentaient sous la forme de plaques minces, très-irrégulières, très-nombreuses, contenant dans leur intérieur plusieurs noyaux ovalaires également répartis dans toute leur substance et pourvus d'un et quelquefois de deux nucléoles. La forme de ces myéloplaxes était des plus variées ; leur dimension maximum était également très-variable entre 1 et 10 centièmes et même 15 centièmes de millimètre ; le nombre des noyaux compris dans l'épaisseur de chaque plaque était en général très-considérable ; il était de 15 à 20 environ pour les plaques de moyenne grandeur.

Outre ces éléments, on trouvait, en seconde ligne, des éléments fusiformes munis d'un gros noyau central ovalaire; pourvu lui-même d'un nucléole central entouré de granulations très-foncées; dans la partie extérieure au noyau, c'est-à-dire vers leurs extrémités, ces éléments fusiformes offraient un aspect granuleux partout uniforme, et non cet aspect fibrillaire qu'ils présentent lorsqu'ils sont sur le point de se transformer en tissu fibreux.

L'ensemble des myéloplaxes composait au moins les deux tiers de la masse totale de la tumeur; les éléments fibro-plastiques en représentaient environ un quart, et le reste était constitué par des granulations graisseuses, des granulations moléculaires, et de loin en loin des plaques d'hématosine presque à l'état de cristallisation.

Le 16 mars. La malade va très-bien; aucun accident n'est survenu; elle demande sa sortie. Exeat.

Quelques jours après, la cicatrisation était achevée. Nous avons pu suivre cette personne pendant trois mois encore, sans remarquer la moindre menace de récidive; au mois de juin, elle s'en retournait en Allemagne dans un état parfait de santé.

OBSERVATION XXVII.

Tumeur à myéloplaxes du maxillaire inférieur (variété type).

La nommée Marion (Maria), jeune fille de 21 ans, couturière, entre à l'Hôtel-Dieu, le 21 août 1855 (salle Saint-Charles, n° 17). Elle porte sur le maxillaire inférieur une tumeur du volume d'une grosse noix, qui paraît adhérer à cet os, et qui offre toutes les apparences d'une tumeur fibreuse.

30 août. M. Ad. Richard pratique l'extirpation de cette tumeur.

L'examen anatomo-pathologique permit de reconnaître qu'elle était enveloppée à l'extérieur par une couche épaisse, résistante, d'un blanc grisâtre, dépendant probablement du périoste, ayant 1 et demi à 2 millimètres d'épaisseur, formée par une trame très-serrée de tissu fibreux, et contenant en outre plusieurs éléments transitoires du tissu fibreux, c'est-à-dire des noyaux embryo-plastiques à différentes périodes d'évolution, et des corps fusiformes. A la périphérie de cette production pathologique, il était impossible de trouver aucune trace de tissu osseux. Il existait, dans un endroit, une surface large comme une pièce de 1 franc, qui avait dû correspondre au point d'implantation de la tumeur, et qui présentait d'une manière évidente deux couleurs bien tranchées : au centre, une partie rougeâtre, assez molle, et autour de cette portion centrale, une partie blanche, plus ferme, dépendant de l'enveloppe fibreuse.

En fendant la tumeur, on apercevait d'abord une coloration rougeâtre très-prononcée, tenant le milieu entre la coloration des muscles et celle de la rate à l'état normal. La consistance, sans être aussi molle que celle de la boue splé-nique, n'était cependant pas très-prononcée. Ce tissu rouge-brun, mollasse, qui formait la presque totalité de la tumeur, était composé : 1° d'une très-grande proportion de *myéloplaxes*, l'un des éléments spéciaux de la moelle des os; cet élément se présentait sous la forme de plaques minces, irrégulières, très-gra-nuleuses, mesurant depuis 1 centième jusqu'à 1 dixième de millimètre, et par-semées de plusieurs noyaux ovoïdes, à contour grisâtre, mesurant de 7 à 8 mil-lièmes de millimètre dans leur plus grand diamètre ; 2° d'une petite quantité de *médullocelles*, autre élément spécial de la moelle des os, constitué par des cellules arrondies, remplies par de fines granulations grisâtres, et pourvues, à leur intérieur, d'un noyau central, arrondi en général, quelquefois ovalaire ; ces cellules mesuraient généralement 16 millièmes de millimètre de diamètre ; 3° de quelques éléments fibro-plastiques, noyaux libres plus ou moins allongés et corps fusiformes; 4° de la graisse sous forme de granulations moléculaires; et 5° des capillaires.

Le 21 septembre, la jeune malade sortait guérie de l'hôpital.

En mai 1859, c'est-à-dire quatre ans après l'opération, cette jeune fille était encore en bonne santé. Ce renseignement m'a été communiqué par une personne de sa connaissance qui l'avait récemment rencontrée.

Pour terminer notre revue des tumeurs appartenant au maxillaire inférieur, nous allons rapporter encore deux observations authenti-ques : la première, dont nous ne donnerons qu'un simple résumé, a été publiée en Angleterre par M. Hutchinson, sous le titre d'*Épulis myéloïde de la mâchoire inférieure* (*Transactions of the pathological Society of London*, 1857, p. 380); la seconde nous appartient.

OBSERVATION XXVIII.

Épulis à myéloplaxes de la mâchoire inférieure (variété type).

Un homme de 30 ans, pâle et chétif, d'apparence cachectique, porte une tu-meur de la grosseur d'une petite noix et de couleur pourprée, adhérente au bord alvéolaire de la mâchoire inférieure, au niveau des deux premières molaires gauches ; elle s'accroît depuis environ une année, et depuis peu de temps elle est devenue douloureuse ; elle est aujourd'hui un peu ulcérée à son côté interne, et s'accompagne de la présence d'un ganglion sous-maxillaire dont l'engorgement peut être attribué à l'irritation de cette petite solution de continuité. On pratique avec une tenaille incisive l'ablation de la tumeur et de la portion osseuse alvéolaire, sur laquelle elle s'implante. Après quelques mois, l'engorgement ganglionnaire était en voie de résolution ; la santé générale était bonne ; il n'y avait nulle trace de récidive.

La tumeur, à la surface de la coupe, paraissait très-vasculaire ; elle offrait une couleur d'un rouge sombre, parsemé çà et là de teintes jaunes ou gris clair ; elle était formée presque uniquement de plaques à noyaux multiples, très-grandes et à contours très-branchus.

OBSERVATION XXIX.

Épulis à myéloplaxes de la mâchoire inférieure (variété fibroïde).

La nommée Beillié, petite fille de 9 ans, se présente à l'hôpital des Cliniques le 18 juin 1859.

Elle porte une tumeur de la grosseur d'une petite noisette, située un peu au-dessous du feston gingival, sur la face externe du rebord alvéolaire de la mâchoire inférieure, dans un point qui correspond à la première et à la deuxième petite molaire du côté droit ; ces dents sont saines, mais légèrement ébranlées. La tumeur est parfaitement indolente, de forme hémisphérique, d'une dureté fibro-cartilagineuse, et très-adhérente à l'os, sur lequel elle s'applique par une large base ; elle est recouverte par la muqueuse gingivale qui présente, vers son sommet, une légère ulcération.

Cette tumeur a débuté il y a six ou huit mois, immédiatement après la chute d'une petite molaire de la première dentition, qui était cariée. Elle a été excisée au mois de janvier dernier par un médecin de la ville, à l'aide de ciseaux courbes, mais elle s'est reproduite presque aussitôt après cette opération insuffisante.

M. le professeur Nélaton procède, aujourd'hui même, à une extirpation plus complète, après avoir fait respirer quelques gouttes de chloroforme. Il veut toutefois ménager autant que possible le bord alvéolaire, pour préserver l'enfant d'une déformation trop considérable ; au lieu donc de réséquer la portion osseuse correspondante du bord alvéolaire, comme semblerait l'indiquer le danger d'une seconde récidive, il se contente pour cette fois de circonscrire la base de la tumeur avec le tranchant d'une gouge, en pénétrant assez profondément dans le tissu osseux pour en obtenir l'éradication.

La tumeur ainsi enlevée est soumise à une coupe ; elle est constituée, dans toute son épaisseur, par un tissu homogène, d'une fermeté comparable à celle du tissu fibreux, d'une coloration gris rougeâtre, qui rappelle celle des fibres musculaires de la vie organique; cette teinte se rapproche en même temps beaucoup de celle du tissu gingival, lequel paraît, en effet, se confondre intimement avec la substance morbide.

Les éléments anatomiques qui composent cette tumeur permettent de la ranger encore parmi les tumeurs à myéloplaxes. Les plaques à noyaux multiples, sans affecter une prédominance très-marquée, représentent cependant plus de la moitié de la masse totale; leurs dimensions varient entre $0^{mm},02$, et $0^{mm},06$; leurs noyaux, au nombre de 8 à 10 en moyenne, sont généralement pâles et peu accusés. Le reste de la tumeur est formé en majeure partie par des éléments fusiformes, auxquels s'ajoutent des noyaux libres, des granulations moléculaires et des traces de tissu fibreux. Du reste, ces divers éléments paraissent uniformément répartis dans toute l'étendue de la substance morbide.

Quelques jours après, la petite malade nous est ramenée à la consultation : la portion de gencive intermédiaire aux deux fausses molaires est boursouflée, sous forme de fongosité, ce qui fait naître quelques inquiétudes; on se préparait à réséquer sur-le-champ cette petite portion suspecte, lorsque l'indocilité de l'enfant força de remettre à plus tard l'exécution de ce dessein. Cette intumescence gingivale était probablement de nature inflammatoire ; car, au lieu de s'accroître, elle diminua sensiblement les jours suivants, en sorte que la guérison s'opéra sans entraves.

Trois mois après (5 octobre), nous revîmes l'enfant : elle était en très-bon état ; les dents s'étaient parfaitement consolidées ; la cicatrice était à peine visible, et il ne restait d'autre trace de la maladie qu'une légère dépression de l'os maxillaire appréciable au toucher, au niveau du point ou siégeait autrefois la tumeur.

Il y a aujourd'hui (mars 1860) neuf mois que l'enfant a été opérée, et son état est toujours aussi satisfaisant.

Nous aurions pu grossir encore notre longue série d'observations de tumeurs des maxillaires, par la relation de plusieurs autres faits vraisemblablement analogues et qui, regardés comme exceptionnels par ceux qui les ont observés, ont échappé jusqu'ici à une classification rigoureuse; nous aurions pu citer, par exemple, un certain ostéosarcome médian de la mâchoire inférieure que Dupuytren guérit par l'extirpation (*Bull. de la Fac.*, t. VII, p. 21); un kyste du même os renfermant de la sérosité et de plus des débris prétendus *fibrineux* (*Gaz. des hôp.*, 10 avril 1852) ; nous aurions pu soumettre à l'appréciation du lecteur ce qui concerne cette altération du maxillaire inférieur, datant de quatre ans, pour laquelle M. Maisonneuve pratiquait, il y a plusieurs années , sur une jeune fille de 16 ans, la désarticulation d'une moitié de cet os, altération qui, présentée par M. Verneuil à la Société anatomique (1851, p. 229), offrait, disait-on , avec des cavités kystiques , des *cellules cancéreuses* (?) en grand nombre ; ou bien cette autre tumeur de la même région et de nature douteuse, observée chez une femme de 24 ans , qui était formée par des kystes et par un tissu bariolé de nuances rosées ou brunâtres, et qui fut décrite par M. Morel sous le titre de *spina ventosa* dans les *Bulletins de la Société anatomique* (1839) ; ou bien encore ce fait, rapporté par M. Tardieu dans les mêmes *Bulletins* (1842, p. 212), d'une petite fille de 2 ans et demi, morte d'une gangrène de la bouche, qui portait une tumeur du maxillaire supérieur droit, grosse comme un œuf de pigeon, indolente, fluctuante du côté du palais et renfermant une *matière pultacée comme fongueuse, ramollie et saignante*, qui portait de plus une tumeur analogue, mais plus petite, enkystée dans le maxillaire inférieur, etc. etc.; mais la lecture attentive des détails cliniques et anatomo-pathologiques ordinairement incomplets de ces diverses tumeurs ne nous a pas apporté assez d'éléments de conviction pour que nous ayons jugé convenable de leur accorder autre chose qu'une simple mention.

D'autres exemples encore d'épulis à myéloplaxes ont certainement été observés, quelquefois même soupçonnés ou reconnus, principalement dans ces dernières années , par certains chirurgiens dont l'attention avait été récemment appelée sur cette variété de tumeur; mais en général on a négligé de s'arrêter à ces faits épars, on s'est borné à leur sujet à de simples allégations, on n'en a point consigné par écrit l'histoire détaillée. Cependant, si nous essayons, à cet égard, de faire une petite excursion dans le domaine de la tradition chirurgicale, nous pourrons trouver encore dans les résultats de l'expérience clinique des praticiens de nos jours des renseignements qui ne sont pas dépourvus d'utilité, surtout au point de vue du pronostic et du traitement. Ainsi, à la Société de chirurgie, par exemple, M. Guersant présente, le 11 mai 1853, un jeune garçon de 10 ans, d'une bonne constitution, qui porte sur le bord supérieur de la mâchoire inférieure, à gauche, une tumeur consistante, mobile, un peu saignante, d'une *couleur rouge assez vive*. M. Guersant éprouve quelque hésitation pour diagnostiquer la nature de cette affection; il demande à quel traitement on doit recourir. A la suite de cette communication, il s'établit au sein de la Société une discussion dans laquelle M. Verneuil rappelle «que M. Robin a observé plusieurs cas de ces tumeurs gingivales qu'on désigne habituellement sous le nom d'*épulis de mauvaise nature*, qu'il les a trouvées formées à la surface par de l'épithélium et dans la profondeur par les éléments anatomiques du tissu médullaire des os, et en particulier par celui qu'il désigne sous le nom de *cellules médullaires à noyaux multiples*. J'ai pu étudier moi-même, continue le même chirurgien, une pièce de ce genre avec le savant anatomiste, et reconnaître la nature de leur composition intime. Elles ne sont pas susceptibles de guérir spontanément; elles ont leur point de départ sur le bord alvéolaire et elles nécessitent l'ablation de la portion d'os qui les supporte. »

L'opinion émise par M. Verneuil et sur la nature et sur le traitement de l'affection fut entièrement partagée par M. Gosselin.

M. Forget proposa aussi l'ablation largement faite de la tumeur. «Il y a quinze ans, disait-il, j'ai assisté à une opération pratiquée, pour une tumeur d'apparence semblable, sur un jeune garçon, fils d'un député de la Corse. La tumeur, implantée de même sur le bord libre du maxillaire inférieur, offrait un peu plus de volume que celle du malade de M. Guersant. On fit confectionner une double cisaille en rapport avec le volume de la partie à enlever, et d'un seul coup on put extirper et la tumeur et la portion d'os qui devait être sacrifiée. L'enfant, lors de l'opération, était âgé de 7 à 8 ans, il n'a jamais eu de récidive et jouit actuellement d'une santé parfaite. »

Quelques jours avant cette discussion, M. Lenoir avait pratiqué aussi l'ablation d'une tumeur semblable sur une femme, et s'était également servi d'un instrument très-simple qui avait permis, d'un seul coup, d'achever l'opération. Quelques années auparavant, il avait exécuté sur un enfant pareille opération et de plus cautérisé après l'ablation ; il n'y a pas eu de récidive.

Le 22 juin 1853, M. Guersant montrait de nouveau, après sa guérison, ce jeune garçon déjà présenté le 11 mai et auquel il avait excisé la tumeur avec la portion du rebord alvéolaire à laquelle elle adhérait ; malheureusement il ne fournit aucun renseignement sur l'anatomie pathologique du produit extirpé, et l'on ne saurait se dissimuler que cette omission enlève une certaine partie de leur valeur aux différents faits rapportés à cette occasion.

Le chiffre passablement imposant de vingt-neuf observations plus ou moins détaillées de tumeurs des mâchoires auquel nous sommes arrivé est assez significatif, assez concluant par lui-même, pour nous indiquer clairement le siége d'élection des tumeurs à myéloplaxes. Mais s'il est vrai que ces tumeurs affectent une préférence toute particulière pour les os maxillaires, il ne faudrait pas croire pour cela qu'elles leur appartiennent exclusivement. Elles peuvent très-bien se développer dans d'autres parties du squelette, et notamment dans les os des membres, où nous les croyons même assez fréquentes.

Pour notre part, nous en connaissons des exemples incontestables dans les extrémités épiphysaires des os longs. Un de ces cas a été communiqué en 1856 à la Société de chirurgie par M. H. Larrey et soumis, au point de vue clinique, à une discussion intéressante, puis étudié sous le rapport histologique par M. Ch. Robin, ce qui lui donne toute l'authenticité désirable ; il a été consigné dans les *bul-*

lètins de la Société sous le titre de *Kyste osseux multiloculaire de l'extrémité inférieure du radius* (t. VI, p. 425, 429, 588, et t. VII, p. 18). Un autre, dans lequel la maladie avait pour siége les condyles du fémur, a été observé par nous dans le service de M. le professeur Velpeau en 1857, lorsque nous étions son interne. Nous allons commencer par l'exposé de ce dernier fait, que nous regardons comme un type des mieux accusés de tumeur myéloplaxique du fémur. Plus loin (obs. 44), nous mettrons sous les yeux de nos lecteurs les documents qui se rapportent à la tumeur opérée par M. Larrey, tumeur dans laquelle le tissu myéloplaxique, légèrement modifié dans sa texture par un certain degré d'infiltration graisseuse, s'était accompagné en outre de la formation de kystes ou de grandes cavités anfractueuses qui paraissaient creusées dan le tissus osseux lui-même : ce sont là sans doute des complications réelles, mais qui sont évidemment secondaires pour l'interprétation de la nature du fait ; elles seront également incapables de lui faire perdre l'intérêt qu'il mérite, intérêt d'autant plus incontestable qu'il s'est écoulé déjà près de quatre ans depuis l'opération, sans que la guérison, achetée au prix d'une amputation, se soit démentie un seul instant. Enfin deux observations sensiblement analogues, ayant trait également à des tumeurs des extrémités épiphysaires, et empruntées à la pratique de M. Chassaignac, deux autres empruntées aux publications anglaises, nous offriront encore, sous le rapport de l'examen microscopique, toutes les garanties possibles d'exactitude (voyez observ. 35 et 36, 42 et 43).

OBSERVATION XXX.

Tumeur à myéloplaxes de l'extrémité inférieure du fémur droit (variété type.)

Joséphine Bonal, jeune fille de 21 ans, cartonnière, née à Paris, entre le 12 mai 1857, à l'hôpital de la Charité, dans le service de M. Velpeau (salle Sainte-Catherine, n° 16). — Sa santé générale est assez bonne, malgré son teint pâle qui simule un certain degré d'anémie.

Commémoratifs. — Il y a deux ans, elle commença à souffrir un peu dans l'articulation du genou droit; cette douleur modérée, qui ne l'empêchait pas tout à fait de marcher et qui n'était accompagnée d'aucune espèce de gonflement, persista pendant près d'un an; à ce moment, c'est-à-dire il y a aujourd'hui quatorze mois, elle fit une chute de sa hauteur sur ce genou, et, quoique la contusion n'ait pas été très-violente, le genou dont le volume était alors normal, prit en quelques heures, dit-elle, un accroissement considérable; de sorte que le lendemain, continue-t-elle, il était aussi gros que nous le voyons aujourd'hui, c'est-à-dire comme une tête d'enfant de 2 ans ($0^m,50$ de circonférence). Cette tuméfaction rapide était-elle exclusivement le fait de la tumeur que nous avons sous les yeux? Nous ne le pensons pas; nous croyons plutôt que, si l'altération organique de l'os existait déjà, un accroissement de volume aussi prompt ne pouvait guère être attribué qu'à sa coïncidence avec un épanchement sanguin, ou plutôt avec un épanchement séreux, dans l'articulation déjà malade et douloureuse depuis plusieurs mois. Toujours est-il, qu'à partir du moment de cette chute et de cette tuméfaction, l'articulation fut le siége de douleurs plus intenses, parfois d'élancements violents qui n'ont cessé que depuis quelques mois, à la suite d'application de vésicatoires volants. La tuméfaction a toujours persisté, sans augmenter ni diminuer.

État actuel. — Aujourd'hui nous constatons la présence d'une tumeur de forme sphéroïdale, saillante en avant et aussi un peu en arrière du côté du jarret, occupant la place des condyles du fémur, et paraissant se continuer directement avec cet os, ne faire qu'un avec lui, tandis qu'au contraire elle est bien distincte du côté du tibia; celui-ci, en effet, ne paraît point déformé, ni en continuité avec la tumeur; il a conservé des mouvements passifs assez étendus de flexion et d'extension sur le fémur; de plus, on peut lui faire subir des mouvements anormaux de latéralité, au niveau de l'articulation compromise. La rotule, fixée au devant et au-dessous du relief arrondi de la partie antérieure de la tumeur, ne cède en aucune manière aux mouvements qu'on cherche à lui communiquer; elle paraît très-adhérente à la tumeur et presque confondue avec elle. La tumeur, dans le reste de son étendu, est rénitente, élastique, assez douloureuse à la pression, fluctuante en majeure partie, offrant en d'autres points des ilots un peu plus durs ou de consistance osseuse, recouverte par une peau distendue qui laisse voir par transparence de larges veines bleuâtres; elle est séparée de la cuisse par une limite bien tranchée, un relief très-distinct; on n'y sent point de battements appréciables; on a omis de s'assurer s'il existait un bruit de souffle.

M. le professeur Velpeau incline à penser qu'il s'agit d'une tumeur blanche, par altération fongueuse ou tuburculeuse du fémur, plutôt que d'un cancer, et cela surtout à cause de la jeunesse de la malade. Cependant, cette affection ne se présentant pas avec sa physionomie ordinaire, il pratique une ponction exploratrice : un sang vermeil mélangé de sérosité s'écoule en bavant et en quelque sorte indéfiniment par la canule du petit trocart; la tumeur ne paraît aucunement s'affaisser, quoi qu'on ait recueilli, en deux ou trois minutes, une quantité capable de remplir un verre ordinaire. Après quelques hésitations, la jeune fille finit par se décider à l'amputation qu'on lui propose.

Le 2 juin. — Amputation de la cuisse, au-dessous du tiers moyen et par la méthode circulaire.

Examen de la pièce. — Une section médiane de la rotule, de la tumeur et de la partie attenante du fémur, permet de constater l'aspect physique du tissu pathologique, tissu qui frappe tout d'abord par sa couleur générale d'un brun rougeâtre très-foncé, par sa friabilité sous la pression du doigt, par la grande quantité de sang dont il paraît imprégné et à laquelle on est porté à attribuer sa coloration, et enfin par les quelques cavités, crevasses, vacuoles ou excavations anfractueuses et sans parois distinctes dont il est assez irrégulièrement parsemé.

On peut observer trois degrés de consistance bien distincts dans cette substance rougeâtre qui compose presque à elle seule le contenu de la tumeur. Du reste, il y a des intermédiaires, et ces trois degrés principaux se confondent les uns avec les autres par des transitions insensibles.

Les parties les plus dures occupent la région supérieure du tissu morbide, au voisinage de la diaphyse du fémur; elles s'arrêtent par un rebord très-accentué à l'entrée du canal médullaire, et se trouvent disposées par petites masses irrégulières isolées ou accolées les unes aux autres (pl. III, fig. 1, *ff*); elles offrent une coloration assez-vive d'un rouge violacé, une certaine résistance au toucher ou sous l'action du scalpel, et sont analogues sous ces deux rapports au tissu dense et serré d'une rate hypertrophiée, ou bien encore à la substance tubuleuse du rein. Ces parties, dont on ne fait suinter par la pression aucun suc, mais seulement de la sérosité fortement sanguinolente, constituent environ le quart du volume total de la tumeur; elles représentent, selon toute apparence, la période la moins avancée de son évolution : c'est la période de crudité du tissu myéloplaxique.

Un bon tiers de la tumeur est occupé par un tissu analogue, mais manifestement ramolli; sa situation précise est difficile à déterminer; cependant il se trouve surtout accumulé au centre et vers la région postérieure de la masse morbide (pl. III, fig. 1, *g*, *g'*). Ce tissu n'a pas encore perdu toute cohésion, mais sa consistance ne dépasse pas celle du fromage mou ou de la pulpe cérébrale.

Sa couleur, plus sombre que celle du précédent, se rapproche de la coloration brune d'un caillot assez récent, dont il offre du reste toute la friabilité; aussi se trouve-t-il déchiré, crevassé, dans une foule de points. Au milieu de cette même pulpe, apparaît, comme incrustée dans sa substance, une grande plaque allongée d'un jaune uniforme, qui tranche par sa couleur claire sur le fond brun-rouge général, puis çà et là quelques traînées d'une substance molle et blanchâtre qui ne joue évidemment aussi qu'un rôle très-accessoire, et dont nous examinerons plus bas la composition élémentaire. C'est aussi dans la pulpe brunâtre en voie de ramollissement que l'on rencontre deux ou trois loges ou cavités kystiques à surface lisse, mais sans parois membraneuses (l, m, m'), paraissant tout simplement creusées à la manière des yeux de fromage. Ces cavités renferment un peu de sérosité sanguinolente ; la plus grande d'entre elles, qui a 4 ou 5 centimètres de longueur, contient en outre un caillot récent, mou, facile à distinguer, et qui n'adhère nullement aux parois.

Enfin le reste de la tumeur se compose du tissu morbide arrivé à son dernier degré de ramollissement, c'est-à-dire sans la moindre cohésion, complétement désagrégé, transformé en une véritable bouillie brunâtre, sanieuse, d'aspect putrilagineux, et qui tend à s'épancher au dehors dès qu'on lui ouvre une issue (h, h'). Cette bouillie sanguinolente, qu'on ne saurait mieux comparer qu'à la boue splénique, se trouve mélangée à une grande quantité de grumeaux demi-solides qui lui donnent beaucoup de ressemblance avec les détritus informes du parenchyme d'une rate ou d'un placenta, ou encore d'une hépatisation pulmonaire dont le tissu a été écrasé, broyé et à demi putréfié.

Les diverses nuances de consistance et de coloration que nous avons essayé de décrire au sein de cette tumeur ne s'appliquent, il faut bien le reconnaître, qu'à trois aspects différents d'un seul et même tissu, lequel ne diffère d'un endroit à un autre que par l'agrégation plus ou moins intime de ses éléments constituants. L'inspection microscopique le démontre suffisamment.

Cette masse informe, hétérogène, friable, qui, surtout par sa consistance mollasse, sa texture mal définie à l'œil nu, éveille l'idée de production cancéreuse, d'ostéosarcome (car c'est dans cette catégorie et quelquefois aussi dans celle des anévrysmes et des tumeurs sanguines qu'on a généralement rangé jusqu'à ce jour ce genre d'altération), cette masse morbide, dis-je, se trouve recouverte et enfermée de toutes parts par une enveloppe ostéo-fibreuse, formée elle-même, d'une manière évidente, aux dépens du périoste et de la couche osseuse sous-périostique qui revêt naturellement la périphérie des condyles fémoraux; on reconnaît aisément que ceux-ci ont été dilatés outre mesure par le développement graduel du tissu pathologique; la coque osseuse est fort incomplète

par elle-même, représentée seulement par des fragments ou lamelles osseuses
très-amincies et ayant perdu leur continuité naturelle. Ces plaques osseuses sont
reliées entre elles par le périoste épaissi qui, dans leurs intervalles, concourt à
peu près seul à la constitution de l'enveloppe générale. Là où l'enveloppe fibreuse
existe exclusivement, son épaisseur varie de 1 demi à 2 millimètres ; en certains
points, et surtout en avant sous le triceps, elle est amincie et éraillée au point
de laisser sourdre, pendant la dissection, un peu de la matière ramollie qu'elle
recouvre. En bas, le périoste faisant défaut, l'enveloppe est complétée par le
cartilage d'encroûtement qui, malgré son isolement du tissu osseux, conserve
encore son épaisseur, sa résistance, son aspect physique, son poli normal du
côté de la surface articulaire.

L'articulation ne présente d'autre lésion qu'une adhérence intime des cartilages entre eux sur quelques points isolés : ainsi le cartilage de la rotule adhère
à celui des condyles fémoraux presque sans aucun intermédiaire organique. Les
ligaments croisés et les fibro-cartilages interarticulaires paraissent atrophiés,
et confondus en arrière au milieu des adhérences qui relient les parties les plus
reculées des surfaces articulaires. Malgré cela, la jointure se prête encore à des
mouvements assez étendus.

Le tibia et son cartilage d'encroûtement sont parfaitement sains. Les muscles
environnants le sont également ; ils peuvent être facilement disséqués et séparés
de la tumeur. Il en est de même des téguments.

En résumé, le tissu morbide se trouve donc circonscrit dans son ensemble par
une coque fibro-ostéo-cartilagineuse. Il se termine en haut par un bord net du
côté du fémur, ce qui exclut toute idée de prolongement dans le canal médullaire. Celui-ci ne présente pour toute altération qu'un léger évasement inférieur
qui correspond à la continuité de ses parois avec la coque primitivement osseuse de la tumeur ; on doit dire aussi qu'au voisinage de cette dernière le tissu
médullaire est un peu plus rouge que de coutume.

Examen microscopique. — Outre des masses graisseuses plus ou moins dénaturées par un mélange de matière amorphe et granuleuse, outre des globules
sanguins qui, sans être extrêmement nombreux, sont cependant répandus dans
presque tous les points de la substance morbide, on découvre d'une manière
très-nette, et comme élément essentiel, dominant, caractéristique, un nombre
considérable de plaques à noyaux multiples ; plusieurs d'entre elles offrent des
noyaux si nets et si confluents qu'ils représentent assez bien ce phénomène d'ovologie connu sous le nom de *segmentation du jaune* (pl. III, fig. 2). C'est surtout
dans les parties les plus résistantes et d'un rouge franc que les plaques médullaires sont bien dessinées : leurs contours sont nets et réguliers, leurs noyaux

nombreux et fortement accusés. Dans ce tissu à l'état de crudité, elles se touchent presque toutes par leurs bords, ne laissent entre elles que de rares et étroits intervalles ; elles offrent en un mot un mode d'agrégation très-intime, très-tenace, très-serré, qui s'effectue au moyen de la matière amorphe granuleuse et de quelques rares éléments fibreux et fusiformes ; cette ténacité se manifeste surtout quand on cherche à dilacérer le tissu sous le microscope.

Dans les parties les plus ramollies, celles qui offrent l'aspect d'un putrilage rougeâtre, la désagrégation est extrêmement facile et la dilacération à peu près inutile ; les plaques multinucléées nagent isolées dans le véhicule de la préparation, au milieu d'une quantité notable de noyaux libres disséminés, de granulations moléculaires et de granulations graisseuses ; un certain nombre de myéloplaxes paraissent entamées, déchiquetées sur leurs bords, en voie de destruction ou de dissolution ; d'autres renferment des granulations graisseuses incluses dans leur propre substance, et qui masquent en grande partie leurs noyaux. On ne rencontre qu'un fort petit nombre d'éléments fibro-plastiques.

La grande plaque de substance jaune qui occupe le centre de la tumeur, et qui paraît comme surajoutée à son tissu fondamental, est formée, au point de vue histologique, par un amas de granulations graisseuses mélangées à quelques granulations moléculaires, et aussi par un petit nombre de myéloplaxes infiltrées elles-mêmes de nombreuses granulations graisseuses. Les petites traînées de substance molle et blanchâtre déposées çà et là dans le voisinage de la plaque jaune sont uniquement constituées par des granulations moléculaires plongées dans de la matière amorphe ; elles renferment cependant aussi quelques myéloplaxes disséminées (pl. III, fig. 1, *i*).

Suites et résultats de l'opération. — Le 5 juin, premier pansement ; réunion partielle des lèvres de la plaie ; bon état général, bon appétit. — 2 portions.

Le 9, aucun accident ; quelques ligatures commencent à se détacher.

1er juillet. La cicatrisation est presque achevée ; la malade se lève et marche avec des béquilles.

Le 8, cicatrisation complète.

La malade reste encore quelques semaines dans nos salles, pendant qu'on lui confectionne un membre inférieur artificiel. Elle s'exerce pendant plusieurs jours à l'usage de cet appareil prothétique, auquel elle ne tarde pas à s'accoutumer. Elle quitte l'hôpital dans les premiers jours du mois d'août.

Dernièrement, c'est-à-dire près de trois ans après l'amputation, nous avons revu la jeune fille, qui se trouve toujours dans un parfait état.

M. Ch. Robin, qui se livre depuis nombre d'années, et avec tant de succès, aux recherches d'anatomie pathologique, nous a communiqué de vive voix les renseignements qui vont suivre ; nous les croyons assez importants pour mériter de constituer à eux seuls une observation digne d'intérêt.

OBSERVATION XXXI.

Tumeur à myéloplaxes pulsatile de l'extrémité inférieure du fémur.

En 1846, on pratiqua, à l'hôpital des Cliniques, une amputation de la cuisse pour une tumeur pulsatile et réputée anévrysmale des condyles du fémur. M. Ch. Robin examina la pièce avec le plus grand soin ; il injecta le système artériel et reconnut qu'un grand nombre de petites artères s'abouchaient, en effet, dans la cavité ostéo-fibreuse résultant de l'altération des condyles, mais que cette cavité, en outre, était remplie d'une sorte de tissu rougeâtre, semblable, par place, à de la boue splénique, et dans lequel on découvrait au microscope une grande quantité de plaques à noyaux multiples. Le malade mourut de l'opération.

De pareils exemples méritent, sans contredit, d'être rapprochés les uns des autres ; mais, avant de nous livrer à la discussion très-intéressante et toute naturelle qu'ils soulèvent, relativement à la grande question des tumeurs sanguines des os, nous allons rassembler tous les faits plus ou moins analogues qui sont parvenus à notre connaissance : plusieurs d'entre eux pourront peut-être nous servir à jeter un peu de lumière sur ce point obscur de pathologie ; la plupart, du moins, nous fourniront des exemples incontestables de tumeurs à myéloplaxes, considérées dans leurs différentes variétés de siége, d'aspect physique, et de structure intime.

Et d'abord, était-elle de la même nature que la nôtre, cette énorme tumeur dont l'observation est relatée dans les *Leçons orales de Dupuytren*, sous le nom de *spina ventosa*, qui ne pesait pas moins de 22 livres, et qui développée dans la moitié supérieure de l'humérus l'avait considérablement dilatée, surtout en arrière, et l'avait transformée en une vaste poche ostéo-fibreuse, renfermant pour tout tissu *une bouillie épaisse et rougeâtre*, dont Vauquelin fit l'analyse chimique (t. II, p. 268)? Il serait téméraire de l'affirmer d'une manière positive, mais il est permis de le soupçonner fortement.

Nous sommes tout disposé à porter le même jugement, et à garder en même temps la même réserve vis-à-vis de la tumeur suivante, affection dite cancéreuse du fémur, dont l'histoire a été publiée avec détails, il y a près de vingt ans, par M. H. Gueneau de Mussy, alors interne des hôpitaux; nous serons obligé d'en abréger tout ce qui n'a pas rapport à l'anatomie pathologique.

OBSERVATION XXXII.

Dalliard (François), âgé de 33 ans, tailleur. — Il y a cinq ans (1837), à la suite de fatigues, ce malade commença à ressentir dans les genoux des élancements qui disparaissaient la nuit. — Le 21 novembre de la même année, douleur violente et subite, suivie de chute et de fracture des condyles fémoraux du côté droit; consolidation, légère déformation du genou. — Le 23 juillet 1838, nouvelle chute sur le genou, dans un escalier; nouvelle fracture de l'extrémité inférieure du fémur droit : trois mois après il marchait avec des béquilles, et, au bout de huit à dix mois, sans béquilles. Cette amélioration durait depuis un an, quand de nouvelles douleurs éclatèrent dans le genou droit, s'accompagnant de faiblesse du membre. La déformation du genou augmenta alors, mais surtout dans le sens antéro-postérieur; la rotule faisait saillie en avant. — Le 22 mai 1841, Dalliard entra à l'hôpital de la Charité et y fut traité pour une tumeur blanche; les douleurs se dissipèrent peu à peu. — Le 20 décembre 1842, nouvelle chute : flexion forcée du genou, suivie d'une douleur vive et d'un gonflement considérable et rapide.

Dalliard entre alors à l'Hôtel-Dieu. Il porte une tumeur du genou droit, rouge, très-chaude, correspondant à l'extrémité inférieure du fémur, arrondie, saillante en avant, ayant 20 centimètres de hauteur verticale et un peu moins de largeur, médiocrement douloureuse à la pression, offrant dans sa moitié supérieure une résistance élastique sans fluctuation manifeste; plus bas, le doigt perçoit par la pression une sorte de crépitation; la rotule reste encore un peu mobile. — Amputation de la cuisse.

Examen de la tumeur. — On fait une incision au niveau du tendon du droit antérieur; les muscles vaste externe et vaste interne, renversés l'un en dehors, l'autre en dedans, sont un peu amincis, adhérents aux parties sous-jacentes; ils ne paraissent pas altérés dans leur structure; au-dessous d'eux, existe une membrane blanchâtre, résistante, comme aponévrotique, infiltrée de graisse en dedans surtout, transparente en d'autres points, principalement en dehors, et distendue par un tissu rénitent, offrant çà et là une résistance comme cartilagineuse, superficielle toutefois, et surtout évidente près de l'insertion des tendons du triceps fémoral à la rotule. *Ce tissu, à travers la membrane qui le recouvre, montre une couleur rouge livide, avec quelques points jaunâtres qui lui donnent l'aspect du tissu du foie.* Si on y appuie fortement, on surmonte son élasticité, et l'impression du doigt y reste profondément marquée, en même temps qu'elle accuse la rupture des éléments qui le composent. Si on incise cette membrane d'enveloppe, il s'écoule par l'incision une *sanie ichoreuse rougeâtre.* L'incision fait découvrir une *substance hétérogène dans son aspect, de consistance grommelée,* tantôt blanchâtre, formée d'un tissu mou, friable et analogue à l'encéphaloïde, *tantôt rouge livide et formée de caillots.* Si on presse cette substance entre les doigts, on sent une résistance produite par des dégénérescences osseuses développées dans la tumeur. L'extrémité inférieure du fémur est séparée de ses condyles; dans l'intervalle qui les divise, est une infiltration de cette substance particulière, adhérente et emprisonnée dans les stalactites osseuses correspondantes aux surfaces contiguës de la fracture. La rotule est saine, mais elle adhère, au moyen d'un tissu fongueux très-serré, à la face antérieure des condyles du fémur, laquelle face, séparée du reste de l'os, présente un demi-centimètre environ d'épaisseur; on n'y reconnaît le tissu osseux qu'à des plaques minces offrant plutôt la résistance du parchemin que celle du tissu osseux proprement dit. On ne saurait mieux comparer la sensation que donne au palper le tissu sous-jacent à la rotule qu'à celle qu'on perçoit en touchant certaines dégénérescences osseuses des plèvres ou de l'aorte. Si l'on écarte un peu plus profondément encore les fragments, c'est-à-dire les condyles et le fémur, on trouve qu'ils sont séparés complétement d'avant en arrière *par un tissu fibrineux qui, s'il était disposé couche par couche, ressemblerait à ceux que l'on trouve dans les poches anévrysmales. Ici les couches ne sont pas évidentes; le tissu est grommeleux et friable sous le doigt.* Il en est de même au niveau de la partie latérale des condyles : ce caractère n'existe qu'à la surface; immédiatement au-dessous, existe la dégénération fongueuse. Si l'on incise la tumeur de manière à pénétrer dans l'articulation du genou, et si l'on introduit les doigts de manière à comprendre entre le pouce et l'index le fragment inférieur, on sent qu'il a à peine quelques millimètres d'épaisseur; sa face postérieure est fongueuse; sa face articulaire, au contraire, est parfaitement saine; les cartilages sont intacts; seulement le tissu cellulaire adipeux qui double la synoviale paraît, en divers endroits, être le siége d'une infiltration sanguinolénte livide. Du côté du tibia, les surfaces articulaires et le ligament semi-lunaire sont parfaitement sains; le tissu adipeux qui les entoure est aussi le siége de petites ecchymoses extérieures à l'articulation. En arrière de la tumeur on trouve le nerf sciatique, l'artère et la veine poplitée, enfouis dans un tissu cellulaire serré, parfois infiltré de sang, au milieu duquel on dissèque avec peine les tendons des muscles qui dessinent le creux poplité: les ligaments croisés sont intacts. On trouve aussi dans l'épaisseur même des jumeaux, et près de leur insertion, des foyers d'un rouge livide, comme ceux qui parsèment les tissus voisins de l'articulation. (*Bulletins de la Soc. anat.*, 1842, p. 119.)

L'observation 33 va nous offrir encore un exemple d'altération des condyles fémoraux; elle a été communiquée, il y a trois ans, à la Société anatomique sous le titre indéterminé de *Tumeur de l'extrémité inférieure du fémur*; le tissu morbide présentait quelques-uns des caractères physiques attribués jusqu'à ce jour aux tumeurs sanguines des os, particulièrement aux tumeurs érectiles et aux fongus hématodes. Comme nous n'avons pas eu occasion de voir par nous-même cette pièce pathologique, nous ne savons pas au juste quelle était la proportion relative de ses éléments constituants, et si elle ne mériterait pas à certains égards d'être rangée parmi les tumeurs complexes, plutôt que parmi les types de tumeurs à myéloplaxes, types que nous avons surtout en vue dans notre travail; cependant, puisqu'elle renfermait, d'après le témoignage de M. Ch. Robin, une grande quantité de myéloplaxes, puisque d'un autre côté, au dire des témoins oculaires, et d'après la description consignée par M. Topinard dans les *Bulletins de la Société anatomique* (t. XXXI, p. 264), son tissu présentait dans une foule de points cette coloration rougeâtre caractéristique que nous avons tant de fois signalée, il nous semble qu'on peut sans scrupule la considérer comme un spécimen de tumeur *myéloplaxique*, ou, pour parler plus exactement encore (et en considération surtout de sa trame fibreuse très-développée), comme une tumeur *fibro-myéloplaxique*; quant à sa vascularité, indice d'une nutrition plus ou moins active, quant aux cavités kystiques et aux épanchements sanguins, productions évidemment éventuelles, ce sont là des circonstances purement accessoires, qui ne peuvent constituer pour nous autre chose que de simples variétés, et auxquelles nous accordons trop peu de valeur dans l'altération nutritive locale qui caractérise essentiellement la maladie, pour les faire participer à la dénomination de l'espèce morbide.

OBSERVATION XXXIII.

Tumeur fibro-myéloplaxique des condyles du fémur droit.

Alexandrine Marchandies, âgée de 25 ans, est entrée le 12 avril 1856 dans le service de M. Denonvilliers, hôpital Saint-Louis.

Cette femme n'offre aucun antécédent scrofuleux ou syphilitique; ses parents sont vivants et bien portants ; elle est mère de six enfants, et n'a cessé de jouir d'une excellente santé. Il y a quatre ans, en jouant avec quelques amies devant la Salpêtrière, elle fit une chute et se donna une entorse de l'articulation trapézo-métacarpienne gauche; la partie interne du genou droit porta en même temps sur le sol, et devint le siége d'une douleur vive, qui diminua dès le lendemain et cessa d'attirer son attention. Toutefois quelques douleurs vagues et spontanées s'y manifestaient de loin en loin, et s'accompagnaient de gêne des mouvements de l'articulation. Six mois après, elle dut prendre le lit une partie de la journée. Elle entra bientôt à la Pitié, chez M. Laugier, et en sortit, deux mois après, améliorée et marchant sans grande souffrance. L'affection fit des progrès, une tumeur apparut, et deux ans plus tard elle se présentait à l'hôpital Saint-Louis. M. Denonvilliers pratiqua, quinze mois après son entrée, une ponction exploratrice sur la partie la plus saillante, c'est-à-dire en dedans; du sang noir seul s'écoula et amena un peu de soulagement pendant deux ou trois jours; mais les symptômes revinrent, et la malade demanda elle-même son exeat. Les progrès continuèrent lentement et par intermittence; Marchandies pouvait vaquer à ses occupations et marcher avec des béquilles, pourvu que son pied ne touchât pas le sol ; enfin elle devint enceinte pour la septième fois, une nouvelle exacerbation apparut, et le gonflement de son genou, ses douleurs incessantes, la forcèrent à revenir à Saint-Louis.

A mon entrée dans le service, le 11 mai, je constate (dit M. Topinard) l'existence d'une tumeur du volume environ d'une tête de fœtus à terme, qui me paraît se rattacher essentiellement au condyle interne du fémur droit. Le toucher fait reconnaître assez facilement la crête du tibia, la tête du péroné, l'interligne articulaire externe, et la rotule ; cette dernière, mobile comme normalement, est un peu déviée de haut en bas et de dehors en dedans. Le condyle externe est légèrement augmenté de volume. La tuméfaction commence vers la réunion des deux tiers supérieurs avec le tiers inférieur de la cuisse, descend en augmentant en avant, mais surtout en dedans, selon un plan incliné, et, arrivée à deux travers de doigt et demi au-dessous de l'interligne articulaire interne, se termine brusquement par une saillie ou bord arrondi qui tombe presque perpendiculairement sur la face interne du tibia ; sur les côtés, elle se perd insensiblement, d'une part, vers la légère tuméfaction de la région condylienne externe, de l'autre, sur le creux poplité, où elle semble passer en avant du demi-membraneux. Les deux points les plus saillants sont situés en dedans : l'un, antérieur, est à cinq travers de doigt en dedans de la rotule ; l'autre, postérieur, correspond à l'endroit ponctionné par M. Denonvilliers : ils sont séparés par une gouttière verticale. En ces points, les téguments sont lisses, amincis, violacés, parcourus par des dilatations vasculaires bleuâtres, lie de vin ; la consistance y est molle, mais non fluctuante. En s'éloignant d'eux, ces caractères diminuent, les varicosités disparaissent, l'empâtement succède à la mollesse. La circonférence inférieure de la cuisse, passant par les bosselures et le milieu de la rotule, est de 52 centimètres, tandis que du côté sain elle est de 37 centimètres ; la mensuration comparée des deux membres inférieurs montre un amaigrissement considérable de la cuisse droite, au-dessus de la tumeur et de la jambe droite, la cuisse proportionnellement diminuée plus que la jambe ; l'articulation ne contient pas de liquide, mais on y perçoit une crépitation différente de la crépitation osseuse. Aucun bruit à l'auscultation, aucun soulèvement ou battement à la palpation. Il existe des douleurs, les unes sourdes, continues, les autres par élancements ; ces dernières ne surviennent que spontanément, surtout la nuit, et ont leur maximum d'intensité dans la bosselure antérieure. La jambe est dans une flexion légère dans la station verticale ou le décubitus horizontal ; la malade lui communique quelques mouvements bornés de flexion et d'extension, que le chirurgien ne saurait exagérer sans quelque difficulté ; on produit plus aisément et sans douleur un mouvement de latéralité très-prononcé, que j'attribue au déplacement ou relâchement du ligament latéral interne. M. Denonvilliers, depuis l'entrée de cette femme, a établi son pronostic, et songe à l'amputation, qu'il ajourne après l'accouchement.

30 mai. Marchandies est accouchée il y a dix jours et n'a pas éprouvé le plus minime accident; son enfant a été confié à une nourrice, et la sécrétion lactée a été suspendue sans difficulté par la pervenche et l'eau de Sedlitz. Durant quelques jours, la tumeur a diminué, les marbrures ont perdu de leur coloration, les mouvements ont été moins limités, les élancements moins fréquents; mais aujourd'hui tout se rétablit comme précédemment.

2 juin. La tumeur a augmenté de volume depuis le 11 mai, spécialement vers le condyle externe et par en haut; quelques ganglions cruraux sont volumineux et roulent sous le doigt.

Le 3. M. Denonvilliers pratique l'amputation de la cuisse, à sa partie moyenne, par la méthode circulaire ordinaire..... Collapsus prolongé et inquiétant, dû à la suppression rapide de l'immense quantité de sang contenue dans la tumeur.....

Dissection de la tumeur. — Les masses musculaires qui enveloppent l'extrémité inférieure du fémur sont ramollies, comme macérées et infiltrées d'un liquide rouge foncé, jusqu'à deux ou trois travers de doigt de l'endroit amputé; des quantités énormes de tissu adipeux se rencontrent dans les points habituels, sauf en dedans, où les parties molles sont refoulées, amincies.

La tumeur occupe principalement la moitié interne du quart inférieur du fémur, ou pour mieux dire, elle est constituée par un renflement portant spécialement sur la partie antérieure, postérieure et interne, du condyle interne, sur la partie postérieure de l'échancrure intercondylienne et du condyle externe, sur la base du triangle poplité du fémur. Le point le plus saillant répond à la tubérosité interne, à 2 pouces environ en dedans du niveau normal de celle-ci. Sa surface est formée par une couche osseuse, d'épaisseur variable, réduite en dedans, dans les points correspondant aux bosselures, à une mince lamelle qui semble s'identifier avec les parties sus-jacentes; elle adhère intimement aux tissus fibreux et musculaires altérés, infiltrés par un tissu d'induration peu consistant, en sorte que l'énucléation, la dissection de la tumeur, sont fort difficiles. En quelques endroits, où l'examen de cette surface est plus favorable, nous constatons diverses particularités. Ainsi, dans le point où la tumeur se continue avec la diaphyse, nous notons en quelque sorte deux périostes : l'un, fort adhérent à l'os, est épaissi, opaque, résistant; l'autre, supplémentaire, est constitué par le tissu cellulaire voisin, infiltré de lymphe plastique organisée, lardacée; ce dernier tantôt se confond avec le premier, tantôt peut en être détaché par une dissection minutieuse. La surface cartilagineuse du condyle interne est envahie par un tissu de nouvelle formation, dépendant de la production sous-jacente et ressemblant parfois à des polypes sessiles violacés et de nature érectile; en effet, après l'exposition prolongée de la pièce dans un courant d'eau, et l'évacuation de tout le sang, ces sortes de polypes avaient perdu les deux tiers de leur volume, et paraissaient pâles et flétris. La partie postérieure et interne du condyle externe est bosselée, rugueuse ; le cartilage d'encroûtement y est soulevé çà et là, tandis que la partie antérieure et externe est saine. La face externe du condyle externe, quoique manifestement augmentée de volume, a conservé sa configuration et son aspect normaux. Le périoste y est épaissi ; en un point, de l'étendue d'un haricot, il est violacé et soulevé par un tissu mou appartenant à la dégénérescence sous-jacente. Évidemment celle-ci faisait des progrès par ici comme du côté interne. Çà et là enfin, en mettant l'os à nu, on découvre des sillons verticaux parallèles et rougeâtres, qui indiquent en ces points l'ostéite du tissu compacte.

Passons maintenant à l'intérieur, et voyons ce que nous apprendront diverses coupes. Une première incision verticale, pratiquée sur le côté interne, au niveau du point culminant postérieur, nous montre : 1° une enveloppe osseuse assez régulière à l'extérieur, mais irrégulière et anfractueuse à l'intérieur ; 2° un *tissu fongueux*, que M. Denonvilliers compare au tissu caverneux, mais à trame, à mailles plus serrées, à texture faible, d'aspect finement granuleux. Il contient une grande quantité de sang noir que la moindre pression fait écouler, et est parcouru en divers sens par des canaux ou cavités du calibre d'une plume de corbeau en moyenne, revêtus d'une membrane rosée offrant quelques valvules et remplis de sang noir ; ces derniers sont manifestement des sinus veineux.

Une seconde incision au niveau de la bosselure postérieure nous mène dans une vaste poche pleine de sang, et ressemblant d'une manière remarquable à la cavité des oreillettes.

Enfin une section complète par la scie, d'avant en arrière, de la diaphyse et de la portion interne du condyle externe, nous offre des particularités non moins curieuses. Au centre et vers la partie postérieure, s'y voit une masse du tissu fongueux déjà décrit, irrégulière, de la consistance à peu près d'une éponge fine, mais plus fragile, remplissant les intervalles laissés par de larges sinus veineux et quelques cloisons osseuses. Elle envoie vers le canal médullaire de la diaphyse un prolongement conique reçu dans une sorte de doigt de gant dont les parois sont formées par le tissu compacte graduellement aminci, et le fond par un diaphragme curviligne jaunâtre, mou, et de récente formation. En maniant la partie interne de cette coupe, une fracture s'est produite presque spontanément vers ce point. La portion inférieure de la section répond au condyle externe et présente des cloisonnements épais et irréguliers de tissu osseux et des cavités analogues à celles décrites ci-dessus dans le tissu propre ou fongueux.

L'une de ces cavités se prolonge au-dessus et en avant de l'espace inter-condylien, et a le volume d'une grosse noix. La portion de diaphyse située au-dessus du diaphragme ci-dessus est infiltrée de *suc médullaire plus consistant et plus rouge que normalement.* Les lamelles y sont recouvertes d'un *dépôt rougeâtre d'aspect fibrineux,* ne se détachant pas sous un filet d'eau fort et prolongé. Elle donne à songer à la première période de la myélite. Le tissu spongieux des condyles du tibia, sans être précisément malade, est très-infiltré d'un *suc rouge et sirupeux;* il est raréfié et le siége d'une injection qui résiste au lavage à grande eau. Le tissu spongieux de la rotule est intact. J'ai omis de dire que le tissu propre de cette tumeur présente partout la même consistance, et qu'on n'y rencontre que de très-rares et de très-petits caillots sanguins.

Examen microscopique. — M. Charles Robin, auquel nous avions envoyé divers fragments de la tumeur, a eu l'extrême obligeance de nous remettre la note suivante : *Tumeur principalement fibreuse, avec un peu de fibro-cartilage et beaucoup d'éléments de la moelle des os dits myéloplaxes.*

Nous avons appris, depuis que cette observation a été publiée, que la malade a succombé le 5 juillet, c'est-à-dire au bout d'un mois, aux suites de l'opération (ostéo-myélite et infection purulente).

La tumeur n'ayant point présenté de battements appréciables, il eût été difficile et aventureux, dans ce cas particulier, de diagnostiquer un anévrysme ou une production érectile des os; mais l'inspection de la pièce anatomique était certainement de nature à faire naître dans l'esprit l'idée d'une tumeur de cette sorte, et si l'on n'avait pas procédé à l'examen de cette pièce avec tout le soin possible, si le microscope n'était pas intervenu pour démontrer de la manière la plus manifeste, dans cette cavité osseuse anfractueuse et diversement cloisonnée, la présence d'un tissu organisé, de formation patholo-gique et à structure spéciale, il est fort présumable qu'à l'œil nu on n'y aurait vu absolument que du sang et une trame d'apparence érectile, et que cette tumeur aurait été rangée encore, comme tant d'autres, parmi les tumeurs sanguines des os.

En voici une autre qui, autant que nous pouvons en juger, n'est presque qu'une répétition de la précédente, si ce n'est qu'elle ren-fermait vraisemblablement beaucoup moins de tissu fibreux ; elle a été déposée au musée Dupuytren (n° 471) par M. le professeur Nélaton, et on lui a donné là pour titre : *Cancer du tibia avec kystes osseux*. C'était bien probablement, dans la tête du tibia gauche, une maladie à peu près identique à celle qui occupait tout à l'heure l'extrémité inférieure du fémur. Malgré sa macération prolongée dans l'alcool, la coupe de cette pièce présente encore, dans son ensemble et dans plusieurs de ses parties, la coloration rouge brunâtre qui la caractérisait à l'état frais, ainsi que j'ai pu le constater récemment sur le dessin colorié qui en a été gardé. Il y avait ici un peu moins de matière charnue que dans le cas de M. le professeur Denonvilliers. L'aspect anfractueux et aréolaire des ventricules du cœur se manifeste à un haut degré sur la coupe de cette pièce conservée, aussi bien que sur le dessin ; il nous semble évident que toutes ces cavités ou aréoles osseuses, plus ou moins lozangiques, de grandeurs variées, depuis 1 ou 2 millimètres, jusqu'à 3 ou 4 centimètres, communiquant les unes avec les autres, entremêlées de quelques masses ou ilots de tissu spongieux à peu près normal, et désignées sous le nom de *kystes osseux*, ne sont autre chose, à proprement parler, que le résultat d'une dilatation mécanique des *cellules* osseuses naturelles, dilatation dont on peut ici suivre tous les degrés à la faveur de transitions insensibles. Au premier abord, il est vrai, la plupart des cavités un peu spacieuses se montrent presque vides; cependant, en y regardant de près, on reconnaît que leur paroi osseuse n'est pas tout à fait à nu, mais qu'elle est tapissée, comme celle des cavités plus petites, par une couche plus ou moins manifeste d'une matière brune, rougeâtre, tomenteuse, friable, rétractée sans doute par l'action de l'alcool, et dont les parties les plus ramollies ont peut-être été évacuées autrefois; elle ne paraît pas reposer immédiatement sur le tissu osseux, qui en est dans bien des points séparé par une pellicule membraneuse et translucide, sorte de périoste interne d'une délicatesse extrême. Quoi qu'il en soit, nous avons voulu, pour vérifier ou contrôler nos prévisions sur sa nature intime, soumettre à l'examen microscopique cette matière charnue ou pour mieux dire pulpeuse, en partie dénaturée par une macération de plusieurs années; le résultat de cet examen, sans être parfaitement concluant, est cependant susceptible de corroborer plutôt que de détruire l'opinion que nous nous étions formée *a priori* sur sa composition élémentaire : nous y avons observé en effet un grand nombre de plaques à bords diffus, à fond obscur, de formes variées, de dimensions oscillant entre 1 et 6 centièmes de millimètre, et qui nous ont paru représenter les vestiges encore reconnaissables de myéloplaxes qui auraient été condensées sous l'influence de l'alcool, auraient perdu la netteté primitive de leur contour, et dont les nombreux noyaux auraient complétement cessé de rester distincts. Nous ne possédons que des renseignements assez restreints sur la marche et le développement de cette tumeur du tibia ; nous les avons empruntées pour la plupart aux *Leçons cliniques de chirurgie* de M. le professeur Nélaton, publiées en anglais à Philadelphie, en 1855, par le Dr Walter Atlee (p. 308).

OBSERVATION XXXIV.

En décembre 1853, M. le professeur Nélaton présente, à sa leçon clinique une pièce pathologique fraîche. C'était un membre inférieur récemment amputé au-dessus du genou, dans les environs de Saint-Omer, sur un malade de sa pratique particulière.

Il s'agissait d'un jeune homme de 22 ans, qu'on avait traité pour une affection syphilitique de la partie supérieure du tibia, jusqu'au moment où MM. Ricord et Nélaton furent appelés en consultation : ces deux chirurgiens reconnurent alors que l'affection était une variété de cancer des os. La maladie, dans ce cas particulier, ne datait que de trois mois, et déjà l'on pouvait plier l'os en toute direction comme s'il était formé d'une substance molle et élastique. Les douleurs étaient si intenses, que le patient n'avait pas dormi depuis trente jours ; le tibia seul était affecté, et seulement dans sa partie la plus élevée. On avait pratiqué l'amputation de la cuisse aussi bas que possible, attendu que cela facilite l'application d'un membre artificiel, en même temps que cela multiplie les chances de guérison ; il était facile de voir que l'incision des parties molles avait porté immédiatement au-dessus de la rotule.

En procédant à l'examen de cette pièce, on reconnut, après avoir ouvert l'articulation du genou, dont les mouvements étaient restés naturels, que la cavité articulaire était intacte, que la maladie n'y avait point pénétré. Si l'on avait trouvé quelque altération dans l'article, elle n'aurait pu s'y propager que par les portions du tibia dépourvues de cartilage, puisque celui-ci empêche l'extension de l'affection cancéreuse. Après avoir scié verticalement le tibia, on reconnut que l'affection n'était pas du cancer, mais seulement une *tumeur érectile de l'os.* Dans le cas de ce jeune homme, il n'y avait jamais eu de pulsations ni de bruit de souffle, ce qui avait fait croire à M. Nélaton que la tumeur n'était probablement pas de nature vasculaire, mais devait certainement être encéphaloïde. La portion altérée du tibia, quand l'os eut été scié verticalement en deux moitiés, parut avoir environ 5 pouces de long, suivant la direction de l'axe de l'os, et 3 pouces et demi de large. M. Nélaton fit remarquer que l'affection était, pour ainsi dire, intermédiaire entre une *tumeur érectile* et ce qu'on appelle *kystes multiloculaires des os,* kystes qui contiennent un liquide séro-sanguinolent. Dans l'ouvrage de Scarpa, disait-il, on peut trouver une représentation exacte de ce que l'on voit ici.

Ajoutons que ce malade a succombé aux suites de l'opération ; en sorte que ce fait ne peut servir à éclairer la question des récidives.

Nous avons été recueillir à l'hôpital Lariboisière tous les détails cliniques qu'il nous a été possible de nous procurer concernant *deux* faits qui appartiennent à la pratique de M. Chassaignac, et qui vont nous servir à caractériser une variété importante de tumeurs à myéloplaxes ; les pièces anatomiques en ont été présentées à la Société de chirurgie. La production pathologique avait pour siége, dans l'un, l'extrémité supérieure du tibia ; dans l'autre, l'extrémité inférieure du fémur ; à cette légère différence près, on peut considérer les deux cas comme ayant entre eux de très-grandes ressemblances, tant sous le rapport de l'âge du sujet et de la marche de la maladie que sous celui des caractères physiques et de la composition intime du tissu morbide. Ces deux tumeurs, bien qu'appartenant à la même espèce histologique que toutes celles que nous avons décrites jusqu'à présent, s'en éloignent cependant et en diffèrent sensiblement par les apparences extérieures du tissu qui les compose, et surtout par leur coloration blanchâtre ou légèrement jaunâtre, qui rappelle plus ou moins le tissu dit encéphaloïde, et qui est toute différente de la coloration rouge-brun, ordinairement si caractéristique, des tumeurs à myéloplaxes; cette différence d'aspect physique, si frappante à l'œil nu, entre des tumeurs essentiellement constituées les unes et les autres par l'hypergénèse des plaques à noyaux multiples, aurait été de nature à nous étonner beaucoup, si elle ne nous était pas surabondamment expliquée par la constitution même de leur tissu, c'est-à-dire par la présence de l'élément graisseux accidentellement associé (et en proportion considérable) à l'élément myéloplaxique.

On trouvera un peu plus loin (n°ˢ 42 et 43) deux autres observations qu'on pourrait utilement rapprocher de celles-ci.

OBSERVATION XXXV.

Tumeur myéloplaxique pulsatile de la tête du tibia gauche (variété graisseuse).

Geneviève Klemann (veuve Dufay), âgée de 29 ans, autrefois institutrice, née à Paris, entre à l'hôpital Lariboisière, le 24 février 1859, dans le service de M. Chassaignac (salle Sainte-Marthe, n° 1).

Commémoratifs. — Au mois d'août 1857, cette jeune femme, bien constituée et habituellement bien portante, fit un faux pas et éprouva dans le pied gauche une douleur qu'on peut attribuer à une entorse. Elle essaya de calmer la douleur en exécutant sur ce pied une sorte de massage; pendant le mouvement de torsion imprimé à la jambe par cette manœuvre, elle ressentit subitement dans le genou correspondant une douleur vive qui ne dura guère plus de cinq minutes; mais il resta un peu de gêne dans ce genou jusqu'au mois de décembre. A cette simple gêne succédèrent alors de véritables douleurs sourdes mais continuelles pendant la marche, et cessant totalement par le repos du membre. Le 25 décembre, on lui fit appliquer 25 sangsues; la douleur, loin de diminuer, parut augmenter, et commença même à persister pendant le repos au lit. Quelques jours après, vésicatoire qui amène du soulagement; cela lui permet de sortir et de marcher un peu dans la journée du 31 décembre. Dès lors simple gêne pendant la marche, jusqu'au mois de février, époque à laquelle elle tomba, dans un escalier, sur la tête du tibia : douleur très-vive, au point de perdre connaissance pendant quelques minutes; gonflement presque subit, qui persiste pendant près de six semaines, en diminuant peu à peu, ainsi que les douleurs, pour laisser à sa place une tumeur circonscrite appliquée en dedans de la tête du tibia, tumeur grosse comme la moitié d'un œuf de poule, élastique et sans altération de la peau. A partir de ce moment, la marche reste encore gênée, difficile ; quelques douleurs réapparaissent de loin en loin, dans ce genou, à l'occasion de fatigues.

En juin 1858, chute sur la fesse ; ictère ; repos au lit pendant un mois, durant lequel le genou n'est aucunement douloureux. Pendant les trois mois qui suivirent, la malade, qui est très-intelligente, remarqua que la tumeur était le siége de battements très-évidents même à la simple vue. On essaya sans succès l'iodure de potassium à l'intérieur et en pommade, l'huile de foie de morue, etc.

En septembre 1858, le massage fait diminuer beaucoup les douleurs et un peu la tumeur, dit-elle ; à la fin du mois, une nouvelle saillie grosse comme une petite noix apparaît sur la partie externe et un peu antérieure de la tête du tibia, laquelle se trouva convertie dès lors presque toute entière en une tumeur de médiocre volume, mais molle et dépressible, et qui a continué à se développer lentement jusqu'à ce jour.

État actuel. — A son entrée à l'hôpital, on constate que la tête du tibia est convertie en effet en une tumeur molle, presque indolente, dont le volume total ne dépasse guère celui du poing, et qui ne rend pas le genou correspondant beaucoup plus gros que celui du côté opposé ; la main appliquée sur la tumeur n'y perçoit aucun battement. L'articulation est saine ; on peut lui imprimer les mouvements qu'elle présente normalement. Les deux bosselures interne et externe qui représentent les points les plus ramollis de la tumeur sont fluctuantes.

Le 9 mars, M. Chassaignac, après avoir pratiqué avec le bistouri, sur les deux points fluctuants, deux ponctions exploratrices qui donnèrent issue à un jet de sang d'apparence artérielle, procéda immédiatement à l'amputation de la cuisse, au tiers inférieur, par la méthode circulaire.

Examen de la pièce. — Toute la maladie est concentrée dans l'extrémité supérieure du tibia, qui est transformée en une coque ostéo-fibreuse, de 8 centimètres de hauteur sur 7 centimètres de largeur et de profondeur, et renfermant le tissu morbide. La moitié interne de cette coque, extrêmement amincie, n'est plus guère représentée que par le périoste, épaissi sous forme de membrane fibreuse et doublé encore de quelques lamelles calcaires ; la moitié externe est représentée par une paroi osseuse d'une certaine résistance et articulée avec le péroné. Les cartilages d'encroûtement, qui représentent à la fois la surface articulaire du tibia et la paroi supérieure de la coque, sont parfaitement intacts, ainsi que les autres éléments de l'articulation du genou. Le tissu pathologique qui compose la masse de la tumeur est d'une consistance molle, presque pulpeuse,

comparable à celle de la substance cérébrale et partout à peu près uniforme ;
sa coloration générale est d'un blanc jaunâtre, comparable à celle du mastic de
vitrier ; mais sur ce fond pâle, existent çà et là des taches rougeâtres de 1 à
3 centimètres de diamètre, à contours mal limités, correspondant à de petites
portions du tissu morbide, dans lesquelles il semble qu'il se soit opéré une infiltration sanguine. A l'aspect de ce tissu, M. Chassaignac reconnut les caractères
habituels d'une tumeur encéphaloïde compliquée de petits foyers hémorrhagiques.

Examen microscopique. — M. Ch. Robin, qui a examiné cette tumeur avec
beaucoup de soin, m'a donné sur elle la note suivante :

« Les portions rouges du tissu morbide offraient la coloration du tissu musculaire la plus type qu'on puisse voir. Elles étaient composées de myéloplaxes
extrêmement nombreuses, ayant la plupart un diamètre de 8 à 10 centièmes de
millimètre ; on en trouvait cependant qui n'avaient que 3 à 4 centièmes, et d'autres plus grandes encore que celles signalées ci-dessus ; la plupart avaient des
prolongements sur différents points de leur périphérie, ainsi qu'on l'observe
fréquemment. Les noyaux étaient assez nombreux dans la plupart des plaques,
guère plus gros qu'à l'état normal ; beaucoup avaient un petit nucléole brillant,
Elles étaient uniformément granuleuses. Ces éléments formaient à eux seuls environ les 7 ou 8 dixièmes de la masse du tissu. Le reste était composé de vaisseaux en quantité peu considérable, parcourant une trame formée en parties à
peu près égales de matière amorphe finement granuleuse, de corps fusiformes
fibro-plastiques, dont plusieurs étaient un peu renflés au niveau du noyau ou
offraient un prolongement sur le côté, qui donnait à cette partie élargie une
forme assez nettement triangulaire. On trouvait encore, avec ces éléments, quelques noyaux embryo-plastiques, et des médullocelles de la variété cellule et de
la variété noyau un peu plus grosses qu'à l'état sain.

« Les portions d'une teinte jaunâtre comparable à celle du tubercule offraient
la texture suivante, que l'on peut considérer comme type de cette superfétation
morbide qui n'est pas rare dans les grosses tumeurs de cette espèce : sur le
bord des fragments du tissu placés sous le microscope, on voyait nettement les
myéloplaxes plongées dans une trame que formaient les éléments que nous venons
de signaler plus haut : dans cette trame toutefois les corps fusiformes étaient
plus nombreux que dans la portion rouge ; on pouvait les isoler plus facilement.
La matière amorphe y était moins abondante et plus friable ; les vaisseaux y
manquaient complétement vers la partie centrale, et existaient en petite quantité
sur la périphérie de ces masses jaunâtres. La coloration jaune était due aux particularités suivantes : des granulations graisseuses jaunâtres, foncées, réfractant

fortement la lumière, étaient uniformément distribuées dans tout ce tissu ; les myéloplaxes en renfermaient un assez grand nombre, mais un certain nombre d'entre elles en étaient dépourvues ; les noyaux étaient devenus invisibles dans celles qui étaient remplies par ces granulations graisseuses ; les myéloplaxes ainsi modifiées étaient devenues en même temps beaucoup moins transparentes que les myéloplaxes non parsemées de granulations jaunâtres. Les corps fusiformes fibro-plastiques étaient également remplis par des granulations graisseuses analogues, accumulées surtout autour de leur noyau, ainsi que dans leurs prolongements en pointe ; toutefois certains d'entre eux n'en renfermaient qu'autour du noyau ; il n'y avait pas de corps fusiforme qui ne possédât quelques-unes de ces granulations ; enfin, entre ces divers éléments, existaient de nombreuses granulations graisseuses semblables, mais la plupart plus grosses et plus irrégulières. L'ensemble de ces dispositions donnait au tissu, sous le microscope, une opacité que n'avaient pas les portions rouges du tissu morbide. »

Suites et résultats de l'opération. — Aucun accident pendant les premiers jours qui suivirent l'opération.

Le 18 mars. L'extrémité de l'os fait saillie à la partie antérieure du moignon et soulève la peau qui est rouge et amincie dans ce point.

Le 19. La peau est perforée, et l'angle antérieur de la surface de section du fémur fait à l'extérieur une saillie de 2 centimètres.

Une quinzaine de jours après, la plaie étant cicatrisée, M. Chassaignac procède à la résection de la partie anguleuse du fémur, qui avait perforé les téguments. — La malade guérit rapidement ; elle se maria peu de temps après.

En mars 1860, sa santé était toujours très-bonne ; elle avait acquis de l'embonpoint et un teint florissant : il s'était écoulé un an depuis l'opération.

OBSERVATION XXXVI.

Tumeur myéloplaxique des condyles du fémur gauche (variété fibro-graisseuse).

Rousseau (Joseph), menuisier, âgé de 29 ans, célibataire, né à Lyon, entre à l'hôpital Lariboisière le 20 novembre 1858, dans le service de M. Chassaignac (salle Saint-Augustin, n° 10).

Cet homme est d'une constitution grêle et délicate. Il offre quelques antécédents de scrofule : cicatrices d'abcès fistuleux, ankylose du coude à la suite d'une tumeur blanche, à l'âge de 7 ans. Sa mère est morte, dit-il, d'un cancer de l'estomac.

Commémoratifs. — Il y a un an, il reçut un coup assez violent au côté interne du genou gauche; mais la douleur se calma rapidement, et il resta quatre mois sans rien ressentir. Vers le mois de février 1858, des douleurs sourdes se manifestèrent spontanément dans ce genou pendant la marche, et en même temps commençait à apparaître un certain degré de tuméfaction en dedans du condyle interne du fémur gauche. Le gonflement continua de s'accroître, et le malade en arriva bientôt à ne pouvoir plus s'appuyer sur son membre, et à ne plus marcher qu'à l'aide de béquilles.

En août 1858, il entre à l'hôpital de la Charité, dans le service de M. Velpeau. A cette époque, il ressentait quelquefois des battements profonds dans la tumeur, mais M. Velpeau ne put les constater d'une manière positive; on fit une ponction exploratrice qui ne donna que du sang. On proposa au malade l'amputation; il s'y refusa et quitta l'hôpital.

L'état de cet homme empira de plus en plus; les douleurs augmentèrent, la tumeur continua à grossir; et lorsque après trois mois de temporisation il se présenta à Lariboisière, réclamant à tout prix l'amputation, il ne pouvait plus marcher du tout, sa situation était presque désespérée, il était arrivé à un degré de pâleur et d'amaigrissement excessif, à un état de cachexie, de dépérissement extrême, comparable à celui de la phthisie la plus avancée.

État actuel. — Au genou gauche, au niveau de l'extrémité inférieure du fémur, tumeur volumineuse occupant tout le côté interne de la région, faisant saillie en arrière dans le creux poplité, ainsi qu'en avant sous le tendon du triceps. Cette tumeur est indolente à la pression; sa consistance est généralement ferme; elle présente seulement quelques points fluctuants à sa superficie; la peau qui la recouvre est intacte. L'articulation est saine également, si ce n'est qu'il y a une subluxation des deux os de la jambe qui sont repoussés en dehors, de sorte que le genou forme un angle ouvert en dedans. Un léger engorgement ganglionnaire, de la grosseur d'une noix, existe depuis deux mois dans la région inguinale correspondante. La marche est complétement impossible; des douleurs spontanées très-pénibles privent le malade de sommeil.

Malgré l'état cachectique caractérisé par l'amaigrissement, la diarrhée, la perte des forces, il est impossible de découvrir les signes sensibles de la phthisie pulmonaire.

Le 22 novembre. Amputation de la cuisse au-dessus de la partie moyenne; pansement par occlusion.

Examen de la tumeur. — Cette tumeur a été présentée à la Société de chirurgie le 24 novembre et à la Société anatomique le 26. Elle s'est développée dans l'épaisseur de l'épiphyse inférieure du fémur, et surtout aux dépens du condyle interne; elle paraît avoir débuté dans le tissu médullaire. Cette tumeur, qui est grosse à peu près comme les deux poings réunis, est recouverte par les muscles, qui lui forment une enveloppe. Tout le condyle interne est détruit dans une étendue de 5 centimètres, le condyle externe est réduit à une coque osseuse très-mince et fragile. Les cartilages articulaires sont intacts; l'articulation est saine. Le fémur a été scié longitudinalement, et la tumeur incisée dans la même direction.

Le tissu propre de la tumeur offre une consistance charnue, une coloration d'un blanc terne faiblement jaunâtre, çà et là légèrement pointillé de rouge; ce tissu n'est pas parfaitement homogène, mais grumeleux, et constitué en quelque sorte par l'agglomération de petites masses ou granulations grossières, peu adhérentes entre elles, mais nullement ramollies. Ce tissu propre circonscrit un grand nombre de cavités; celles-ci renfermaient de la sérosité sanguinolente qu'on a vue s'écouler pendant la section de la tumeur; elles sont surtout très-multipliées à la partie supérieure, où leur disposition et leur aspect rougeâtre leur donnent une certaine ressemblance avec la face interne des ventricules du cœur; on dirait presque une tumeur kystique.

L'examen microscopique de la pièce a été fait par M. Ch. Robin, qui l'a trouvée constituée par de nombreuses myéloplaxes, mélangées à des granulations graisseuses abondantes, et en certains points à une trame fibreuse ou fibroïde.

Suites et résultats de l'opération. — 23 novembre. Le pansement externe est défait, mais on laisse la cuirasse de diachylon. Le malade a bien supporté l'opération; il prend des bouillons, des potages, un peu de vin de Bordeaux.

Le 29. On renouvelle tout le pansement. Suppuration abondante; état général peu satisfaisant; pas d'appétit; diarrhée assez fréquente.

6 décembre. Deuxième pansement complet. La plaie commence à se fermer; même état général; pas d'appétit; palpitations que l'on combat par des pilules de Méglin.

Le 14. Troisième pansement. Le moignon est très-bien, mais la diarrhée continue. — Lavements laudanisés.

Le 25. Le malade n'a plus de diarrhée, il reprend des forces; appétit. (2 portions.) Le moignon, presque cicatrisé, n'offre plus qu'une petite plaie large comme une pièce de 5 francs, et qui se ferme complétement au bout de quelques jours.

Pendant les mois de janvier et février, le petit engorgement ganglionnaire inguinal diminua; la constitution de ce malade, que M. Chassaignac garda dans son service longtemps après la guérison, se consolida de plus en plus; il devint méconnaissable, reprit de l'embonpoint et de la vigueur.

A la fin de mars 1859, sa santé était véritablement florissante, et il n'attendait plus pour quitter l'hôpital et reprendre ses travaux, que l'adaptation d'un membre artificiel qu'on était en train de lui confectionner.

Il y a maintenant seize mois que ce jeune homme a été amputé; il a repris ses travaux, et nous avons pu nous assurer ces jours-ci que sa santé est toujours dans le meilleur état.

En 1856, M. Richet eut l'occasion de voir à l'hôtel-Dieu de Marseille, dans le service de M. le Dr Sirus-Pirondi, une tumeur du tibia qu'on ne pouvait rapporter alors qu'à un cancer érectile de cet os, et, deux ans après, il annonçait affirmativement à la Société de chirurgie (8 décembre 1858) que ce n'était autre chose qu'une tumeur *myéloplaxique*. Nous n'avons aucune peine à le croire : ces tumeurs étant très-fréquentes dans l'épaisseur des os, et étant constituées par un tissu très-souvent friable, abreuvé de sang, et ayant, à cause de sa faible cohésion, une grande tendance au ramollissement, elles doivent plus que toute autre être sujettes à présenter de véritables pulsations, à se compliquer de vastes épanchements sanguins; aussi, nous appuyant à la fois sur le témoignage de ce chirurgien distingué, sur le doute légitime qu'inspire depuis plusieurs années la spécificité de la cellule cancéreuse, sur la méprise de M. Lebert lui-même lors de ses premiers travaux (voir obs. 3), sur la confusion manifeste établie encore dans l'observation 5 entre les myéloplaxes et la cellule dite cancéreuse, confusion que nous avons dû rectifier, nous sommes parfaitement autorisé à n'attacher aucune espèce de valeur à la constatation de ces prétendues cellules cancéreuses qu'on trouvera signalées (mais non décrites) vers la fin de l'observation qui va nous occuper. Nous n'allons donner de celle-ci qu'un résumé, en renvoyant pour de plus amples détails aux *Bulletins de la Société de chirurgie* (t. VII, p. 29), ainsi qu'à la thèse inaugurale de M. Bouisson, sur les tumeurs pulsatiles des os (Paris, 1857).

OBSERVATION XXXVII.

Tumeur myéloplaxique pulsatile de la tête du tibia gauche.

La demoiselle Boucon (Claudine), couturière, âgée de 36 ans, née à Besançon, entre le 9 mars 1856 à l'hôtel-Dieu de Marseille (salle Sainte-Catherine, n° 8).

Cette femme, d'une vigoureuse constitution, n'a jamais été malade. Du côté de l'hérédité, elle ne fournit aucun renseignement positif. En septembre 1854, douleurs vagues, qualifiées rhumatismales, dans l'épaule, aux lombes et aux jambes, particulièrement à la gauche, douleurs qui disparaissent pendant un an pour reparaître en septembre 1855, mais limitées alors à la jambe gauche et accompagnées d'une toute petite tumeur dure, résistante, sur le tiers supérieur de la face interne du tibia. Ces douleurs, plus fortes que la dernière fois, s'aggravent considérablement pendant la marche, et augmentent lentement jusqu'en décembre de la même année. A cette époque, la malade fait une chute dans un escalier et ressent un *craquement* très-prononcé précisément au niveau de la petite tumeur, qui, dès ce moment, a pris un développement considérable. La station et la marche devenant de plus en plus pénibles, elle se décide à entrer à l'hôtel-Dieu de Marseille.

Le 10 mars 1856, on constate la présence d'une tumeur large et un peu aplatie, située sur la face interne du tibia, à la réunion du tiers supérieur avec le tiers moyen; elle mesure 15 centimètres transversalement, et 12 selon l'axe du membre (la circonférence totale du membre est de $0^m,34$); on la dirait bilobée ou partagée en deux parties inégales par la crête du tibia, la partie interne plus large et plus proéminente que l'externe. La peau est lisse, tendue, et se laisse facilement déprimer. La tumeur présente conséquemment une certaine mollesse avec fluctuation profonde. La crête du tibia est déviée en dehors et présente une solution de continuité, de telle sorte que le tiers supérieur de la face externe de l'os se trouve, par rapport au tiers moyen, sur un plan plus rapproché du péroné; la différence est à peu près de 8 millimètres.

Pulsations assez fortes et très-distinctes à la vue et au toucher: bruit de souffle assez prononcé. Ces phénomènes cessent de se manifester lorsque l'on comprime l'artère crurale, et la tumeur diminue alors de volume.

Claudine Boucon garde le lit; cependant les douleurs sont peu prononcées, nullement lancinantes, elles sont ressenties plus particulièrement la nuit, et au-dessous de la tumeur du côté des malléoles.

On diagnostique un anévrysme de l'artère nourricière, ou plutôt une tumeur érectile du tissu osseux. On pratique dans la tumeur deux injections de perchlorure de fer, à un mois d'intervalle, sans obtenir d'autre résultat qu'une grande diminution des battements et du souffle.

Le 1ᵉʳ juin, M. Richet examine la tumeur, et diagnostique un *cancer érectile* de l'os.

La malade commence à perdre l'appétit et le sommeil. Le 3 juin, on pratique l'amputation de la cuisse par la méthode circulaire. La malade mourut de l'opération le 7 juillet.

Autopsie de la tumeur. — La circonférence de la tumeur mesure 0ᵐ,395, sa longueur 0ᵐ,21 ; la distance qui la sépare du bord inférieur de la rotule est de 0ᵐ,065 ; elle descend jusqu'à 0ᵐ,14 au dessus du cou-de-pied.

En ouvrant la poche, il s'échappe une sérosité roussâtre très-abondante ; les parois sont très-minces, les muscles atrophiés. Le tibia, extrêmement friable, se brisant sous le bistouri, est détruit transversalement comme à l'emporte-pièce, et dans une étendue de 0ᵐ,06. Plusieurs esquilles sont attachées à la paroi interne de la poche ; la continuité de l'os n'est maintenue que par un isthme fort mince.

La tumeur renferme plusieurs caillots de différentes grosseurs ; un des plus considérables, offrant le volume d'un œuf de pigeon, est placé dans le voisinage de la dernière piqûre faite avec la canule à injection ; on trouve aussi dans la tumeur plusieurs fragments coagulés de la matière solidifiable et colorée avec laquelle on a injecté la poplitée.

Un réseau vasculaire extrêmement riche tapisse la face interne de la poche ; mais tous les tissus sont ramollis, en grande partie détruits et mêlés à un magma noirâtre, au milieu duquel le microscope a trouvé des *cellules cancéreuses.*

Les tubérosités du tibia sont creusées, ainsi que le canal médullaire, dans toute la longueur duquel on trouve des *caillots fibrineux* qui paraissent mêlés à une certaine quantité de matière à injection ; le ligament interosseux est détruit, le péroné intact.

La tumeur s'étend en arrière et creuse sous les muscles gastrocnémiens ; sa profondeur totale est de 0ᵐ,085.

Les artères tibiales antérieure et postérieure sont intactes ; nulle trace de la nourricière de l'os.

« Il resterait encore à expliquer, disait en terminant M. Sirus-Pirondi, dans les réflexions qui suivirent l'exposé de ce fait, il resterait à expliquer pourquoi ces sortes de tumeurs érectiles sont compliquées d'une dégénérescence cancéreuse de l'os et *se compli-*

quent rarement de diathèse cancéreuse. » L'explication nous devient facile aujourd'hui ; car, si l'on veut bien admettre provisoirement, comme nous espérons le démontrer bientôt : 1° que ces tumeurs *ne sont pas érectiles* (attendu que leur point de départ est ailleurs que dans un développement anormal de l'élément vasculaire) ; 2° que l'élément anatomique homœomorphe qui les constitue essentiellement et qui caractérise leur parenchyme *ne mérite pas* davantage la qualification de *cancéreux* (qu'on lui a hypothétiquement accordée jusqu'ici) ; on verra tout aussitôt ces difficultés et ces obscurités se dissiper comme par enchantement.

Nous serions disposé à rattacher encore aux tumeurs à myéloplaxes l'altération suivante du tibia présentée à la Société anatomique, en mai 1852, par M. Bauchet, quoique nous n'ayons sur sa structure intime aucun renseignement précis.

OBSERVATION XXXVIII.

M. Bauchet présente une tumeur de la partie supérieure du tibia qui provient de la clientèle de M. Velpeau. Une dame, il y a cinq mois, tomba sur le genou droit ; il en résulta une légère douleur persistante, que M. Velpeau attribua à une périostite ; mais, au bout de quelque temps, on s'aperçut que la tumeur était pulsatile. Le volume augmenta assez rapidement, un bruit de souffle se fit entendre, et on diagnostiqua un anévrysme des os ou un cancer. Une ponction fut pratiquée : il sortit une assez grande quantité de sang par jet saccadé ; dès lors l'opération fut décidée. La cuisse a été amputée. L'extrémité supérieure du tibia présente une vaste poche ou excavation située à son côté antérieur et externe ; le cartilage articulaire est seul intact, et ferme par en haut cette cavité, qui contient beaucoup de caillots, et une couche d'un tissu cérébriforme qui donne à penser que c'est là une véritable forme du cancer des os, le *fongus hématode,* ou l'encéphaloïde hémorrhagique.

Breschet, dans son mémoire sur les tumeurs sanguines des os (*Répertoire d'anatomie et de physiologie,* t. II), rapporte plusieurs observations ; mais, ainsi que le faisait déjà remarquer A. Bérard en 1856 (art. *Os* du *Dict. de méd.*), il n'en est qu'un fort petit nom-

bre (si même il y en a) qui puissent résister au contrôle de la cri-
tique. Sa 10ᵉ observation, par exemple, où il s'agit d'une tumeur
sans pulsations, a pour objet une altération de l'extrémité supérieure du tibia, caractérisée par la présence d'un tissu charnu,
friable, comparable au parenchyme de la rate, d'une couleur rouge
tirant un peu sur le fauve : quand ce ne serait que cette atténuation de la teinte rouge, cela suffit pour nous révéler dans cette production morbide autre chose qu'un simple lacis vasculaire. Sa
8ᵉ observation, que nous retrouvons en toutes lettres dans les *Leçons orales de Dupuytren,* à l'article *des Tumeurs érectiles et du
fongus hématode* (t. III, p. 244; 1839), nous offre, à la vérité, un
exemple de tumeur cette fois réellement pulsatile, qui s'est développée aux dépens des trois premiers métatarsiens et des trois
cunéiformes adjacents, mais sa substance était encore formée, à peu
près exclusivement, par une matière rouge, molle, charnue, analogue au parenchyme du placenta, et qui ne nous paraît nullement
différer de celle que nous avons rencontrée et décrite dans les types
de tumeurs à myéloplaxes. Guidé par la voie de l'analogie, nous
pensons donc que ces deux observations rentrent assez franchement
dans notre sujet ; c'est ce qui nous engage à les rapporter tout
entières.

OBSERVATION XXXIX.

La tumeur existait à l'extrémité supérieure du tibia gauche. La malade, âgée
de 39 ans, d'un embonpoint médiocre, bien réglée, sujette dans son enfance à
des engorgements atoniques des glandes du cou, attribuait son mal à plusieurs
contusions successives et négligées du genou. Cette tumeur commençait un peu
au-dessous de l'insertion du ligament de la rotule au tibia ; elle s'élargissait successivement depuis sa partie inférieure jusqu'au niveau de l'articulation fémoro-
tibiale ; elle avait acquis en trois ans 4 pouces de diamètre d'avant en arrière et
la même étendue transversalement ; vers sa partie supérieure, sa surface présentait quelques bosselures larges, peu saillantes, fluctuantes. La peau qui la recouvrait conservait sa couleur, sa température et son épaisseur naturelle. Elle était
d'ailleurs peu douloureuse au toucher, moins dure qu'un squirrhe, élastique, '

23

sans pulsation ; vers la partie inférieure, on sentait sous la peau quelques plaques osseuses irrégulières. La jambe, habituellement fléchie, était mobile sur le fémur et même plus mobile transversalement que d'habitude. Les condyles du fémur, la rotule, l'extrémité supérieure du péroné, paraissaient sains ; mais le péroné était très-écarté supérieurement de l'axe du tibia. La jambe, dans sa partie inférieure, avait sensiblement perdu de son volume, mais non la cuisse ; les vaisseaux sous-cutanés n'offraient aucune dilatation remarquable.

L'amputation de la cuisse ayant été conseillée, M. Marjolin la pratiqua ; et l'on remarqua, aussitôt après la section des muscles, que le sang s'écoula en abondance par la surface inférieure de cette section, que la tumeur perdit de son volume et devint plus molle. En disséquant cette tumeur, on trouva dans leur état naturel la peau, le tissu cellulaire sous-cutané, les veines superficielles, l'artère poplitée et ses branches de terminaison, la veine poplitée, les nerfs du jarret et ceux de la jambe, la rotule, les condyles du fémur, les fibro-cartilages semi-lunaires et les cartilages du tibia. Les ligaments de la rotule, les muscles et les aponévroses de la partie supérieure de la jambe, étaient également sains, entouraient de toutes parts la tumeur et lui adhéraient par le périoste non altéré. Cette tumeur présentait sur son côté interne deux kystes fibro-séreux contenant chacun une cuillerée de sérosité jaunâtre et quelques lames osseuses minces, irrégulières. Le tissu de la tumeur paraissait, dans toute son épaisseur, par sa consistance, la facilité avec laquelle on pouvait le déchirer, sa texture aréolaire, spongieuse, comparable au *parenchyme de la rate*, à cette différence près qu'il était d'une couleur rouge tirant sur le fauve, et que ses aréoles avaient pour la plupart plus d'une ligne de diamètre. Toutes ses aréoles étaient remplies de sang fluide ou coagulé, mais noir ; c'était sur cette substance que reposaient les cartilages articulaires du tibia ; toute la substance osseuse de l'extrémité supérieure du tibia était détruite, à l'exception de lames minces, isolées. Vers la partie inférieure, on retrouvait encore une lame mince de tissu compacte, évasée en entonnoir, continue avec le tibia. La substance de cette tumeur paraissait se terminer brusquement au fond de cet entonnoir dans une cavité rugueuse de quelques lignes de profondeur, placée à la partie interne du canal médullaire. Ce canal présentait dans l'étendue d'un pouce, et à son extrémité supérieure, une sorte d'incrustation osseuse, inégale, *rougeâtre*, occupant tout son contour, d'une demi-ligne d'épaisseur ; plus bas, il était sain, ainsi que la moelle. M. Marjolin regarde cette maladie comme ayant eu son siége primitif dans le tissu spongieux de l'extrémité supérieure de l'os, comme étant étrangère à la moelle et offrant tous les caractères d'une maladie locale.

OBSERVATION XL.

La nommée Geneviève Lamiral, âgée de 33 ans, ouvrière en linge, entra à l'Hôtel-Dieu, salle Saint-Jean, le 5 juillet 1825, pour s'y faire traiter d'une maladie qu'elle portait sur le dos du pied. — Cette femme, d'un tempérament sanguin, fortement constituée, fit, dix mois avant son entrée, un faux pas dans lequel le talon étant fortement tiré en arrière et le pied étendu sur la jambe, tout le poids du corps porta sur l'extrémité digitale du pied gauche; elle entendit alors, assure-t-elle, un craquement dans le pied, et y ressentit une vive douleur. Le pied se tuméfia rapidement, devint rouge, douloureux. On appliqua sur cette partie des sangsues, puis des résolutifs; mais le repos ne fut pas observé.

Trois jours après cet accident, une tumeur parut dans la direction du troisième orteil; elle était, selon la malade, mobile et pulsatile. Elle augmenta successivement de volume pendant cinq mois; son développement cessa alors, et la tumeur resta comme elle était encore quand la malade entra à l'Hôtel-Dieu. Avant de venir à l'hôpital, cette femme consulta un grand nombre de médecins, et presque tous pensèrent que la maladie était un anévrysme. Un grand nombre de sangsues fut appliqué sur la tumeur (de 30 à 40), et chaque fois les battements et la tumeur diminuèrent; mais deux ou trois jours après les mêmes symptômes reparaissaient. Les émollients, puis les résolutifs ont été mis aussi à contribution et sans plus de résultats satisfaisants. Lorsque nous vîmes la malade, sa tumeur était située sur le dos du pied, sur le troisième et le deuxième métatarsien, s'étendant latéralement du premier au quatrième métatarsien, et d'avant en arrière, de 1 à 2 pouces au devant de l'articulation tibio-tarsienne, jusqu'à la base des orteils, saillante de 1 pouce environ au-dessus du dos du pied, adhérente par sa base, sans chaleur, rougeur ni altération de la peau. Au premier coup d'œil, on crut que la tumeur était gommeuse, et la malade interrogée pour savoir si elle avait eu des affections vénériennes, assura n'en avoir jamais présenté aucun symptôme. La tumeur explorée avec plus de soin, on reconnut des battements profonds, obscurs, mais cependant distincts. M. Dupuytren pensa d'abord que les battements n'existaient que dans la direction de l'artère pédieuse, et que la tumeur était un abcès derrière lequel était placée l'artère qui lui imprimait un mouvement de soulèvement. Quelques personnes crurent que la maladie pouvait bien être de nature anévrysmale ou fongueuse. En effet, la tumeur offrait évidemment des pulsations comme en présente une tumeur anévrysmale et dans toute son étendue, et l'artère pédieuse, déplacée et portée en dedans vers le sommet de la tumeur, laissait distinguer des battements distincts de ceux de la tumeur qui, comprimée sur toute sa surface, soulevait la main par des mouvements d'expansion en tous sens, isochrones aux battements du pouls, et le doigt, promené sur tous les points de la circonférence de la tumeur, sentait très-bien ces battements qui cessaient par la compression de la tibiale antérieure. La malade se plaignait de douleurs très-aiguës, qui, suivant elle, la privaient de sommeil; mais son état général n'indiquait pas qu'elle fût privée de repos. De nouveau examinée par M. Dupuytren, la tumeur parut d'un diagnostic moins clair et moins facile; ce praticien fut incertain entre un abcès au devant de l'artère et une tumeur anévrysmale, et le déplacement qu'on pouvait faire éprouver à l'artère pédieuse sans faire cesser les battements de la tumeur vint encore augmenter l'incertitude de ce diagnostic, et porta de plus en plus à penser à l'existence d'un anévrysme. Il fit descendre la malade dans l'amphithéâtre, et dit qu'il ferait d'abord à la tumeur une simple ponction exploratrice qui n'empêcherait pas de lier le vaisseau s'il était le siége d'un anévrysme. Un appareil fut disposé à cet effet, ainsi qu'un autre pour l'amputation, si cette opération était jugée convenable dans le cas où la tumeur aurait son siége dans les os, ce qu'on a appelé une *tumeur variqueuse* ou *fongueuse vasculaire*, désignée par quelques personnes sous le nom de *tumeur anomale*, de *fongus hematodès*, en donnant à ce mot un sens différent de celui qu'y attachent les chirurgiens anglais. M. Breschet était de cet avis, et pensa que la tumeur était vasculaire et que son principal siége était dans le tissu osseux.

La compression de l'artère crurale faite, la lame d'un bistouri fut plongée au centre de la tumeur, et il ne s'écoula qu'un peu de sang noir en nappe et point en jet; la compression de l'artère crurale fut suspendue, et l'écoulement du sang ne devint sensiblement ni plus rapide ni plus abondant. M. Dupuytren agrandit l'incision à l'aide d'un bistouri boutonné, et sentit alors un tissu comme charnu, mou, rétiforme, saignant, dont l'extraction partielle fut tentée, soit avec les doigts, soit avec des pinces; mais on ne put en obtenir que des portions, et l'on reconnut alors que ce tissu avait de l'analogie avec celui du corps caverneux du pénis, ou mieux encore avec celui de la *substance du placenta*. On sentit, dans l'espace du premier au troisième métatarsien, une substance de même nature, mais parsemée de petites esquilles. Alors M. Dupuytren, reconnaissant une affection profonde dans les os, se décida à pratiquer immédiatement l'amputation partielle du pied, et elle fut faite suivant la méthode de Chopart.

Une demi-heure après, les lambeaux furent rapprochés et maintenus en contact, et les ligatures placées dans l'angle supérieur de la plaie. Aucun accident n'est survenu; il y avait un commencement de cicatrisation au sixième jour, et pourtant elle n'a été complète qu'à la fin de la sixième semaine, époque de la sortie de la malade.

La portion enlevée fut examinée avec soin, et permit de constater que dans le lieu où avait dû se trouver le corps du deuxième métatarsien, était une substance carcinomateuse analogue à celle qui avait été arrachée ; on sentait çà et là, sous les doigts, les débris d'une matière osseuse ; on rencontrait surtout ces débris vers l'extrémité de l'os supportant l'orteil, et cette partie était cependant saine, ainsi que le cartilage diarthrodial et l'articulation elle-même. A l'extrémité postérieure de cet os, le mal avait atteint simultanément le premier, le deuxième et le troisième métatarsien, ainsi que leurs articulations avec les os cunéiformes, et dans ce point la maladie consistait en un ramollissement de la substance spongieuse ou celluleuse, avec diminution de ce tissu. A la partie postérieure du premier os du métatarse, cette diminution était portée à un point tel, qu'il existait là une véritable caverne anfractueuse pouvant contenir une noix, bornée en arrière par une simple lamelle osseuse, saine en apparence, supportant le cartilage diarthrodial exempt de toute altération. L'extrémité postérieure du troisième métatarsien était creusée, offrait une cavité du même genre, moins étendue, dont la face interne était recouverte par *un sang grumeleux et lamelleux*. Le premier os cunéiforme, détruit en partie, était aussi ramolli et raréfié, si l'on peut se servir de ce mot, et sa substance spongieuse ressemblait au tissu vasculaire d'une rate dont le lavage n'aurait laissé que la trame ou le réseau fibreux et solide. Le deuxième cunéiforme était moins malade, et le troisième bien moins encore, cependant leur altération portait le même caractère que celle du premier de ces os.

Les muscles et les autres parties molles paraissaient être restées étrangères à cette altération ossivore. L'artère pédieuse n'offrait aucune altération capable d'expliquer les battements de la tumeur. M. Breschet a vu que le tissu dont les cavités osseuses étaient remplies était manifestement fibreux et vasculaire ; il a pensé que des veines et des artères multipliées, mais d'un petit calibre, formaient la base de ce réseau ; mais, comme des incisions multipliées avaient altéré toutes les parties malades, il a pu seulement constater que quelques petites branches artérielles pénétraient le tissu des os malades et se rendaient dans la substance décrite, laquelle contenait aussi beaucoup de veines d'un petit calibre.

C'est également dans les métatarsiens, et probablement dans des conditions fort analogues, que M. Vosse, de Christiania, a observé cet autre exemple de production myéloplaxique dont nous devons la mention à M. Ch. Robin, et que l'examen microscopique avait rendue cette fois tout à fait incontestable (voir notre 1re partie, § 1).

Les *Bulletins de la Société anatomique* (1847, p. 244) nous fournissent l'occasion de consigner, à côté de l'observation de Dupuytren, l'histoire d'une autre tumeur bien moins connue que cette dernière, et cependant presque identique quant à son siége et à sa nature, autant que peuvent le faire présumer les caractères physiques accessibles à l'œil nu. M. Verneuil, alors interne de Lisfranc, l'a publiée, bien entendu, sous le titre de *Tumeur sanguine de l'os scaphoïde du tarse*. Du reste, sauf l'examen microscopique qui a été complétement oublié, il a décrit avec un soin minutieux les moindres circonstances de cette curieuse affection ; mais, vu la longueur de son récit, nous ne ferons que résumer les passages d'un intérêt purement secondaire.

OBSERVATION XLI.

Louis Étrenny, âgé de 21 ans, terrassier, de taille moyenne, de constitution médiocrement forte, entre dans le service de M. Lisfranc le 23 novembre 1844, pour y être traité d'une affection du pied droit, datant de onze mois. Il est brun, ne porte aucun des attributs de l'affection strumeuse ; n'a jamais eu de maladie vénérienne. Ses parents ont succombé à des affections étrangères au système osseux.

Au mois d'août 1843, il reçut, au niveau de la région médio-tarsienne du pied droit, une pierre d'environ 80 livres, tombée d'une faible hauteur ; la douleur fut passagère, et ne l'empêcha pas de reprendre le lendemain ses travaux. Trois mois après, de nouvelles douleurs réapparaissent dans ce point, d'abord fugitives, puis très-intenses, et continuèrent jusqu'à son entrée à l'hôpital, c'est-à-dire pendant une année, sans que le malade cessât ses rudes labeurs ; en même temps, léger gonflement diffus, et abolition presque complète des mouvements du pied.

Au mois de janvier 1845, la lésion, qui n'avait pas subi de grandes modifications, présentait les caractères suivants : gonflement du pied, siégeant au niveau de la ligne médio-tarsienne, diffus, pâteux, large, peu proéminent ; la peau qui le recouvre présente dans la circonscription du mal une teinte brunâtre peu foncée ; la saillie anormale atteint environ 1 centimètre. Le malade accuse une chaleur dans le pied, et des battements qu'il dit même distinguer en appuyant la

main sur la tumeur. Nous ne pouvons constater ni l'augmentation de température, ni la présence de ces battements anormaux. Sensibilité excessive sur la tumeur, et poussée à un point tel que le plus léger frottement exercé avec la pulpe
du doigt provoquait des douleurs intolérables. Les autres régions du pied n'étaient
point douloureuses, n'offraient ni œdème, ni dilatation veineuse. Les émollients,
les narcotiques, furent largement employés dans le but de diminuer l'intensité
des douleurs, rien ne fit; la tumeur augmentait lentement, la compression ne
pouvait être employée à cause de la sensibilité.

A cette époque, dans l'embarras du diagnostic, on énonça la possibilité d'une
tumeur de nature érectile; mais cette idée fut rejetée, car on ne put vérifier ni
les pulsations propres à ces sortes de tumeurs, ni le bruit que révèle l'auscultation. C'est dans ces circonstances, et avec des alternatives très-limitées d'amélioration et de recrudescence, que se passèrent les mois de février, mars et avril.
Pendant les deux mois qui suivirent, on éleva jusqu'à 5 grammes par jour la dose
d'iodure de potassium, dont le malade avait usé depuis les premiers moments de
son séjour. L'état général se conservait assez bien; les fonctions nutritives ne
présentaient pas de troubles bien notables.

En novembre, la constitution commençait à s'altérer, la tumeur augmentait
toujours. Le dos du pied, à l'exception du bord externe, était presque complètement envahi par la tumeur; elle s'étendait en dedans jusque sur le bord interne
du pied, en avant et en arrière jusqu'aux articulations métatarso-phalaugiennes
et tibio-tarsienne; son sommet s'élevait à 4 centimètres environ au-dessus du niveau de la face dorsale du tarse. La sensibilité était toujours excessive sur la tumeur; nous ne percevions pas l'augmentation de température, pas d'expansion
sensible ni au toucher, ni à la vue. Tous les points de la tumeur étaient également
ment consistants; il n'existait nulle part de fluctuation; on constatait seulement
une rénitence faible, comme on en rencontre dans ces empâtements mous des
fongus articulaires. On jugea que l'amputation devenait la seule ressource pour
sauver les jours du malade. Dans les cavités splanchniques, il n'existait rien qui
pût la contre-indiquer; elle fut pratiquée au tiers inférieur de la jambe.

Trois semaines après, la guérison était achevée; Étrenny quittait l'hôpital.

Ainsi donc jusqu'au dernier moment le diagnostic véritable de l'affection nous
échappa; M. Lisfranc s'était arrêté à l'idée d'une tumeur blanche; l'étendue du
désordre qui siégeait dans les parties molles du dos du pied excluait toute idée
d'amputation partielle.

Examen anatomique du membre amputé. — Une incision transversale répondant à la ligne médio-tarsienne est pratiquée; deux incisions antéro-postérieures
suivant le trajet des interstices des os cunéiformes viennent s'y rendre perpen-

diculairement ; la tumeur est largement ouverte ; c'est alors seulement que nous reconnaissons sa véritable nature ; nous avions affaire à une dégénérescence érectile osseuse.

Une dissection attentive nous montre les dispositions suivantes : 1° la peau n'est point augmentée d'épaisseur ; elle n'adhère nullement à la tumeur sous-jacente ; tendue au-dessus de celle-ci, elle conserve sa coloration, et affecte même une teinte brunâtre, qui n'est point due aux tissus sous-jacents vus par transparence, mais qu'elle conserve après la dissection ; 2° le tissu cellulaire qui la double est lâche au niveau du sommet de la tumeur ; vers la circonférence au contraire, il est considérablement épaissi, de manière à remplir l'espace compris entre les os environnants et la même tumeur, qui, de cette manière, ne fait nulle part de saillie brusque, et se perd sans être circonscrite avec les parties circonvoisines ; 3° le muscle pédieux est très-aplati ; mais il est sain, ainsi que les autres muscles et tendons du pied ; 4° l'artère pédieuse, un peu augmentée de calibre, est très-facile à apercevoir sur la face supérieure de la tumeur, et fort adhérente, ainsi que le nerf tibial antérieur, au tissu cellulaire au milieu duquel il faut, pour ainsi dire, les sculpter ; les branches artérielles fournies par la pédieuse, plus nombreuses et plus apparentes en raison de leur volume, s'enfoncent bientôt dans l'épaisseur du tissu engorgé, où on ne peut les suivre ; ce sont les branches qui donnent ordinairement du sang au périoste et aux articulations tarsiennes ; l'artère tibiale postérieure, devenue plantaire interne, envoie également, de bas en haut, deux ramifications volumineuses qui se comportent de la même façon ; les veines pédieuse, saphènes, sous-cutanées, n'offrent rien de remarquable.

Lorsque toutes ces parties sont enlevées, la tumeur se présente sous la forme ellipsoïde à grand diamètre transversal ; aplatie d'avant en arrière, elle présente la forme d'un cône à base supérieure et arrondie ; elle est formée d'une partie plus étroite enclavée entre les trois cunéiformes en avant, l'astragale, le calcanéum en arrière, le cuboïde en dehors, et d'une seconde partie étalée comme un champignon. Celle-ci empiète en arrière sur l'articulation tibio-tarsienne, en avant sur les articulations cunéennes ; elle cache, dans le premier sens, la tête et le col de l'astragale, et n'est séparée du tibia que par une couche mince de tissu cellulaire induré. A partir de son sommet, elle décroît rapidement en avant et en dehors ; en dedans, elle forme une saillie en forme de bourrelet proéminant sur le bord interne du pied en donnant attache au muscle jambier antérieur. Les rapports de cette tumeur, sa forme, font aisément reconnaître en elle le scaphoïde, mais avec des dimensions exagérées ; en effet, sauf une augmentation dans tous les diamètres, qui a opéré un certain degré de disjonction dans les os du tarse, toutes les connexions sont manifestement conservées. Les cartilages sont minces et colorés en rouge violacé, effet dû à l'imbibition sanguine.

La coupe de la tumeur nous présente une coloration *rouge-brun* ; on y voit une multitude d'orifices circulaires béants, de diamètres variables, mais en général fort petits, les plus considérables ayant à peine un tiers de millimètre : ces orifices, qui paraissent appartenir à des canaux sanguins coupés en travers, sont serrés les uns contre les autres, et séparés par un réseau osseux à mailles fines, qui représente à peu près, par son aspect et la sensation de crépitation qu'il offre sous le doigt et sous le scalpel, le tissu spongieux des os dans le jeune âge. Pourtant il en diffère par une plus grande régularité et une consistance beaucoup moindre; dans certains points, surtout vers la face supérieure de la tumeur, l'apparence du tissu osseux normal reparaît, et sert ainsi à montrer les divers degrés de l'altération depuis le point où l'os est presque sain, jusqu'à celui où la prédominance énorme de l'élément vasculaire lui donne l'aspect d'un tissu charnu. Dans l'intérieur de la tumeur, il n'existe aucun foyer sanguin ni purulent.

Il nous reste à examiner l'état des os voisins; et d'abord les cartilages qui les revêtent, et qui touchent à la tumeur, sont violacés et pénétrés de sang par imbibition; ils sont amincis, mais ne présentent aucune solution de continuité. L'astragale et la partie antérieure du calcanéum offrent leur forme et leur aspect ordinaires ; mais ils se laissent facilement couper par le scalpel ; leur tissu spongieux, très-friable, est abreuvé d'un liquide jaune huileux, tel qu'on le rencontre dans les os des vieillards; au point où l'astragale touche la tumeur, cette matière huileuse est un peu colorée en rouge ; le cuboïde est entièrement sain. L'extrémité postérieure des os cunéiformes est le siége d'une altération tout à fait semblable à celle que nous venons de décrire pour l'astragale. Nulle part on ne rencontre de suppuration.

Il serait superflu d'entrer dans une longue discussion pour prouver combien est contestable, dans ce cas particulier, comme dans beaucoup d'autres, l'hypothèse d'un tissu érectile, admise à défaut d'une explication plus satisfaisante, mais sans preuves légitimes, et sur la simple considération d'une coloration sanguine exceptionnelle, ou d'un certain nombre de pertuis d'apparence vasculaire. Faisons remarquer d'abord que, dans toute tumeur, il y a des vaisseaux, et que dans un grand nombre de cas, ils sont visibles à l'œil nu, qu'il n'y a rien d'étonnant par conséquent à ce qu'on en ait rencontré dans celle-ci, peut-être même, si l'on veut, plus nombreux et plus développés que dans tout autre cas. Mais pour que les vaisseaux constituent l'élément fondamental, et non pas seulement l'élément nutritif d'une tumeur, pour que cette tumeur soit réellement érectile, et mérite la dénomination de *tumeur sanguine*, il ne suffit pas qu'elle renferme des vaisseaux, ou même beaucoup de vaisseaux, il faut qu'il n'y ait absolument que des vaisseaux à peine soutenus par une légère trame fibreuse ou fibro-celluleuse, et pas autre chose. Dans de pareilles conditions de structure, la tumeur aurait beaucoup de chances pour être pulsatile ou au moins réductible; pour s'affaisser et se décolorer, comme celles des parties molles, après la suppression de toutes ses connexions vasculaires, c'est-à-dire aussitôt après l'opération. Dans la tumeur du scaphoïde dont on vient de lire la relation, aucun de ces phénomènes ne s'est manifesté; il est donc extrêmement probable (et l'absence d'examen microscopique nous autorise très-bien à le supposer) que cette tumeur était formée d'un parenchyme organique, alimenté sans doute par des vaisseaux d'un certain calibre, mais présentant néanmoins les caractères d'un tissu spécial, d'un tissu constitué certainement par autre chose que de simples parois vasculaires, d'un tissu capable, en un mot, de donner par lui-même au produit morbide l'aspect et la consistance qu'on lui reconnut après l'opération. Ce parenchyme ayant ressemblé de tous points au tissu myéloplaxique le plus franc, il est tout naturel que nous rattachions aux tumeurs de cette espèce, plutôt qu'aux tumeurs érectiles véritables, le cas fort intéressant recueilli et rapporté par M. Verneuil.

On a dû remarquer que les tumeurs dont nous nous occupons, fréquentes surtout dans les mâchoires, ne sont pas très-rares non plus aux membres inférieurs; il est moins ordinaire d'en rencontrer dans d'autres régions. — Les deux cas suivants que nous empruntons aux recueils anglais, et dont nous ne donnons, faute d'espace, qu'un

résumé très-succinct, ont trait à des tumeurs dites *myéloïdes*, qui occupaient la région de l'épaule; nous les rapportons ici d'autant plus
volontiers que, d'une part, la description du tissu morbide ne peut
prêter à aucune équivoque, et que, d'autre part, ce tissu ressemblait
singulièrement, sous le double rapport des caractères extérieurs et
des caractères microscopiques, à celui qui composait les deux tumeurs
opérées par M. Chassaignac (voir obs. 35 et 36).

OBSERVATION XLII.

Tumeur à myéloplaxes de l'épine de l'omoplate (variété graisseuse).

Il s'agissait d'une femme de 27 ans. La tumeur fut extirpée aussi complètement que possible et soumise ensuite à l'examen anatomique.

Le tissu pathologique est d'une consistance friable; sa couleur est en général
d'un blanc crémeux, mais elle est parsemée de petites taches de couleur plus
sombre. Cette dernière coloration n'était point due à du sang, comme on aurait
pu le croire, car on n'en découvrait point au microscope les globules caractéristiques, et l'on reconnaissait au contraire que ces parties plus foncées étaient
composées exclusivement par des plaques multinucléées, ayant quelquefois plus
de 100 noyaux, et s'engrenant les unes dans les autres au moyen de leurs prolongements caudiformes. Les parties blanches du tissu de cette tumeur, de beaucoup les plus abondantes, étaient creusées d'un certain nombre de cavités kystiques, et étaient constituées aussi par des plaques médullaires, mais mélangées à une énorme quantité de granulations graisseuses (*Guy's hospital reports,*
1856).

OBSERVATION XLIII.

Tumeur à myéloplaxes de la partie supérieure de l'humérus (variété fibro-
graisseuse).

Cette tumeur volumineuse s'est développée depuis six mois sur un garçon de
18 ans, et a nécessité la désarticulation de l'épaule. Sa substance était creusée
de cavités kystiques et composée d'éléments fibreux, granuleux et graisseux,
disséminés ou accumulés sous forme d'amas circonscrits, enfin, et surtout, d'une
matière pulpeuse blanche ou rouge qui était essentiellement formée de plaques

multinucléées : celles-ci étaient presque toutes munies d'appendices branchus, et contenaient rarement moins de 6 à 8 noyaux.

La santé de ce jeune homme était très-satisfaisante près de cinq mois après l'opération. (*Transactions de la Société pathologique de Londres*, 1856, p. 351.)

Le cas de M. H. Larrey, dont nous avons déjà parlé (p. 148), va nous offrir un exemple de tumeur à myéloplaxes développée aux dépens de l'extrémité inférieure du radius ; c'est le seul fait de ce genre observé en France, et bien authentique, qui soit parvenu à notre connaissance depuis quelques années que nous nous occupons de ce sujet. La tumeur observée par M. Larrey a dû présenter certainement de bien grandes difficultés de diagnostic, puisque, dans la discussion soulevée à cette occasion à la Société de chirurgie, on avait été jusqu'à méconnaître le siége de l'affection au sein du tissu osseux, puisque des chirurgiens éminents avaient pu s'arrêter sérieusement à l'idée d'une tumeur développée aux dépens des gaines synoviales ou même de l'aponévrose d'enveloppe, plutôt que de toute autre chose. Nous remarquerons encore une fois, dans la constitution de cette tumeur, la combinaison, ou pour mieux dire, le développement simultané, de l'élément myéloplaxique et de l'élément adipeux, sans insister sur les excavations kystiques, car ces dernières formations sont évidemment d'un ordre secondaire, et bien moins importantes à considérer que l'excès ou le vice de nutrition qui a porté sur les éléments anatomiques normaux de la région, vice de nutrition qui seul est véritablement responsable de l'intumescence du radius.

OBSERVATION XLIV.

Tumeur à myéloplaxes de l'extrémité inférieure du radius gauche.

M. L....., âgé de 30 et quelques années (37 ans), de petite taille et de forte constitution, est musicien et maître de piano (circonstance à noter). .

Commémoratifs. — Il fait, en 1846, un effort du poignet en luttant avec un de ses amis. Une douleur assez vive et instantanée, ressentie vers la région dorsale de la main, qui s'était brusquement fléchie, l'oblige aussitôt à cesser tout mouvement de ce côté ; mais la douleur n'est point accompagnée d'une sensation de craquement, et elle disparaît assez vite. M. L....., rentré chez lui, se met au piano, et il ressent encore la douleur ; il cesse, et ne l'éprouve plus ; il recommence, et l'éprouve de nouveau. Le médecin consulté ne constate aucune lésion appréciable vers le point douloureux, si ce n'est une douleur à la pression, au niveau à peu près des tendons extenseurs de l'index et du médius, et il conseille simplement des lotions résolutives, en engageant même M. L..... à continuer ses occupations habituelles.

Cependant, au bout de six mois, une petite tumeur apparaît dans l'endroit même où s'était manifestée la douleur. Cette tumeur, d'après les indications que nous a données le malade, pouvait être un kyste synovial ; mais un autre médecin, consulté alors, la considère comme une exostose, et prescrit divers traitements inutiles pendant trois années.

La tumeur augmente de volume, peu à peu d'abord, d'une manière plus marquée ensuite, assez rapidement enfin pour mesurer 26 centimètres dans sa plus grande circonférence. Son accroissement semble se faire dès lors par des bosselures surajoutées les unes aux autres, en provoquant des douleurs proportionnelles, mais passagères. C'est dans ces conditions que M. L..... s'adresse à un chirurgien habile (M. Thierry), qui lui fait appliquer sans résultat un emplâtre de ciguë et d'autres topiques. Il consulte également divers autres praticiens, mais sans suivre leurs recommandations, jusqu'à ce que, détourné de se confier aux ressources de l'art, il se livre aux conseils empiriques des magnétiseurs, des somnambules et des homœopathes. Tous lui promettent successivement la guérison, et lui prescrivent les remèdes les plus bizarres, les plus inutiles ou les plus innocents, pour n'en rien dire de plus. Le malade s'y soumet jusqu'en 1855, avec une persévérance tout à fait regrettable.

Il consulte enfin M. le professeur Velpeau, qui, à première vue, lui déclare qu'il doit se soumettre à l'amputation du membre, comme seule ressource pour être débarrassé de sa tumeur. Mais avant de se résigner à cette triste détermination, M. L..... a occasion de voir, vers la fin de février 1856, M. l'inspecteur Alquié, directeur de l'école du Val-de-Grâce, qui veut bien me l'adresser aussitôt.

État actuel. — Voici maintenant (27 février 1856) dans quel état se présente le malade à notre examen :

Il porte au poignet gauche une tumeur énorme, plus volumineuse que la tête d'un enfant nouveau-né, circonscrivant toute cette région d'une manière assez tranchée, quoique irrégulière, très-saillante surtout à la région dorsale, où elle offre plusieurs bosselures semblant superposées les unes aux autres. La peau, fortement distendue, est lisse et amincie dans différents points, offrant dans sa couleur normale des teintes blanches, rosées ou bleuâtres, et des veinosités qui sillonnent sa surface. Point de plaie d'ailleurs, ni d'ulcération. La circonférence du plus grand diamètre de la tumeur mesure 47 centimètres. Sa consistance générale est dure à différents degrés, formant une sorte de coque osseuse imparfaite; mais elle est molle, dépressible et même semi-fluctuante dans deux ou trois de ces bosselures; la pression du doigt, dans quelques points, y fait sentir une sorte de crépitation fibro-cartilagineuse, sans déplacement de matières solides ou liquides. On perçoit le pouls radial, mais comme si l'artère avait subi un soulèvement et une déviation sensibles. Une sensation de chaleur marquée est perceptible à toute la surface. Les mouvements de totalité ou en masse de la tumeur sont très-bornés dans une partie de sa circonférence, et nuls plus profondément, surtout vers la région radio-carpienne.

Les rapports extérieurs sont les suivants :

La tumeur forme un bourrelet volumineux enveloppant tout le tiers inférieur de l'avant-bras, qui au-dessus est intact jusqu'au coude, tandis que, du centre de ce bourrelet, sort comme d'un manchon la main tout entière, parfaitement conformée, sans gonflement, sans œdème, sans décoloration ni amaigrissement, conservant enfin presque toute l'agilité de ses doigts pour les mouvements usuels aussi bien que pour le jeu du piano, à moins de fatigue ou d'exercice trop prolongé.

D'après cette disposition, il n'est pas possible que la tumeur procède de l'intérieur de l'articulation du poignet, ni même des tendons, qui ne paraissent pas sensiblement déplacés. Elle ne dépend pas non plus du cubitus, dont on sent la diaphyse intacte dans toute sa longueur. Cet os semble même un peu allongé, quoique non dévié, d'après la saillie de son apophyse styloïde. Mais il n'en est pas de même du radius, dont le tiers supérieur est seul appréciable; les deux tiers inférieurs se trouvent sinon désorganisés, du moins entièrement cachés par la portion correspondante de la tumeur. Y aurait-il eu dans le principe une fracture méconnue de cet os, et ultérieurement une dégénérescence du cal, soit ostéo-sarcomateuse, soit vasculaire ou autre? C'est ce qu'il est impossible de savoir aujourd'hui.

Cette tumeur, d'un volume énorme, d'une nature indéterminée, dont le développement progressif et lent depuis une dizaine d'années, dû à une cause mécanique, n'avait altéré cependant ni la forme ni les mouvements de la main; cette tumeur, d'une consistance ostéo-fibreuse dans la plus grande partie de son étendue et fortement adhérente à sa base, offrait peu de chance de succès à l'extirpation, qui cependant me semblait devoir être tentée, sauf à pratiquer l'amputation de l'avant-bras séance tenante, s'il fallait sacrifier le membre.

Opération. — Le malade, plein de résolution et préparé à tout, me demande instamment l'opération, qui est décidée pour le 25 juin. M. le professeur Clbquet veut bien m'assister de ses conseils et de sa présence; l'un de mes collègues du Val-de-Grâce, M. le professeur Mounier, se charge de la compression de l'artère humérale, et MM. les Drs Cintrat, aide-major de l'hôpital, E. Martin, Gaujot et Judée, stagiaires de l'école, me servent d'aides; l'un d'eux assure et surveille l'emploi du chloroforme.

Je commence par inciser circulairement la peau du sommet de la tumeur; et de cette incision elliptique partent trois autres incisions destinées à découvrir la base et à ménager les lambeaux convenables. Cela fait rapidement, et pour apprécier tout de suite la nature du mal, ainsi que les chances de l'extirpation, je détache avec un bistouri très-fort la portion de la tumeur comprise dans l'incision elliptique, et formant une sorte de couvercle osseux assez mince. Il ne s'écoule pas de sang de l'intérieur, qui représente une excavation profonde, à cloisons multiples, remplies de sérosité roussâtre, et traversées dans certains sens par des tendons. Un coup d'œil suffit pour nous assurer qu'il n'y a aucune possibilité de conserver la main, et aussitôt je pratique l'amputation de l'avant-bras immédiatement au-dessus des limites de la tumeur, c'est-à-dire à l'union du tiers moyen avec le tiers supérieur, ou dans l'épaisseur des muscles. Cette amputation, faite par la méthode circulaire, n'offre rien de particulier, si ce n'est l'obligation de lier sept ou huit artères développées anormalement. La section des os, et spécialement du radius, n'indique aucune altération étendue jusque-là. Une suffisante quantité de peau permet de rapprocher les lèvres de la plaie, sans la moindre traction, par des bandelettes agglutinatives, et un pansement simple complète l'appareil.

Examen de la pièce. — Je présente le jour même, à la Société de chirurgie, la portion du membre amputée avec la tumeur, qui offre tous les caractères extérieurs d'un kyste osseux multiloculaire, formé aux dépens du tiers inférieur du radius. La tumeur, dont nous avons déjà décrit tous les caractères appréciables à l'extérieur, n'est pas moins curieuse à examiner dans ses rapports que dans sa nature. Voici l'état des parties successivement soumises à la dissection :

L'aponévrose s'est laissée distendre, comme la peau, sauf dans deux ou trois éraillures partielles correspondant aux bosselures amincies et dépressibles de la tumeur, qu'elle recouvre du reste complétement, ainsi que l'avant-bras.

Les muscles et leurs tendons se sont étrangement accommodés au développement de la tumeur et à la conservation des mouvements de la main. C'est ainsi que les muscles de la partie antérieure de l'avant-bras se trouvent étalés à la surface de la tumeur et insérés sur elle, au lieu de s'attacher au radius, qui n'existe plus, tout en conservant leur intégrité, leur aspect et leurs rapports. L'un d'eux cependant a subi une modification notable, c'est le carré pronateur, dont les fibres charnues s'attachent directement sur la face antérieure de la tumeur, en s'y épanouissant sous la forme d'un éventail. Le long supinateur est confondu, en bas, avec le tissu fibreux extérieur ou l'aponévrose d'enveloppe.

Tous les muscles des régions externe et postérieure de l'avant-bras traversent la base de la tumeur dans une étendue variable; mais, par une disposition singulière, leurs tendons glissent largement sous des anneaux osseux développés aux dépens mêmes de l'épaisseur du tissu morbide, et ils sont revêtus d'une membrane synoviale qui explique aussi la liberté de leurs mouvements. C'est ainsi que le long abducteur, le court et le long extenseur du pouce, passant à peu près vers le milieu de la tumeur, à travers un anneau ou canal commun, en sortent au-dessus du carpe pour se rendre à leur destination. Ces tendons se sont trouvés coupés dans la résection de la coque osseuse faite préalablement à l'amputation. Les deux radiaux offrent tout à fait la même disposition, par rapport à une gouttière qui leur est propre. L'extenseur commun et l'extenseur propre du petit doigt, un peu refoulés en dedans, traversent, chacun dans sa gaine, la portion de la tumeur qui surmonte le niveau de l'articulation radio-carpienne, en constituant une sorte de voussure au-dessus du carpe.

En définitive, les muscles et leurs tendons, dans leurs rapports avec cette énorme tumeur, se sont adaptés pour ainsi dire à son mode de développement et à sa structure elle-même, les uns, ceux de la région antérieure, en s'étalant à sa surface; les autres, ceux de la région postérieure, en la traversant dans son centre ou vers sa base, sans perdre leurs propriétés physiques et physiologiques.

Le nerf médian et le nerf cubital ont conservé leurs rapports.

L'artère cubitale ne montre non plus aucune particularité à signaler; mais l'artère radiale, sans être séparée de ses muscles satellites, se trouve tout à fait déviée avec eux sur la face externe de la tumeur, et rampe immédiatement sur l'aponévrose en subissant ainsi une sorte d'allongement ou de distension appréciable. L'artère interosseuse, très-développée, traverse le ligament, et passe en arrière dès sa rencontre avec la tumeur.

L'espace interosseux n'existe plus, du reste, dans la moitié inférieure de l'avant-bras, et le cubitus, refoulé en dedans par la masse morbide avec laquelle il se trouve en contact, offre une saillie assez prononcée à son apophyse styloïde.

Quant à la tumeur, elle est constituée dans toute son étendue par une coque osseuse plus ou moins mince, inégale, bosselée, fragile et crépitante sous une pression un peu forte, comme certains kystes de la mâchoire bien décrits par Dupuytren. Cette coque est recouverte à toute sa surface par un tissu fibreux dense, véritable périoste qui lui-même est revêtu d'une couche de graisse assez épaisse. Le kyste osseux produit de cette façon a disparu ou a été résorbé dans quelques points ramollis, dépressibles, où il ne reste plus que l'enveloppe fibreuse. Ce kyste est évidemment formé aux dépens de l'extrémité inférieure du radius, depuis son extrémité articulaire jusqu'à une hauteur de 12 centimètres. L'os semble s'être transformé ainsi par une sorte d'expansion ou de boursouflement désigné autrefois sous le nom de *spina ventosa*. Sa forme est à peu près globuleuse, plus développée à la région postérieure, surmontée d'une espèce de voûte ou de chapiteau rescisé dans l'opération ; sa plus grande circonférence mesure 35 centimètres. L'extrémité articulaire du radius a conservé ses rapports avec le carpe, et l'articulation radio-carpienne est restée intacte.

L'intérieur du kyste présente une multitude de vacuoles ou d'anfractuosités de diverses grandeurs, de formes irrégulières, communiquant presque toutes les unes avec les autres, et contenant de la sérosité roussâtre. Leurs parois sont constituées par une trame fibreuse, dans l'épaisseur de laquelle se trouvent contenues des lames osseuses, et dans quelques points des amas de substance cartilagineuse. Au centre enfin, existe une excavation beaucoup plus large que les autres, renfermant un détritus rougeâtre de ce tissu ramolli et dégénéré. La même substance, diversement consistante et colorée, remplit quelques-unes des cellules sous forme de noyaux blanchâtres, d'apparence fibreuse ou cartilagineuse, et de consistance pulpeuse, comme la matière encéphaloïde en voie de ramollissement. Hâtons-nous de dire cependant que le produit pathologique, examiné au microscope avec beaucoup d'attention, surtout par M. Ch. Robin, n'a offert nulle trace de l'élément cancéreux.

Ce résultat négatif de l'inspection microscopique serait bien loin de nous suffire pour légitimer le titre que nous avons donné à cette observation, si nous ne la terminions par des renseignements plus positifs.

M. Ch. Robin nous a dit en effet que le tissu charnu renfermé dans cette tumeur offrait, même à l'œil nu, dans les portions soumises à son examen, une grande analogie avec celui qui formait la tumeur de notre observation 30, mais qu'il était en beaucoup de points d'un rouge plus pâle, tirant sur le jaune, ce qui s'expliquait parfaitement bien par la nature et la disposition de ses éléments constituants. Sa substance était formée à la fois et presque exclusivement par une très grande quantité de plaques à noyaux multiples, et par des granulations graisseuses ; celles-ci étaient disséminées dans les intervalles des myéloplaxes, ou bien incluses dans l'épaisseur même d'un bon nombre d'entre elles, de manière à les remplir et à masquer sensiblement les contours de leurs noyaux; on voyait aussi des globules d'hématosine dans quelques-unes des plaques médullaires. M. Ch. Robin avait eu soin de dessiner, d'après cette pièce pathologique du radius, plusieurs de ses éléments anatomiques ainsi infiltrés de granulations adipeuses ; nous avons reproduit son dessin, pl. III, fig. 3 : on y pourra prendre une idée très-exacte de cette modification particulière et assez fréquente des myéloplaxes dans les tumeurs des os, modification qui enlève à ces tumeurs l'aspect caractéristique qu'elles présentent presque toujours à l'œil nu lorsqu'elles sont pures de tout mélange, mais qui cependant ne paraît rien changer à la bénignité habituelle de leur évolution.

Quant à l'état de l'opéré, il est aussi satisfaisant que possible. Nul accident n'est survenu ; la suppuration s'est établie régulièrement; les ligatures sont tombées successivement du dixième au quinzième jour.

Aujourd'hui, c'est-à-dire près de quatre ans après l'amputation, cet homme se porte à merveille; on lui a fabriqué une main artificielle, à l'aide de laquelle il arrive même à faire quelques accords sur le piano.

Sans avoir la même authenticité que celui de M. H. Larrey, puisque l'examen microscopique a été complétement négligé, le cas suivant, qui appartient à Roux et qui a trait également à une affection de l'extrémité inférieure du radius, est suffisamment décrit au point de vue anatomo-pathologique pour mériter d'être rapproché du précédent; il a donné lieu du reste, au début, à la même erreur de diagnostic. En le communiquant en 1845 à l'Académie de Médecine (voir les bulletins), Roux n'avait pas manqué de le présenter comme un exemple type de tumeur fongueuse sanguine, en se demandant toutefois si ce ne serait pas une affection vasculaire des os compliquée d'un élément cancéreux. Nous interprétons ce fait d'une manière toute différente, mais qui est en rapport avec nos connaissances histologiques actuelles, et nous croyons bien agir en en donnant ici l'observation résumée.

OBSERVATION XLV.

François Adriessens, domestique, âgé de 36 ans, entra le 5 novembre 1830 à l'hôpital de la Charité, dans le service de Roux et Boyer.

Il était fort, bien constitué, et, à l'exception de quelques éruptions herpétiques légères, n'avait jamais eu de maladie ni locale, ni générale, avant l'apparition de celle qui le faisait entrer à l'hôpital. Il se rappelait que sept mois auparavant, ayant fait un effort assez considérable pour exprimer complétement une éponge imprégnée d'eau, il avait éprouvé, au moment même, une douleur vive au poignet droit, avec la sensation d'une sorte de déchirure. Bientôt une tumeur, très-peu volumineuse d'abord, s'était montrée à la partie antérieure du radius, sous l'artère radiale, non loin de l'articulation du poignet, tumeur qui fit des progrès assez rapides.

M. Roux avait déjà vu cette tumeur plusieurs mois auparavant, lorsqu'elle était encore peu développée; il l'avait considérée comme une de ces tumeurs enkystées, du genre des hygromas, qui se rencontrent fréquemment, disait-il, entre le radius et l'artère radiale; il n'avait pas reconnu alors de pulsations dans la tumeur; il n'y en avait pas davantage lorsque ce malade entra à l'hôpital, mais l'extrémité inférieure du radius était gonflée dans tous les sens, et la tuméfaction s'étendait jusqu'au-dessus du quart inférieur de l'os. On pouvait produire dans l'os, par des pressions en sens contraire, une fluctuation sourde, et l'on sentait fléchir sous le doigt la couche extérieure de substance compacte, convertie en une sorte de membrane sèche. Incertain sur la nature de la maladie, on la laissa croître pendant trois semaines.

Le 29 novembre 1830, ponction exploratrice avec un bistouri étroit, qui ne donna issue qu'à du sang vermeil comme le sang artériel; à partir de ce moment, les progrès de la maladie furent plus rapides; la tumeur devint plus volumineuse, plus molle; de petites bosselures se développèrent à sa surface, comme si l'enveloppe extérieure s'était brisée en plusieurs points; des pulsations légères commencèrent à se manifester; le poignet était douloureux; gêne dans les mouvements des doigts, surtout du côté des muscles fléchisseurs; car c'était en avant que la tumeur avait pris le plus de développement.

M. Roux dès lors n'hésita pas à diagnostiquer une tumeur fongueuse sanguine, un anévrysme des vaisseaux capillaires; il fit la ligature de l'artère brachiale : amélioration passagère. — Au bout de cinq semaines, recrudescence manifeste.

Le 2 mars 1831, amputation de l'avant-bras; mort au neuvième jour par infection purulente.

Examen de la pièce. — La tumeur était parfaitemeut limitée du côté du corps de l'os; les tendons du poignet, écartés les uns des autres et fortement soulevés, étaient presque tous comme renfermés dans des gouttières creusées à la surface. Il n'y avait plus que quelques lamelles éparses de la couche compacte de l'os, et *tout le tissu de la tumeur avait une couleur brune très-foncée.* Ce tissu présentait, au centre, des aréoles de grandeur diverse qui contenaient du sang en partie liquide, en partie coagulé; vers la circouférence, il avait l'apparence du squirrhe très-ramolli. C'était peut-être la même substance à l'intérieur et à l'extérieur, mais d'autaut moins aréolaire, d'autant moins colorée et moins pénétrée de sang, ou si l'on aime mieux, d'autant plus homogène et plus ferme, tout en étant très-friable, qu'on la considérait plus près de la périphérie de la tumeur. Le radius était donc complètement détruit dans le quart ou presque le tiers inférieur de son étendue; le périoste avait complétement disparu, on n'en royait pas le moindre débris; mais en bas, du côté de la main, toute la masse dégénérée était séparée de l'articulation par le cartilage d'encroûtement qui avait conservé toute son intégrité, et formait là comme une sorte de cloison mobile.

A l'état normal, les myéloplaxes se rencontrant (avec plus ou moins d'abondance, il est vrai, mais enfin constamment) partout où existe le tissu médullaire, c'est-à-dire dans tous les os du squelette, on conçoit bien à la rigueur une prédisposition morbide plus marquée dans un point que dans un autre, mais il serait fort difficile d'admettre que la multiplication exagérée de ces éléments sous forme de tumeur soit dévolue *exclusivement* à certains os déterminés. Nous avons déjà mentionné dans nos considérations préliminaires une tumeur de l'os iliaque de nature douteuse, qui avait suggéré à M. Lenoir des réflexions fort judicieuses sur le côté scientifique de la question du cancer. Nous devons faire remarquer ici, puisque le moment en est venu, qu'il ne serait pas irrationnel de rapporter au développement exagéré des myéloplaxes cette altération singulière de l'os des iles, lequel s'était transformé en une substance *rougeâtre* qui se laissait diviser sans effort par la scie en donnant issue à un liquide séro-sanguinolent, d'une couleur lie de vin, et contenu abondamment dans des aréoles osseuses très-fines et très-nom-breuses (*Bulletins de la Soc. anat.*, 1828, p. 180).

On se rappelle la tumeur de l'omoplate qui fait l'objet de notre observation 42. Comme exemples de ces variétés de siége plus ou moins exceptionnelles, mais dont l'esprit conçoit cependant très-bien la possibilité, nous allons citer encore deux observations ; elles ont trait à des tumeurs développées dans les os du tronc : dans les vertèbres, les côtes, le sternum, la clavicule. Leur tissu spécial, la difficulté de les classer rigoureusement jusqu'à ce jour, leur apparence essentiellement sanguine, et surtout leur ressemblance, au point de vue de l'anatomie pathologique, avec la plupart de celles dont nous avons donné l'histoire, nous induisent à penser que c'étaient des tumeurs formées très-probablement encore par l'hypergénèse des plaques médullaires. L'une d'elles, recueillie par un ancien interne des hôpitaux, M. Milcent, est rapportée dans les *Bulletins de la Société anatomique;* elle figure à la table générale sous le titre de *Fongus hématode,* et dans le tome XVII (p. 309, 1842), sous celui de *Tumeur fongueuse ayant quelque analogie avec le spina ventosa et simulant pendant la vie une carie tuberculeuse de la colonne vertébrale.* L'autre, due à M. le Dr Salmon, alors médecin à Gallardon et ancien interne également (*Gazette des hôpitaux,* 1847, p. 68), est surtout remarquable par la multiplicité des tumeurs ; l'auteur reste indécis sur la question de savoir s'il doit faire rentrer cette affection parmi les anévrysmes par anastomose, ou plutôt parmi les tumeurs fongueuses sanguines, les cancers mous, les fongus médullaires, les exostoses périostales fongueuses, etc. ; son hésitation fort légitime nous retrace le vague et l'incertitude de la science à cette époque sur un point fort important d'anatomie pathologique ; nous avons la conviction que si pareil fait se présentait aujourd'hui, on serait en état, par l'examen microscopique, de s'éclairer immédiatement sur la nature anatomique du tissu et de ses éléments constituants, au lieu de se perdre dans une foule de conjectures vaines et stériles, au lieu de s'épuiser à catégoriser les faits, bon gré, mal gré, sous une série de dénominations vicieuses ou surannées dont le moindre tort est de présenter à l'esprit un sens indéchiffrable.

OBSERVATION XLVI.

Breges (Gabriel), peintre, âgé de 22 ans, est entré le 7 août 1841 à l'hôpital de l'Hôtel-Dieu annexe (salle Saint-Augustin, n° 5).

Ce jeune homme était malade depuis le mois de novembre 1840; avant cette époque, il avait toujours joui d'une bonne santé; son père était, dit-il, mort poitrinaire à l'âge de 50 ans. Pour lui, il rapporte le commencement de sa maladie à un effort qu'il fit un jour en luttant avec un de ses camarades; il sentit alors un craquement dans la région des reins, et, depuis ce temps, il éprouvait de la douleur dans ce point chaque fois qu'il se baissait.

A son entrée à l'hôpital, il présente, au niveau de la région lombaire gauche, une tumeur assez volumineuse, indolente à la pression, profonde, non fluctuante. Cette tumeur datait déjà de cinq mois, et son développement lent et progressif ne s'était accompagné, dans le principe, d'autres phénomènes que de quelques douleurs passagères dans le même point. Deux mois avant l'entrée du malade, les douleurs étaient devenues plus fréquentes et presque continues; elles s'étaient même compliquées d'engourdissement, parfois de soubresauts et d'élancements dans les deux jambes, dans la gauche surtout. Dans le point de la colonne vertébrale correspondant à la tumeur, existait une déviation manifeste du rachis, qui présentait une légère courbure latérale, dont la convexité était à droite, avec saillie des apophyses épineuses des troisième et quatrième vertèbres lombaires.

Le malade était, à cette époque, maigre, chétif, et cependant il n'avait eu, dans son enfance, que des ophthalmies assez fréquentes. Du reste, aucun signe stéthoscopique de tubercules du poumon.

D'après l'état de maigreur du sujet, la présence d'une tumeur dans le voisinage de la colonne vertébrale, et la déviation correspondante du rachis, on crut avoir affaire à une carie tuberculeuse des vertèbres; en conséquence deux cautères furent appliqués, l'iode fut donné à l'intérieur, et le malade fut mis à un régime nourrissant.

Sous l'influence de ce traitement, l'état général s'améliora sensiblement, le malade reprit ses forces; il allait et venait dans les salles sans trop de fatigue. Les douleurs même parurent avoir un peu diminué dans les jambes et aux lombes; mais la tumeur ne diminua pas; on s'aperçut même, dans les premiers jours d'août qu'elle avait augmenté de volume, s'était un peu circonscrite, mais présentait toujours au toucher la même résistance sans fluctuation. Dans le milieu du mois, l'état général devint moins satisfaisant ; il survint de l'anorexie, de la diarrhée, et une vive douleur dans la fosse iliaque gauche. Le malade ne pouvait soulever la cuisse. On constata la présence, dans la fosse iliaque, d'une tumeur qui parut n'être que l'extension de la première, et qui confirmait encore l'idée qu'on avait d'un abcès par congestion. Les douleurs lombaires diminuèrent un peu, et la tumeur parut même s'être un peu affaissée.

Dans les premiers jours d'octobre, la fluctuation étant devenue évidente en arrière, on y plongea obliquement un bistouri étroit ; mais il ne sortit rien autre chose qu'un peu de sang. Quelques jours plus tard, la même exploration ayant été tentée, il ne sortit, cette fois encore, que quelques gouttes de sang ; l'idée de l'anévrysme se présenta, mais fut écartée, faute de raisons suffisantes pour la faire admettre. Quatre cautères furent de nouveau appliqués sur la tumeur.

Le malade dépérit de jour en jour ; enfin, dans le commencement de novembre, étant allé seul au bassin, et ayant, dans un effort de défécation, fortement fléchi le tronc sur les cuisses, il sentit quelque chose craquer dans les reins, et tomba immédiatement sans pouvoir se relever, les jambes étant dès ce moment paralysées. Les douleurs étaient atroces ; on appliqua grand nombre de sangsues, de topiques laudanisés, l'opium à l'intérieur ; les douleurs diminuèrent un peu, mais le mouvement et la sensibilité ne se rétablirent pas.

Des eschares très-étendues se formèrent au niveau du sacrum et des grands trochanters ; il survint de la diarrhée, une fièvre continue, et le malade finit par succomber dans le dernier degré du marasme et de l'épuisement.

Autopsie. — Vingt-quatre heures après la mort, l'examen nécroscopique fut fait ; il existait, sur le côté gauche des vertèbres lombaires, une tumeur, de la grosseur d'une tête de fœtus à terme, recouverte par les muscles de la région postérieure du dos. On disséqua ces muscles avec soin, et on arriva jusqu'à la tumeur elle-même, qu'il fut facile d'isoler des parties voisines. On vit alors qu'elle était obliquement dirigée en bas, en dehors et un peu en avant ; elle adhérait en dedans aux vertèbres, et le kyste qui en formait l'enveloppe semblait se continuer avec le périoste et la couche ligamenteuse de la colonne lombaire. Ce kyste était épais, dur, résistant, incrusté de plaques osseuses larges, isolées les unes des autres. On produisait un bruit sec et sonore, en faisant frapper un corps dur et métallique sur ces plaques, et la main, pressant et comprimant le kyste, percevait une sensation de crépitation assez analogue à celle qui résulterait du froissement d'un parchemin sec. Une incision ayant été faite, on reconnut que la tumeur était formée d'un *tissu aréolaire fongueux ;* qu'un caillot, du volume d'un gros œuf de poule, facile à distinguer et à isoler de la face interne du kyste auquel il adhérait par des brides et des prolongements fibreux, formant de larges aréoles, en constituait le noyau; que *ce caillot s'était organisé*, s'était creusé de vacuoles, et que ces vacuoles, communiquant les unes avec les autres, séparées par des cloisons incomplètes, étaient remplis d'un sang noir et fluide parfaitement pur, du reste, et nullement mélangé avec d'autres liquides. Ce sang s'écoula en totalité, sous un filet d'eau, et il ne resta plus que les aréoles vides de la tumeur.

Indépendamment de cette tumeur, on voyait, au niveau des vertèbres lombaires, sur le côté gauche desquelles elle existait, une déviation manifeste de la colonne vertébrale. Le rachis était affaissé sur lui-même, incliné à gauche; la deuxième vertèbre lombaire paraissait détruite : un trait de scie longitudinal montra que cette apparence était une réalité. A la place de la seconde lombaire existait un espace moins considérable que celui qu'occupait la vertèbre, terminé en haut et en bas par deux disques intervertébraux et rempli par quelques cloisons et aréoles osseuses. Ces aréoles, formées par du tissu osseux raréfié, étaient aussi remplies de sang et communiquaient avec celles de la tumeur; elles offraient avec le tissu de cette dernière une grande analogie; la seule différence consistait dans le plus ou moins de dureté, de résistance, des cloisons aréolaires. Le corps tout entier de la seconde vertèbre lombaire était détruit et remplacé par les quelques loges osseuses dont il vient d'être question. On remarquait, en avant du point malade, au niveau du corps de la vertèbre supérieure, une coque osseuse surajoutée, de nouvelle formation, comme destinée à constituer un nouvel os et à réparer le désordre. A la place des lames et de l'apophyse épineuse de la vertèbre détruite, on ne voyait qu'un prolongement du kyste, qu'une espèce de pont membraneux étendu entre la première et la deuxième vertèbre lombaire.

Quant à la moelle et à ses enveloppes, quoique baignées par le sang de la tumeur, quoique environnées, si l'on peut s'exprimer ainsi, par un anneau morbide, elles étaient parfaitement saines, c'est-à-dire qu'il n'y avait aucune altération appréciable dans leur coloration et leur consistance.

Outre la lésion qui vient d'être décrite, il y avait deux ou trois tubercules enkystés à l'état crétacé, au sommet du poumon gauche; autour d'eux, le tissu pulmonaire était parfaitement sain. Le rein droit présentait une coloration anormale pâle et blanchâtre; le bassinet et quelques calices étaient remplis de matière tuberculeuse, ramollie, de consistance crémeuse. La vessie en contenait aussi une assez grande quantité.

Un caillot *organisé!... creusé de vacuoles!...* et adhérent aux parois du kyste par des *brides fibreuses!*... certes voilà déjà de quoi nous inspirer bien des doutes sur la véritable nature de ce prétendu caillot. Un caillot dans de telles conditions, et modifié à ce point, n'est déjà plus un caillot et ne l'a sans doute jamais été.

Si l'on a soin de remarquer, en outre, que le tissu osseux du voisinage était lui-même abreuvé de sang, ramolli, rougeâtre, plus ou moins transformé en un *tissu aréololaire et fongueux*, que la plupart des cellules osseuses avaient été élargies, distendues, raréfiées par l'altération morbide, que la substance de la deuxième vertèbre lombaire avait été creusée, dilatée sous forme de coque ostéofibreuse, et qu'une pareille dilatation ne peut être attribuée qu'au développement d'un tissu pathologique bien différent d'un simple coagulum sanguin; si, d'un autre côté, on se reporte à ce que nous savons déjà de la couleur sanguine du tissu myéloplaxique et de sa fréquente ressemblance avec un caillot sanguin durci ou altéré, on sera fort disposé à rattacher avec nous à ce tissu plutôt qu'à tout autre cette altération profonde des vertèbres lombaires.

OBSERVATION XLVII.

La femme X....., âgée de 46 ans environ, demeurant aux Gâtinaux, canton de Maintenon, portait un goître énorme, proéminant surtout du côté gauche.

Il y deux ans, son attention fut fixée par une petite tumeur du volume d'une lentille, qui existait au côté gauche de la poitrine, au-dessous et un peu en arrière de l'omoplate; des douleurs vives s'y manifestaient quand la malade y portait le doigt, et la moindre pression les rendait insupportables. Six semaines après que l'attention de la malade fut fixée, elle fit une chute sur le dos; la tumeur prit un accroissement rapide, et les douleurs furent assez intenses pour arracher des cris à cette femme, assez patiente d'ordinaire. On attribua le mal à une contusion; on fit en vain des frictions avec l'eau-de-vie camphrée et des applications de sangsues. Quelques semaines plus tard, un craquement se fit entendre dans la tumeur, à la suite d'un effort.

Il y a un an, après un nouvel effort, un second craquement se produisit à la partie supérieure du sternum; des douleurs très-vives se manifestèrent immédiatement sur cette partie; il y eut gêne momentanée de la respiration, et quelques mois après, au-dessous du goître, dans l'intervalle des deux clavicules, proéminait une seconde tumeur, accompagnée de dilatations variqueuses à son pourtour. A cette époque aussi, la malade pouvait y percevoir des battements très-manifestes, de même que sur la tumeur du dos dont nous avons parlé.

Je n'avais encore examiné qu'une fois la malade, et assez légèrement, lorsque nous la revîmes, avec M. Maunoury, le jeudi 1er octobre ; ce jour-là je notai l'état suivant :

Elle ne dort pas depuis quelques jours ; des douleurs atroces parcourent tout le côté gauche de la poitrine, le moignon de l'épaule du même côté en partie, et la région cervicale correspondante en arrière. La malheureuse demande, à tout prix, un soulagement.

1° Au milieu de la diaphyse claviculaire droite, sur laquelle, trois semaines avant, j'avais constaté une tumeur du volume d'une lentille et non sensiblement pulsatile, existe un renflement de la grosseur d'une noisette, saillant d'un centimètre au plus au-dessus de la face supérieure de l'os, mais à la base assez large et comprenant en totalité l'étendue antéro-postérieure de cette face ; celle-ci était d'ailleurs éminemment excavée pour recevoir la tumeur, car on sentait, en la déprimant, l'os au-dessous érodé à son pourtour. Cette petite tumeur offre, en outre, des battements isochrones à ceux du pouls, sans bruit de souffle, sans mouvement d'expansion ; elle est douloureuse seulement, mais d'une manière très-vive, au toucher ; elle est molle, élastique, et ne donne, quand on la comprime, aucune sensation de lamelles osseuses disséminées à sa surface. L'os ne jouit d'aucune mobilité apparente.

2° A la partie supérieure du sternum, dans l'étendue de la première pièce de cet os, existe une tumeur molle et élastique, sans changement de couleur à la peau, parcourue à sa surface par des veines nombreuses variqueuses. Cette tumeur ne fait pas, du reste, une saillie bien considérable au-dessus des parties molles environnantes relativement à sa largeur ; cette saillie ne dépasse guère 2 centimètres et demi ; en haut, elle se cache sous le goître ; mais, en soulevant celui-ci, on peut la limiter parfaitement, et voir qu'elle ne dépasse pas la fourchette sternale d'un centimètre. Comme la précédente tumeur, celle-ci offre des battements ; elle est dépressible, et elle s'est creusée en bas une cavité dans l'intérieur de la portion saine du sternum. Le cœur est sain ; l'auscultation ne fait entendre sur la tumeur aucun bruit de souffle ; la percussion donne un peu de sonorité profonde ; les articulations claviculaires, la droite surtout, paraissent saines ; de toutes les artères environnantes, la carotide gauche est seule assez largement mais uniformément dilatée ; enfin cette artère, repoussée en arrière par le goître, donne à l'auscultation un bruit de souffle.

3° Au niveau de la dixième côte, à quelques millimètres seulement en arrière de l'axe prolongé du scapulum dans la rectitude normale, à 6 centimètres des apophyses épineuses correspondantes, et comblant presque en totalité l'intervalle intercostal qui sépare cette côte de la neuvième, existe une tumeur oblongue, obliquement dirigé en] avant et en bas comme la côte sur laquelle elle est placée, rénitente et sans changement de couleur à la peau, que l'on sent mobile au-dessus d'elle; cette tumeur est pulsatile, a 6 centimètres environ dans son plus grand diamètre, et ne donne point à l'auscultation de bruit de souffle, ni à la percussion de matité profonde. Au-dessus et au-dessous de la tu-tumeur se perçoivent manifestement les battements des artères intercostales, l'intercostale du neuvième espace paraissant surtout plus dilatée; d'ailleurs pas de veines variqueuses apparentes; enfin, comme les deux autres tumeurs, celle-ci fait éprouver à la malade des douleurs extrêmement vives quand on comprime le point affecté.

De l'examen de ces faits, nous crûmes devoir conclure à l'existence de cette maladie des os que l'on a désignée dans. ces derniers temps sous le nom d'*anévrysme*. L'absence d'un bruit de souffle, la perception de battements évidents, l'intensité des douleurs, la certitude que nulle autre lésion anévrysmatique ne pouvait produire ces symptômes, motivaient notre diagnostic, et avec cette assurance nous pensâmes devoir satisfaire aux volontés de la malade, qui nous commandait de tout tenter.

Le dimanche suivant, la galvano-puncture fut pratiquée sur la tumeur du dos avec sept éléments de Daniel pendant une demi-heure environ; la petite tumeur claviculaire fut parcourue par des fils imprégnés de créosote et laissés à demeure.

Il y eut amendement notable des tumeurs les jours suivants; les deux tumeurs même devinrent plus dures au toucher, surtout celle de la clavicule, et dans cette dernière, huit jours après, les battements avaient presque disparu; les fils avaient été chaque jour imprégnés d'une nouvelle dose de créosote. Il est vrai qu'en tendant à disparaître en haut, cette petite tumeur avait notablement augmenté en avant.

Le 14 octobre, la malade est prise d'un catarrhe bronchique grave, et pendant la nuit, dans un accès de toux, la tumeur de la clavicule s'est énormément développée; un craquement subit s'y est fait entendre, des battements violents soulèvent la tumeur; la clavicule est fracturée.

Le 19, développement d'une paraplégie incomplète.

Les jours suivants, la paralysie continue à marcher; les garde-robes sont nulles, quoi qu'on fasse; la vessie se laisse distendre par l'urine sans se contracter, le catarrhe bronchique augmente, et la malade meurt le jeudi 29 octobre, dans la soirée.

Autopsie. — Le samedi 31 , je pratiquai l'autopsie; mais, quoiqu'il y eût un immense intérêt à savoir quelle lésion de la colonne vertébrale avait produit la paraplégie, quelle avait été l'action de la galvano-puncture sur la côte malade, et s'il y avait fracture, comme le craquement ancien semblait l'indiquer, quelle altération constituait le goître, il ne me fut permis que d'examiner le sternum et la clavicule affectée.

Ils présentaient : 1° la clavicule. — Une petite *tumeur rougeâtre,* du volume d'une grosse aveline, proéminente surtout en haut et en avant, car en bas elle n'a que quelques millimètres de saillie au-dessous du niveau de la face inférieure de l'os ; la peau y est adhérente, excepté dans les points où les fils ont pénétré et laissé un petit sillon ecchymotique. Cette tumeur est molle, fluctuante à son sommet, rénitente à sa base et au-dessous de l'os. De plus, sa coloration rougeâtre est plus prononcée dans le premier point que dans les deux autres; ce qui tient à la couche plus mince du tissu qui la recouvre en cet endroit. Cette couche reprend au contraire peu à peu plus d'épaisseur, à mesure qu'on se dirige vers la circonférence de la tumeur, où on la voit manifestement continue avec le périoste sain mais épaissi. Quant au tissu intime de cette tumeur, il est constitué par un *détritus rougeâtre très-ramolli dans quelques points, dans d'autres plus résistant, élastique,* et, sur la pièce imprégnée d'acide nitrique étendu, assez analogue, par sa porosité et sa texture, aux lamelles fibrineuses des anévrysmes. Il ne s'est pas écoulé, du reste, de sang liquide, ni de pus à la section. Enfin, au centre de la tumeur, se rencontrent les deux fragments de la clavicule fracturée, peu adhérents au tissu malade ramolli , et manifestement usés de la circonférence vers le centre; ce qui réduisait énormément l'épaisseur de la couche compacte de l'os, au milieu de laquelle la *substance médullaire apparaît rougeâtre, fongueuse, analogue à l'altération circonvoisine.*

2° Le sternum. — La texture osseuse détruite dans toute la portion d'os constituant la première pièce est, dans cette partie, remplacée par une tumeur lisse en avant, un peu bosselée en arrière, où l'une de ses bosselures a marqué l'empreinte de sa pression sur le bord du poumon droit. Cette tumeur n'est pas adhérente à la peau ; elle est recouverte par les deux attaches sternales des muscles grands pectoraux dont il nous a été impossible de la séparer. En arrière, au contraire, à l'exception des insertions du sterno-hyoïdien et sterno-thyroïdien, les deux plèvres ont pu facilement être isolées.

La tumeur, incisée sur la ligne médiane d'avant en arrière, présente *le même aspect que la petite tumeur de la clavicule,* seulement , *le ramollissement de sa sub-*

stance est moins étendu, et il se borne à la partie supérieure correspondant à la fourchette sternale ; la masse morbide élastique, assez résistante dans sa partie inférieure, est creusée d'orifices probablement vasculaires, assez nombreux, dont l'un surtout, du diamètre de la brachiale environ, se divise dans le tissu malade, et va aboutir à gauche dans une cavité creusée au-dessous de la surface clavi-sternale, et occupée par la *bouillie rougeâtre* dont j'ai parlé. Je termine en notant que le périoste épaissi constitue l'enveloppe de cette tumeur sans mélange de lamelles osseuses, qu'on ne peut en séparer le tissu intime sans déchirure, que la seconde pièce du sternum est creusée pour l'y loger ; enfin que *la substance mé-dullaire de l'os est un peu fongueuse elle-même*, fait corps avec les portions malades, et est revêtue d'une couche compacte excessivement mince, qui m'a permis de réséquer l'os à 1 centimètre un quart au-dessous de la tumeur, sans le secours de la scie ; enfin il existait un petit prolongement morbide dans l'angle de séparation de la clavicule droite et de la première côte.

Ces orifices creusés au sein du tissu morbide, dont il est parlé dans la tumeur du sternum, et dont l'un atteignait le calibre de l'artère brachiale, n'est-il pas tout naturel de les considérer comme des indices de cavités kystiques irrégulières, allongées, peut-être bifurquées, ou même un peu ramifiées, mais en définitive analogues à celles que nous avons si souvent signalées, plutôt que d'y voir des canaux vasculaires auxquels véritablement, en l'absence de preuves irréfragables, l'esprit se refuserait à accorder un calibre aussi colossal ?

M. Cruveilhier a rapporté, dans son grand atlas d'anatomie pathologique, l'histoire d'une affection que nous aurions quelque raison d'assimiler à la précédente. Des tumeurs pulsatiles, dont plusieurs sont représentées dans sa planche IV (33ᵉ livraison), composées d'un tissu rougeâtre, abreuvé de sang et d'apparence érectile, s'étaient développées chez un femme de 38 ans, sur les os de la voûte du crâne, qu'elles avaient perforée en plusieurs points ; d'autres siégeaient au niveau de l'épaule gauche, en bas et en dedans du fémur gauche, dans l'extrémité supérieure de l'humérus droit et l'extrémité antérieure de la troisième côte. La malade succomba à ces lésions multiples, qu'on put reconnaître à l'autopsie.

Si notre interprétation ne nous induit pas en erreur, nous aurions ainsi deux exemples de tumeurs myéloplaxiques multiples, auxquelles on serait en droit d'attribuer la mort; et, par une coïncidence qui n'est peut-être que fortuite, mais qu'il est bon de faire remarquer, ces deux exemples se seraient rencontrés sur des femmes d'une quarantaine d'années, c'est-à-dire vers l'époque de la vie où se manifestent de préférence les maladies cancéreuses. Mais, si dans ces deux circonstances ou plutôt dans le cas de M. Salmon, pour ne parler que de celui dont la description ne nous laisse presque aucun doute sur la nature du mal, si, disons-nous, la malade a succombé aux progrès de son affection, cela ne dépend-il pas principalement du siége défavorable occupé par les tumeurs? Elles troublaient par voisinage les fonctions des organes splanchniques, et, ne se prêtant aucunement à l'extirpation, elles devaient nécessairement arriver à épuiser l'économie soit par la continuité des douleurs, soit en détournant à leur profit, comme toute production parasite, une grande partie des matériaux de la nutrition générale. En tout cas, cette multiplicité exceptionnelle des tumeurs à myéloplaxes (qui sont d'ailleurs fort peu disposées à l'ulcération ou à la récidive, et toujours localisées, comme c'était encore le cas ici, dans le système osseux exclusivement) diffère totalement de la généralisation et de la cachexie précoce et inévitable qui caractérise cliniquement l'évolution des tumeurs dites cancéreuses, c'est-à-dire essentiellement malignes. Une assimilation avec le cancer, par cette seule raison qu'elle a occasionné la mort dans un cas particulier, serait tout aussi peu rationnelle pour cette maladie que pour d'autres altérations organiques telles que le rachitisme ou les tubercules des os, altérations qui, elles aussi, peuvent quelquefois amener cette terminaison funeste (précédée elle-même d'un dépérissement de toutes les fonctions organiques), après leur généralisation ou leur diffusion dans le système osseux.

Au reste, nous l'avons déjà dit, nous ne croyons pas, quant au pronostic des tumeurs, qu'il y ait dans la nature (et surtout au point de vue anatomique) une ligne de démarcation absolue et bien tranchée entre les tumeurs appelées cancéreuses et les tumeurs réputées les plus bénignes : les deux degrés extrêmes sont assez bien caractérisés, mais on passe de l'un à l'autre par une série de transitions insensibles, de nuances intermédiaires, et cela se réduit toujours, relativement aux dangers de mort, à une question de fréquence relative, qui est suffisante, il est vrai, pour motiver dans la pratique l'établissement de plusieurs catégories, mais non pour servir de base essentielle à une classification nosologique rigoureuse.

Il nous a paru avantageux de rassembler, comme nous l'avons fait, sous un même point de vue une foule d'observations restées jusqu'ici dans la science à l'état d'isolement, c'est-à-dire sans aucun lien qui ait pu légitimement les rattacher les unes aux autres ; puissions-nous ne pas nous être trompé dans la manière dont nous les avons interprétées. Quoi qu'il en soit, nous ne voulons pas augmenter inutilement les dimensions peut-être déjà trop considérables de cette revue d'observations, en y ajoutant encore l'histoire de quelques tumeurs analogues observées en Angleterre, et décrites par M. H. Gray, uniquement d'après des pièces conservées dans l'alcool, ce qui leur enlève une grande partie de leur intérêt ; nous n'y trouverions d'ailleurs aucune particularité qui soit de nature à nous intéresser spécialement ; il nous suffira donc, à cet égard, de renvoyer le lecteur au numéro de février des *Archives générales de médecine* de 1857, où ces observations, fort sobres de détails, ont été traduites en français par M. Michel Peter.

Quelques réflexions sur les diverses espèces de tumeurs des os, et en particulier sur les tumeurs réputées sanguines.

Le moment nous semble maintenant opportun, après avoir réuni sous les yeux du lecteur la plupart des matériaux épars dont peut disposer aujourd'hui la science, d'aborder enfin les réflexions que comporte la tumeur du fémur de notre observation 30 (pl. III, fig. 1) ; elle nous a servi de point de départ, et en quelque sorte d'introduction à l'exposé d'une longue série de faits analogues ; elle va nous servir encore de prétexte, ou plutôt d'occasion, pour effleurer après tant d'autres (attendu qu'elle rentre assez directement dans notre sujet) la grande discussion des tumeurs sanguines des os. Nous espérons que ce travail, au point où il en est arrivé, n'est pas sans avoir déjà jeté quelque lumière sur ce point de pathologie resté toujours si obscur.

Chez la jeune Bonal, il est vrai, nous n'avons point constaté de pulsations évidentes, mais il n'y en avait pas davantage dans d'autres tumeurs réputées sanguines, dans celle du tibia de Breschet par exemple (voir obs. 39), ni dans celle du péroné de M. Pamard, dont nous allons reproduire tout à l'heure l'observation ; elles n'étaient pas pulsatiles non plus ces deux productions charnues de la mâchoire supérieure diagnostiquées érectiles, l'une par Bérard (obs. 3), l'autre par Vidal (de Cassis) (obs 14) : par conséquent l'absence de pulsations ne peut nullement empêcher notre altération fémorale, représentée planche III (obs. 30), d'être considérée à juste titre comme un type de ce que l'on appelait jusqu'ici tumeur sanguine des os ; d'ailleurs, la tumeur de l'observation 31, qui, contrairement à la précédente, présentait comme symptôme de véritables battements expansifs, n'offrait-elle pas anatomiquement des caractères tout à fait identiques? D'un autre côté, autant que le résultat d'un examen à l'œil nu peut permettre de conclure en pareille matière, il est impossible de ne pas être frappé de la ressemblance, je dirais presque de l'identité absolue du tissu de ces deux tumeurs à myéloplaxes, ou même des productions analogues des mâchoires dont nous avons rapporté tant d'exemples, avec le tissu des tumeurs dites *sanguines* que nous a décrites M. Salmon dans le sternum et la clavicule (obs. 47), les rédacteurs des leçons de Dupuytren dans les métatarsiens et les cunéiformes (obs. 40), M. Sirus-Pirondi dans l'extrémité supérieure du tibia (obs. 37), tumeurs qui, à la différence des nôtres, et sans doute à cause d'une vascularité un peu plus prononcée, présentaient des pulsations faibles, mais réelles; et de l'identité de caractères physiques aussi spéciaux (qu'il y ait eu ou non des pulsations), n'est-on pas amené logiquement à conclure à l'identité de structure intime? Du reste, pour faciliter cette conclusion et entraîner la conviction dans les esprits, pour servir en quelque sorte de trait d'union entre les tumeurs à myéloplaxes et toutes ces prétendues tumeurs sanguines, pour autoriser de plus en plus la substitution que nous croyons fondée, ne voyons-nous pas que dans les quatre seuls cas où l'on ait eu recours à l'examen microscopique d'une tumeur des os réputée sanguine, hématique ou fibrineuse, et où l'on ait donné le résultat précis de cet examen (obs. 3, 5, 31 et 37), ce sont précisément les plaques à noyaux multiples, sous un nom ou sous un autre, qui ont été signalées. Tout concourt donc à nous faire augurer qu'il en sera de même ultérieurement, dans la plupart des cas analogues qui se présenteront à l'observation.

Plusieurs considérations viennent éloquemment plaider contre la réalité des tumeurs érectiles des os. Si l'on entend par là, comme on doit le faire, des tumeurs du tissu osseux semblables à celles qu'on voit se développer dans les parties molles, c'est-à-dire constituées essentiellement et exclusivement par un développement exagéré de l'élément vasculaire des os, comment se fait-il que dans les cas assez nombreux présentés jusqu'ici comme tels, jamais il ne soit

arrivé que cette trame vasculaire ait acquis un degré de développement assez manifeste pour que l'injection ou la simple inspection
du tissu ait pu la faire reconnaître jusqu'à l'évidence? en d'autres
termes, si dans les parties molles on rencontre des tumeurs érectiles
uniquement formées de capillaires invisibles à l'œil nu, souvent
aussi ces capillaires sont arrivés à un degré de dilatation tel que la
structure exclusivement vasculaire de la tumeur est claire et indubitable pour tout le monde; pourquoi donc dans les os des cas identiques à ceux-là ne se seraient-ils jamais présentés? Car, en définitive, que ce soit dans le tissu osseux ou dans les parties molles
qu'elle ait pris son point de départ, peu importe, du moment qu'une
tumeur a fait disparaître la trame osseuse, si elle se compose uniquement de canaux vasculaires, il n'y a pas de raison pour qu'elle
se présente à nos yeux avec des caractères différents dans les deux
cas. En outre, peut-on ne pas être frappé de cette friabilité, de ce
ramollissement le plus souvent pultacé signalé dans presque toutes
les tumeurs prétendues érectiles des os? Nous ne voyons rien de
semblable dans les tumeurs érectiles des parties molles qui n'ont,
elles, aucune tendance à se désagréger, à se réduire ainsi en bouillie. L'hypertrophie des canaux vasculaires et de la tunique cellulo-
fibreuse qui double ou soutient les parois de ces canaux, serait
plutôt de nature à prévenir qu'à occasionner ce ramollissement
consécutif, qui s'accorde, au contraire, très-bien avec la dissociation de certains autres éléments anatomiques pathologiquement
multipliés. Ainsi donc, ou bien il n'existe pas de tumeurs érectiles
des os, ou bien ces tumeurs devront se présenter à nous avec
le même aspect que dans les parties molles; cela est de toute évidence.

Ce n'est pas d'aujourd'hui que les tumeurs sanguines des os (anévrysmes et tumeurs érectiles) ont paru à plusieurs chirurgiens
éminents n'être autre chose, dans l'immense majorité des cas, que
des cancers pulpeux plus ou moins vasculaires, souvent mélangés
de foyers hémorrhagiques; et, dans leur pensée, *cancer* était presque

toujours synonyme de *tumeur solide;* ils voulaient indiquer par là (et en cela, quoiqu'ils se servissent d'une expression vicieuse, ils avaient grandement raison), ils voulaient indiquer, disons-nous, qu'à part l'élément vasculaire il y avait encore dans ces tumeurs un autre élément organique, une trame, un parenchyme difficile à démontrer mais réel et d'une importance tout autre que l'élément vasculaire, puisque des moyens simples tels que la compression, la ligature, capables d'agir sur celui-ci et ordinairement efficaces pour en réprimer le développement, n'étaient presque jamais de nature à enrayer la nutrition de celui-là et encore moins à en déterminer la résorption et la disparition complète.

La difficulté de démontrer dans la plupart de ces cas la présence du parenchyme charnu, très-souvent réduit en bouillie et confondu alors avec le sang plus ou moins dénaturé, telle fut la cause unique de l'illusion et de la confusion qui a si longtemps persisté. Cette difficulté, nous pouvons nous l'expliquer maintenant très-naturellement par la coloration spéciale du tissu myéloplaxique, très-souvent comparable à celle du sang lui-même ou des caillots sanguins, et par la désagrégation facile des éléments de ce tissu dans le cas où ils ne sont point maintenus, reliés entre eux par une trame fibreuse ou fibroplastique de quelque importance; nous avons remarqué, en effet, que les tumeurs myéloplaxiques les plus ramollies (obs. 6 et 30) sont précisément celles où les éléments fibreux et fibro-plastiques sont le moins abondants; et ce sont là justement les types les mieux caractérisés.

Mais, ce que les chirurgiens ne pouvaient que soupçonner autrefois dans les tumeurs dites *sanguines,* ce parenchyme que l'œil nu était le plus souvent impuissant à reconnaître, et surtout à démontrer et à distinguer d'un lacis vasculaire très-serré, les études microscopiques nous permettent aujourd'hui d'en analyser la structure avec la plus grande facilité. Dans l'état actuel de la science, il reste donc à présenter un seul fait authentique, où l'examen microscopique le plus minutieux n'ait pu constater absolument, dans une tumeur des os, que du sang et des vaisseaux sanguins, soutenus tout au plus par une légère trame cellulo-fibreuse, mais sans la moindre trace d'éléments anatomiques spéciaux qui soient capables de faire présumer l'existence d'un autre parenchyme primitif (voir p. 186). Jusqu'à ce que cette démonstration survienne, il n'y a pas de raison péremptoire pour admettre l'existence des anévrysmes et des tumeurs érectiles des os.

A ces motifs, tirés du sujet lui-même, nous pourrions adjoindre les opinions de chirurgiens distingués et les considérations qu'ils ont fait valoir.

En 1852, par exemple, à la Société anatomique, et à la suite d'une présentation de M. Bauchet qui fait l'objet de notre observation 37, M. Broca, reproduisant quelques-unes des idées énoncées dans son travail sur l'anatomie pathologique du cancer (*Mémoires de l'Acad. de Méd.*, t. XVI), faisait remarquer que, depuis l'emploi du microscope, on n'avait pas constaté un seul fait de véritable anévrysme des os, et que, dans les cas les plus célèbres, on trouvait constamment la mention d'une *matière pulpeuse de nature indéterminée.* Ces réflexions sont fort justes : nous voyons, en effet, pour n'en citer qu'un exemple, Scarpa lui-même, dans le cas si connu qui termine son traité des anévrysmes, et qui a toujours passé pour un type d'anévrysme des os, nous dire, en propres termes, que « la face interne du sac était floconneuse, irrégulière, ressemblait, jusqu'à un certain point, à cette portion du placenta qui s'attache à l'utérus ; » ce n'étaient là évidemment que les débris d'un parenchyme primitif déchiré ou ramolli.

Ces tumeurs, réputées sanguines, que M. Broca désignait alors sous le nom de *cancers de forme hémorrhagique,* « se composent, « disait-il, de deux éléments : l'élément *cancéreux* et l'élément *hé-* «*morrhagique;* la ligature peut détruire l'élément hémorrhagique, « et en ralentissant la marche du mal faire croire à une guérison. »

Nous acceptons cette distinction, sauf une restriction fort importante. L'expression de cancer, dans son acception traditionnelle, réveillant à l'esprit l'idée de malignité, plutôt que l'idée fort contestable de tissu hétéromorphe, qu'on a cherché insensiblement à lui substituer; et, d'une autre part, cette idée de malignité constante ne s'alliant en aucune façon avec le résultat de nos recherches, ni avec les guérisons fréquentes obtenues par l'amputation et consignées dans la science, nous aurions mieux aimé, pour ne rien préjuger sur ce point, pour laisser toute latitude à l'observation ultérieure, relativement au pronostic, nous aurions préféré, disons-nous, en modifiant quelque peu les termes de la distinction de M. Broca, admettre dans ces sortes de tumeurs : 1° l'élément *charnu* ou *parenchymateux;* 2° l'élément *sanguin* ou *hémorrhagique.* Le premier, que nous attribuons surtout à l'hypergénèse des myéloplaxes, constitue fort probablement l'essence ou au moins le point de départ de l'affection. Le second peut concourir à en hâter les progrès, à en défigurer, jusqu'à un certain point, la physionomie naturelle; mais il n'est, à proprement parler, qu'une conséquence fortuite de la vascularité du tissu morbide unie à la friabilité, double condition qui peut exister à des degrés variables, ou ne point se manifester du tout, sans que pour cela la nature intime du mal soit changée.

L'existence de cette complication hémorrhagique, que nous considérons comme consécutive et éventuelle dans les tumeurs des os, n'est peut-être que le résultat d'un ramollissement extrême et spontané du tissu morbide; mais nous ne serions pas non plus très-éloigné de croire qu'elle puisse reconnaître pour cause, dans certains cas, les violences extérieures si souvent signalées dans les observations, et qui sont bien capables, en effet, de broyer mécaniquement un tissu vasculaire et friable, tissu dont les débris, comme dans le cas de ramollissement spontané, se trouveraient ensuite livrés à l'absorption pour laisser à leur place une ou plusieurs cavités anfractueuses. Si ces grandes cavités, dont le contenu solide a été résorbé et remplacé par du sang, se rencontrent bien plus souvent, et sont plus spacieuses dans les os que dans les parties molles, on s'en rend parfaitement raison, en tenant compte de la rigidité du tissu osseux, lequel s'opposant ici à toute rétraction des parois, ne leur permet pas de se rapprocher pour combler le vide ou favoriser une sorte de cicatrisation.

On voit qu'à l'exemple de M. Broca, nous n'attachons à l'élément sanguin ou hémorrrhagique qu'une importance toute secondaire, mais que nous nous éloignons notablement de sa manière de voir en refusant, si ce n'est à toutes, du moins à la plupart de ces tumeurs, la qualification de *cancéreuses*.

M. Desnos en 1855, M. Bouisson en 1857, ont fait valoir, dans leur thèse inaugurale, quelques-unes des raisons qui rendent fort problématique, dans les os, l'existence de tumeurs exclusivement sanguines; ils expriment aussi une tendance manifeste à les ranger presque toutes parmi les cancers vasculaires.

A. Bérard, à l'article *Os* du Dictionnaire en 30 volumes, discutant le travail de Breschet sur les tumeurs sanguines des os, ne cherchait pas à méconnaître l'incertitude qui a toujours régné sur la constitution véritable de ces prétendues tumeurs.

Personne n'ignore, relativement aux anévrysmes des os, l'opinion de M. le professeur Nélaton, qui, sans être tout à fait aussi absolu que M. Broca, n'a pas laissé que de faire ressortir, depuis de longues années, les doutes fort légitimes qui planent sur leur compte. On connaît aussi la manière de voir de M. le professeur Velpeau, dont personne ne peut nier la vaste expérience, et qui professe sur ce point la même doctrine.

M. Velpeau, dans la leçon clinique qui suivit l'amputation de cuisse pratiquée sur la jeune Bonal, et après l'inspection de cette bouillie épaisse, brunâtre et sanieuse, qui constituait la plus grande partie du contenu de la tumeur, resta disposé, bien qu'il n'eût pas encore observé de ces tumeurs arrivées à un degré de désagrégation aussi avancé, à porter néanmoins un bon pronostic; il n'hésitait pas à faire rentrer cette espèce particulière d'ostéosarcome dans la catégorie de ce l'on a appelé *fongus hématodes, tumeurs pulsatiles des os, anévrysmes des os*, dont il avait eu occasion de voir une vingtaine de cas dans le cours de sa longue pratique, et il présumait que cette tumeur avait dû présenter des pulsations à son début, ainsi que cela s'observe très-souvent.

« Les tumeurs de ce genre, disait M. Velpeau, les tumeurs dont le tissu offre la physionomie de celui que nous avons sous les yeux, affectent généralement les extrémités spongieuses des os longs, surtout du fémur et du tibia ; je les ai observées habituellement dans la jeunesse, souvent à la suite de chutes, de contusions, et plus fréquemment chez des femmes que chez des hommes. Ce ne sont point, à proprement parler, des tumeurs exclusivement sanguines, des anévrysmes des os, ainsi que porterait à le faire croire le travail de Breschet, car cela présente à l'œil nu l'aspect cancéreux, et le microscope lui-même y trouve de grosses cellules cancéreuses à plusieurs noyaux. Cependant, ce qui nous intéresse beaucoup plus, c'est qu'elles paraissent être de *nature bénigne,* et ne point exposer à la récidive ou à la repullulation à distance. Pour ma part, je pourrais citer quatre ou cinq malades de la ville que j'ai pu suivre pendant fort longtemps et qui ont très-bien guéri par l'amputation. Je me rappelle, entre autres, deux jeunes dames que j'ai opérées il y a vingt ans ; deux autres, il y a seulement quelques années, et qui portaient ces tumeurs sur les condyles fémoraux ou la tête du tibia ; j'ai souvent occasion de les revoir très-bien portantes. Il y en a deux autres encore dont on ne peut tirer aucun parti, car elles sont mortes des suites de l'opération ; d'autres malades, enfin, que j'ai rapidement perdus de vue, et ce sont surtout ceux des hôpitaux. Mais je n'ai *jamais* constaté de récidive pour les cancers de ce genre que j'ai amputés. »

Voilà, certes, à l'occasion d'une tumeur bien étudiée sous toutes ses faces, un témoignage clinique des plus précis et survenu bien à propos ; aussi n'avons-nous pas craint de le rapporter tout au long.

Comme autre exemple de tumeur analogue, mais n'appartenant pas à sa pratique particulière, M. Velpeau nous signala encore, dans la même clinique, le cas présenté à l'Académie de Médecine quelques années auparavant (6 avril 1852) par M. Pamard, d'Avignon, et dans lequel l'altération morbide avait eu pour point de départ l'extrémité supérieure du péroné, qui avait été dilatée sous forme de spina ventosa.

Nous avons trouvé dans les recueils scientifiques la relation d'un certain nombre de tumeurs qui s'étaient présentées avec quelques caractères insolites, avaient été généralement rattachées à une variété d'ostéosarcomes, et s'étaient développées aussi dans l'épaisseur de la tête du péroné. Nous pourrions citer une tumeur dite sarcomateuse de cet os, pour laquelle M. Maisonneuve pratiqua avec succès la désarticulation du genou sur une femme de 22 ans (*Union méd.*, 1854, p. 431), une tumeur analogue extirpée et guérie par M. le professeur Malgaigne (*Revue méd.-chir.*, 1850); mais le défaut de détails suffisants, non-seulement sur la texture microscopique, mais encore sur les caractères du tissu morbide et principalement sur sa coloration précise, nous impose la plus grande réserve, et nous empêche d'émettre à leur égard une opinion tant soit peu fondée.

Il n'en est pas tout à fait de même du cas de M. Pamard, dont nous reproduisons ci-dessous les principaux détails, en les faisant suivre d'un résumé de la discussion académique dont il fut l'objet; on verra que la nature exclusivement sanguine du produit morbide est, pour le moins, fort douteuse.

OBSERVATION XLVIII.

Le nommé Casson (Dambras), âgé de 27 ans, soldat au 54e de ligne, jouissant d'une bonne santé, fut, il y a quatorze mois, saisi d'une douleur à la jambe gauche accompagnée d'un craquement, en se livrant à des exercices gymnastiques, qu'il fut obligé de cesser immédiatement; il remarqua qu'il s'était formé une petite tumeur à la partie externe et supérieure de la jambe gauche, correspondante au péroné, ayant, dit-il, le volume et la forme de la moitié d'un œuf. La marche était pénible, mais il n'en résultait pas d'augmentation de volume de la tumeur.

Envoyé à l'hôpital de Tulle, il subit un traitement antisyphilitique ; on fit aussi usage des fondants et des résolutifs.

La maladie faisant des progrès constants, Casson voulut rejoindre son régiment, et il vint à Avignon, où il fut obligé d'entrer à l'hôpital le 15 janvier de cette année.

Le malade fut examiné par nous avec soin. Voici quel était son état : santé générale bonne ; la jambe gauche offre au côté externe une tumeur volumineuse, piriforme, dont la grosse extrémité est tournée en haut, et s'étend depuis l'extrémité supérieure du péroné jusqu'à sa partie moyenne. Il est évident que cet os est compris dans la tumeur, mais la possibilité de déterminer de légers mouvements de glissement sur le tibia nous annonçait que ce dernier ne participait pas à la maladie.

Cette tumeur, examinée avec soin, offre évidemment une coque osseuse, mince, qui donne la sensation, lorsqu'elle est pressée fortement, du froissement d'une enveloppe formée par un parchemin sec et épais ; lorsqu'on la déprime, elle reprend immédiatement sa forme ; on n'y perçoit ni fluctuation, ni bruit de souffle, ni battement artériel, enfin aucun de ces caractères des tumeurs anévrysmales, quoique le début de la maladie nous eût porté à croire à l'existence d'une tumeur de cette nature.......

Le 20 janvier, je pratique l'opération...... — Section du péroné, avec une scie à chaîne, au-dessous de la partie malade. La tumeur fut ensuite ouverte pour en faciliter l'ablation. Elle contenait une quantité considérable de caillots sanguins durs et anciens ; nous avions affaire à un anévrysme de l'os, le doute n'était plus permis.

Toute la tumeur fut enlevée, et nous désarticulâmes la tête du péroné qui était comprise dans la coque de la tumeur anévrysmale. L'artère péronière fut liée, ainsi qu'une jumelle inférieure. L'hémorrhagie ne fut pas considérable, l'opération fut faite avec la promptitude désirable.....

Le malade ne résista pas aux suites de l'opération ; il mourut le 28 janvier.

Examen de la pièce anatomique. — La tumeur est formée aux dépens du péroné, qui est renflé depuis son extrémité supérieure jusqu'à sa partie moyenne ; elle a 25 centimètres de circonférence et 18 centimètres de long ; elle est formée par une enveloppe osseuse, mince, donnant une sensation analogue à celle produite par une coquille d'œuf lorsqu'on la déprime, présentant dans certains points absence de substance osseuse, remplacée par un tissu fibreux ayant l'aspect du périoste.

28

L'intérieur de la tumeur est rempli par une *masse considérable de caillots anciens, durcis*, contenus dans une vaste cavité offrant des cloisons osseuses qui ont été comparées par M. Mazel, mon interne, à l'aspect produit par la base du crâne vue de loin, lorsque la voûte a été enlevée. Il ne nous a pas été possible de préciser exactement le point de pénétration des vaisseaux qui alimentaient cette vaste tumeur sanguine.....

M. Roux reconnut que ce fait offrait une grande analogie avec ceux qu'il avait décrits autrefois sous le nom d'*anévrysme des os;* il parut disposé cependant à le considérer plutôt comme un exemple de *tumeur fongueuse sanguine.*

M. Cloquet annonça qu'il ne croyait pas à la nature anévrysmale des tumeurs en question, qu'il en avait amputé plusieurs sans leur reconnaître ce caractère, qu'il les rapprochait plus volontiers du cancer, et n'était point encore fixé sur la question de récidive.

M. Velpeau prit aussi la parole : « Je crois, disait-il, que ce que l'on appelle anévrysme des os pourrait bien ne pas être un anévrysme...... Ces tumeurs m'ont paru tenir de la nature des *cancers,* ou plutôt des tumeurs hématiques, bien plus que des anévrysmes. Dans un cas, la tumeur siégeait au condyle interne du fémur; la ligature du tronc artériel parut arrêter les battements de la tumeur; mais celle-ci, après être restée quelque temps stationnaire, a recommencé à faire des progrès : il a fallu amputer. Nous trouvâmes le condyle transformé en une sorte de *coque remplie de caillots,* mais *pas d'anévrysme.* Un second cas est celui d'une demoiselle qui portait à la tête du péroné une tumeur douée de battements et de bruit de souffle; le doigt éprouvait aussi, en pressant dessus, la sensation de craquement parcheminé. L'amputation fut pratiquée, et depuis treize ans il n'y a pas eu de récidive. La tête du péroné était transformée en une coque criblée de trous, et renfermait *une sorte de pulpe sans organisation.* Trois autres malades n'ont pas été amputés et sont restés dans le même état. Dans tous ces cas, on observait les signes de l'anévrysme, mais la nature de la tumeur paraissait différente; *ce n'était pas cependant du cancer, car jamais on n'a observé de récidive.* Il résulte des cas que je viens de citer que la tumeur abandonnée à elle-même ne peut guérir, que, d'autre part, la ligature est un moyen douteux et qui est resté insuffisant entre mes mains. Le plus sûr est donc l'amputation ; M. Pamard a donc eu raison d'extirper l'os malade.»

Ce qui ressort le plus clairement de cette discussion, où nous voyons passer insensiblement de l'anévrysme des os à la tumeur fongueuse sanguine, et de la tumeur hématique au cancer lui-même, c'est que les matériaux du sang, plus ou moins modifiés, plus ou moins coagulés, ne sont pas assurément les seuls qui président à la constitution de ces tumeurs, mais que par leur présence ils masquent d'autres éléments beaucoup plus importants.

N'y a-t-il pas lieu de déplorer une fois de plus l'acception confuse et multiple qui s'attache presque invinciblement de nos jours au mot *cancer,* lorsque l'on voit un illustre professeur, enchaîné pour ainsi dire par l'équivoque de cette expression, dont il lui était toutefois difficile de se passer pour exprimer sa pensée, lorsque l'on voit, disons-nous, M. le professeur Velpeau, en contradiction apparente avec lui-même, nous dire, d'une part, que les tumeurs sanguines des os paraissent tenir des cancers plutôt que des anévrysmes, et, un peu plus loin, que ce ne sont pas des cancers, puisqu'il n'a jamais observé de récidive ?

Mais heureusement nous pouvons expliquer sa pensée tout autrement que par une contradiction. Il suffit très-souvent de bien définir les choses dont on parle pour arriver à s'entendre. A celui qui nous demanderait catégoriquement si les tumeurs myéloplaxiques, si le grand nombre des tumeurs dites sanguines des os qui reconnaissent pour point de départ cette même altération, doivent, en définitive, être considérées oui ou non comme des cancers, nous pourrions, dans l'état actuel de la nomenclature courante, répondre à la fois : oui et non.

Oui, ces tumeurs sont des cancers, pour ceux qui entendent par là (et l'acception est fort large) tous les tissus charnus pathologiquement développés, qui, ne ressemblant ni à la graisse, ni au cartilage, ni au tissu fibreux ordinaire, paraissent, à l'œil nu et à un examen rapide et grossier, être sans analogues dans l'organisation normale.

Oui, ce sont encore des cancers, mais d'un ordre particulier qu'on distingue sous le nom de *tumeur fongueuse sanguine, fongus hématode,* ou autre semblable, pour ceux qui, se représentant comme type du cancer le tissu mollasse et blanchâtre connu depuis Laënnec sous le titre d'*encéphaloïde,* ont voulu consacrer par une dénomination différente et un peu atténuée (mais tout aussi obscure que les autres) le fait de cette coloration exceptionnelle, brune, rougeâtre ou cramoisie, qui dénature parfois si profondément les caractères habituels de cette variété de tissu, et qu'on a attribuée à tort, ou à raison à un simple excès de vascularité.

Non, ce ne sont pas des cancers, pour ceux qui, refusant toute acception histologique, rattachent à cette expression l'idée unique et essentielle de malignité, qu'elle devrait seule conserver dans le langage.

Quant aux anatomo-pathologistes qui seraient tentés d'appeler cancers toutes les tumeurs qui, examinées dans les détails les plus minutieux de leur structure intime, se montrent réellement constituées par des éléments tout à fait étrangers à l'organisme normal, ils devraient, à supposer qu'il existe de pareilles tumeurs, se contenter à leur égard de l'expression de *tumeur hétéromorphe,* qui exprime parfaitement leur pensée, sans qu'il leur soit nécessaire ni même permis, sous le futile prétexte d'une théorie plus ou moins contestable, de prendre arbitrairement pour synonyme d'*hétéromorphe* le mot déjà trop confus de *cancer.*

Revenons à l'observation de M. Pamard, dont nous nous sommes un instant éloigné, et qui nous a paru rentrer assez directement dans notre sujet.

Sans doute, si nous ne tenions compte absolument que de la description succincte qui nous est donnée du contenu de la coque

osseuse, contenu qui n'aurait consisté, suivant l'auteur de cette observation, qu'en des caillots sanguins durs et anciens, nous n'y trouverions pas des éléments de conviction suffisamment concluants pour être admis à affirmer que c'était bien là du tissu myéloplaxique ; nous ne serions autorisé qu'à émettre une simple conjecture. Mais, en considération de la nature intime fort probable ou même bien démontrée (voy. nos obs. 3 et 5) de plusieurs tumeurs des os dites sanguines ou hématiques, qui ont été consignées dans la science et décrites d'une manière plus explicite que celle-ci ; eu égard aussi à la remarque de Roux, qui, en rapprochant cette tumeur des tumeurs fongueuses sanguines plutôt que des anévrysmes, semble indiquer implicitement qu'elle renfermait au moins quelques débris d'un pa-
. renchyme distinct des caillots sanguins ; fort surtout du témoignage de M. le professeur Velpeau, qui, en présence de la tumeur du fémur de la demoiselle Bonal (étudiée par nous sous le double rapport clinique et histologique), n'hésite pas, à quelques années de distance, à la rapprocher du celle du péroné observée par M. Pamard, en les considérant toutes les deux comme des types de ce que l'on a appelé tumeurs sanguines, nous avons nous-même toutes raisons pour les rattacher aussi l'une et l'autre, quoiqu'à un autre point de vue, à une seule et même espèce d'altération morbide.

Nous ne serions pas éloigné de penser que, dans le cas de M. Pamard en particulier, comme dans une foule d'autres analogues, de véritable tissu myéloplaxique rouge-brun, friable, plus ou moins ramolli (comme nous l'avons rencontré si souvent), mélangé ou non à une certaine proportion de sang liquide ou coagulé, ait pu en imposer à l'observateur, et retracer assez exactement les apparences extérieures de caillots sanguins plus ou moins modifiés pour faire prendre le change, ne pas fixer l'attention d'une manière spéciale, et, en l'absence d'examen microscopique, rester ainsi méconnu, c'est-à-dire complétement inaperçu.

Qu'y aurait-il d'étonnnant à ce que l'on ait pris, dans un certain nombre de cas, pour des caillots sanguins plus ou moins altérés, une substance que nous avons vue si fréquemment en revêtir la plupart des caractères physiques? Un caillot sanguin a toujours semblé aux observateurs une chose si palpable, si claire de sa nature, qu'on a rarement songé à en livrer l'examen au contrôle du microscope. Il n'était pas même venu à l'idée qu'une substance rougeâtre, friable, quelquefois ramollie, sans organisation apparente, ressemblant de tous points par sa coloration et sa consistance à un coagulum sanguin, pût être autre chose, en effet, qu'un caillot plus ou moins fibrineux ; et cela se conçoit aisément, puisque l'on n'avait décrit juqu'à ce jour aucun tissu normal ou pathologique qui fût capable d'induire en erreur à cet égard. Toutefois nous devons reconnaître que dans la plupart des observations d'anévrysmes des os qui ont été scrupuleusement décrits, cette confusion n'a point été, commise : l'auteur, presque toujours, ainsi que la remarque en a déjà été faite, a soin de signaler, outre les caillots sanguins, quelques fragments d'un tissu spécial, ordinairement rougeâtre et mollasse, qui restait adhérent sur les parois de la cavité osseuse ; mais l'attention se portait presque tout entière sur cette cavité elle-même, sur les caillots et les prétendus caillots fibrineux ou ramollis qu'elle renfermait, et l'on semblait n'attacher qu'une importance fort secondaire à ce tissu organisé, peu distinct au premier abord au milieu de la coloration sanguine générale, et qui néanmoins manifestait çà et là sa présence par des vestiges indénégables. Ce tissu spécial, on a constamment omis, il faut le dire, d'en étudier la structure intime ; et cependant, sa présence n'avait-elle pas dû jouer dans l'évolution de la tumeur, aussi bien que dans la manifestation de ses caractères physiques, un rôle plus important qu'on n'a paru le penser ?

Avant de formuler notre conclusion sur les anévrysmes des os considérés dans leurs rapports avec les tumeurs à myéloplaxes, qu'on veuille bien nous permettre une digression sur le cancer et les autres tumeurs du tissu osseux envisagées d'une manière collective.

Nous sommes si mal à l'aise à côté de cette question épineuse du cancer, et nous avons si peur d'ajouter encore à l'obscurité qui l'environne et ne règne pas moins sur le fond que sur la forme, que nous préférons paraître un peu trop long, nous exposer à quelques répétitions, plutôt que de risquer de ne pas être compris ou d'être mal interprété.

Quelques considérations générales nous ont paru nécessaires sous plusieurs rapports, mais leur opportunité se fait d'autant mieux sentir maintenant que nous touchons au moment d'exposer, à l'aide des documents que nous avons rassemblés, l'histoire générale des tumeurs à myéloplaxes. Il nous semble donc qu'une revue superficielle et très-rapide des diverses espèces de tumeurs qui peuvent prendre leur point de départ dans les os, en montrant à quel point de vue nous envisageons leur classification, pourra servir d'introduction très-naturelle à la description dogmatique de l'espèce particulière de ces tumeurs que nous avons choisie pour en faire le sujet de ce mémoire.

On parle beaucoup du cancer des os, et l'on n'en parle guère qu'avec effroi. Or, si l'on veut bien tenir compte des faits et des considérations que nous avons exposés jusqu'ici, si l'on veut bien renoncer à considérer *cancer* comme synonyme de *tumeur charnue,* si l'on est franchement disposé à conserver à ce mot redoutable la seule signification que nous ayons admise, celle de *tumeur maligne;* en d'autres termes, si l'on ne regarde comme cancer des os que les tumeurs développées primitivement dans le tissu osseux et essentiellement liées, à titre de cause, d'indice ou de résultat, à une diathèse cachectique et généralisatrice, on ne sera pas éloigné d'admettre que les ostéosarcomes (en prenant ce mot dans son sens purement étymologique), c'est-à-dire les tumeurs charnues des os, ne soient assez souvent des tumeurs bénignes, et l'on devra par conséquent reconnaître avec nous que le cancer proprement dit des os est, surtout dans la jeunessé, une affection plus rare qu'on ne le croit communément (1).

Nous doutons qu'il se développe dans l'épaisseur des os un tissu à caractères spéciaux qui puisse mériter, en particulier, et d'une manière tant soit peu constante, le nom de tissu cancéreux. Nous reconnaissons bien que divers tissus anatomiques développés pathologiquement dans les os, comme ailleurs, sont susceptibles d'y revêtir, les uns plus souvent, les autres plus rarement, des caractères de malignité qu'on est convenu de résumer par l'expression de *cancer*, mais nous n'attribuons à aucun tissu déterminé l'aptitude constante ou exclusive à ce triste privilége. Tout ce que nous pouvons dire, c'est que de tous les produits morbides, le tissu fibroplastique nous paraît être, dans les os, celui qui coïncide le plus fréquemment avec cette aberration nutritive qui perturbe les fonctions organiques et qui généralise les tumeurs dans toute l'économie. Quant aux modifications diverses et profondes des éléments glandulaires, modifications qui caractérisent anatomiquement dans les différents appareils organiques la plus grande partie des tumeurs éminemment cancéreuses (ou malignes), elles n'ont pas encore été rencontrées, que nous sachions, dans l'épaisseur même du tissu

______

(1) Samuel Cooper (7e édit., 1840 ; traduction de Delamare) insiste particulièrement, à l'exemple de M. E. Stanley (*Gazette méd.*, t. XX, p. 644), sur la *rareté* de la récidive et de la généralisation après l'ablation des *encéphaloïdes* ou *fongus hématodes* des os (et surtout ceux de la tête du tibia et des condyles du fémur); et si, quelques pages plus loin, l'annotateur se trouve en contradiction flagrante avec le texte, en avançant que l'*ostéosarcome* ou *cancer des os* est le plus redoutable de tous, il faut sans doute l'attribuer à ce qu'il aura pris pour types d'ostéosarcomes ces tumeurs des mâchoires que l'on appelle communément cancers des os maxillaires, mais qui reconnaissent le plus souvent pour point de départ une altération épithéliale, glanduleuse ou fibro-plastique du sinus maxillaire, de la muqueuse buccale ou du périoste, bien plutôt qu'une altération primitive du tissu osseux lui-même.

osseux; et cette immunité particulière, dont on reconnaît aisément la raison, serait peut-être la seule circonstance capable de nous expliquer la rareté relative du cancer primitif des os, comparativement à celui des autres régions.

On commence à s'éloigner de jour en jour, quoiqu'il en reste encore quelques traces dans la pratique, de cette époque encore récente de la science où, par défaut d'analyse, on englobait sous le nom de cancer, d'ostéosarcome, toutes les productions anormales à texture molle ou charnue qui s'étaient développées dans le tissu osseux: il restait alors à chaque chirurgien à acquérir, au prix d'une longue expérience dont il ne pouvait guère que vaguement transmettre le résultat, à acquérir par lui-même et à ses propres dépens l'art difficile de distinguer les ostéosarcomes qui guérissaient habituellement par l'opération, de ceux qui exposaient, au contraire, à de fortes chances de récidive. Nous espérons que l'impulsion nouvelle et persévérante imprimée aux études histologiques pourra jeter désormais sinon une clarté parfaite, du moins un peu plus de précision, non-seulement sur la nature et le mode d'évolution des tumeurs, mais encore sur les éléments du pronostic, réservés jusqu'ici à la sagacité, au tact particulier et surtout à l'expérience personnelle trop souvent insuffisante de chaque chirurgien. Dès aujourd'hui, même en se pénétrant des lacunes nombreuses qui restent à combler dans cette voie, et en se gardant bien d'abuser par des déductions prématurées des connaissances histologiques qui sont acquises à la science, il est déjà possible d'entrevoir que les productions accidentelles des os, celles du moins qui sont bien connues dans leur structure, dérivent toutes ou presque toutes de la multiplication exagérée, de l'hypergénèse, en un mot, d'un des éléments constituants ou embryogéniques de ces mêmes os : bien entendu que par les os il faut entendre ici à la fois le tissu osseux et le tissu médullaire, peut-être même faut-il y ajouter encore le périoste et le carlilage articulaire. C'est ainsi, en mettant à part les kystes séreux et hydatiques (qu'il serait difficile, quant à présent, de rattacher à un élément normal) ; c'est ainsi , disons-nous, qu'il peut se manifester dans l'épaisseur ou à la surface des os :

1° Des exostoses (hypergénèse de l'élément osseux).

2° Des enchondromes (hypergénèse de l'élément cartilagineux, élément embryogénique des os, ou élément constitutif et permanent de leurs extrémités articulaires).

3° Des tumeurs fibreuses (hypergénèse de l'élément fibreux, soit périostique, soit médullaire).

4° Des tumeurs lipomateuses (hypergénèse de l'élément graisseux), dont nous admettrions la possibilité quand bien même nous n'en connaîtrions pas d'exemple (1), et dont la bénignité, ainsi que

---

(1) Les *Bulletins de la Société anatomique* nous apprennent que M. Nélaton eut occasion d'en observer un exemple sur le cadavre en 1850 , lorsqu'il était chirurgien de l'hôpital Saint-Louis. — Le maxillaire supérieur droit présentait à peu près le volume d'un œuf de dinde ; il était malade dans toute son étendue. Sa consistance était diminuée, car il cédait facilement sous le doigt. Une masse graisseuse avait presque entièrement pris la place de cet os et remplissait la cavité du sinus maxillaire ; mais l'affection ne paraissait pas avoir débuté par ce sinus, car dans l'épaisseur de la tumeur on trouvait des lamelles osseuses entrecroisées et séparées les unes des autres par du tissu adipeux. M. Nélaton pensa donc que c'était un lipome de l'os maxillaire supérieur, et, suivant lui, ce cas était encore unique dans la science. (T. XXV, p. 142.)

Dans le courant de l'année 1858 (1er mai), MM. Ch. Robin et Béraud présentèrent à la Société de biologie une tumeur du volume et de la forme d'une amande, développée dans l'os frontal, et constituée par un tissu mou, charnu, rougeâtre. Cette tumeur, trouvée sur un cadavre, et logée dans une coque osseuse régulière dépendant elle-même du soulèvement de la lame interne du frontal, était principalement formée de vésicules graisseuses ; mais elle renfermait en outre un réseau vasculaire extrêmement abondant et rempli de sang, ce qui la mettait en quelque sorte sur la limite des lipomes et des tumeurs érectiles. A tous ces titres, cette tumeur est donc extrêmement intéressante, et comme, par suite d'un oubli, la description n'en a pas encore été publiée, nous allons donner ici textuellement la note que M. Robin a eu l'obligeance de nous

celle des trois espèces précédentes, est trop bien assise pour faire jamais l'objet d'un doute sérieux.

5° Des tumeurs à myéloplaxes (hypergénèse de l'un des éléments spéciaux de la moelle des os), dont la bénignité nous semble aussi bien établie que celle des tumeurs fibreuses, par exemple.

6° Des tumeurs à médullocelles (hypergénèse d'un autre élément spécial de la moelle des os), dont nous n'avons eu occasion d'observer qu'un seul cas (obs. 49), qui représentait à l'œil nu un type de ce qu'on a appelé tissu encéphaloïde, et à la nature bénigne duquel nous avons cependant quelque raison de croire.

---

communiquer. — «Tumeur des parois du crâne soulevant la dure-mère, ayant «1 centimètre dans sa partie la plus épaisse. Elle soulève la lame interne du «frontal, qui est perforée au milieu ; l'orifice a un contour irrégulièrement den-«telé. A son niveau elle adhère à la dure-mère, qui a entraîné une portion du «tissu lorsqu'on l'a détachée de l'os. La tumeur se termine brusquement à la «périphérie, et le contour de la cavité qui la loge est nettement limité. Le tissu «est d'un rouge vif, demi-transparent sur les bords de la tumeur, mou, pulpeux, «friable, se réduisant en petits fragments ou lobules irréguliers par la dilacéra-«tion. La trame de la tumeur est composée de fibres de tissu lamineux entre-«croisées, soit isolées, soit réunies en faisceaux peu serrés. Ces éléments sont «accompagnés d'un grand nombre de corps fusiformes, dont l'acide acétique «met en évidence les noyaux peu visibles auparavant. Dans cette tumeur sont «aussi de très-nombreux capillaires très-gros, repliés sur eux-mêmes, dilatés «par places, et pleins de sang. C'est à cette grande vascularité qu'est due la co-«loration rouge, tellement intense qu'avant l'examen au microscope on ne pou-«vait soupçonner la nature réelle du tissu. Dans ce dernier, on voit comme élé-«ment le plus abondant des cellules adipeuses, les unes ayant de $0^{mm},02$ à $0^{mm},03$ «seulement, les autres $0^{mm},07$ à $0^{mm},08$; les unes régulières, arrondies ou ovoï-«des; les autres irrégulières, allongées, ou presque polyédriques par pression «réciproque. La plupart sont bien remplies par la graisse, mais beaucoup sont en «voie de développement, avec une seule ou deux grandes gouttes d'huile au mi-«lieu entourées de beaucoup de gouttelettes, ou offrant les autres formes di-«verses que présentent ces éléments pendant leur évolution normale. On y trouve «aussi de rares médullocelles, et pas de myéloplaxes.»

7° Des tumeurs fibro-plastiques (hypergénèse d'un des éléments constituants ou embryogéniques du tissu médullaire, du périoste ou des parois de leurs vaisseaux), tumeurs qui affectent très-souvent aussi la plupart des caractères de consistance et de coloration attribuables à l'encéphaloïde, et qui constituent probablement, pour les os, la majeure partie de leurs tumeurs malignes.

8° Des tumeurs sanguines (exagération ou hypertrophie de l'élément vasculaire), dont on conçoit la *possibilité* aussi bien que celle des tumeurs graisseuses, mais dont la *réalité* reste encore à démontrer.

9° Des tumeurs exceptionnelles ou encore mal déterminées, caractérisées peut-être par l'hypergénèse ou la surabondance de la matière amorphe et des granulations moléculaires, ou bien par l'organisation spéciale d'une exsudation plastique opérée dans le tissu osseux (cytoblastious, etc.), tumeurs sur lesquelles nous ne pourrions donner, du reste, que fort peu de renseignements précis (1).

10° Enfin, des tumeurs mixtes (ou composées), formées par un

---

(1) Nous pouvons cependant, dès aujourd'hui, faire remarquer, entre autres, que deux espèces assez communes de productions pathologiques des os, à savoir, les tubercules et un bon nombre de tumeurs syphilitiques, se rapportent assez directement à cette catégorie.

On sait en effet que si certaines tumeurs d'origine vénérienne sont principalement composées de tissu fibro-plastique, d'autres sont caractérisées anatomiquement par une accumulation considérable de *cytoblastious*. Mais, hâtons-nous de le reconnaître : en ce qui concerne les tumeurs syphilitiques (dont la cause prochaine est si bien connue, qui cèdent si facilement à un traitement général, et dont, par conséquent, le chirurgien a fort rarement occasion et jamais besoin d'examiner le tissu), l'inspection histologique n'offre jusqu'à ce jour qu'un intérêt de pure curiosité scientifique, tandis que les considérations et les désignations fondées sur leur étiologie dominent à bon droit toute la question pratique. Aussi n'y a-t-il pas lieu d'insister davantage (pour le moment du moins) sur une classification essentiellement anatomique dont on n'aurait que faire à leur égard.

Quant à l'affection tuberculeuse des os, qui se rattache, elle aussi, à une dia-

mélange, une sorte de combinaison des éléments précédents, lesquels peuvent être groupés dans des proportions assez variables pour rendre très-complexe, en pareil cas, la question de bénignité.

Parmi ces diverses espèces de productions accidentelles que nous venons de passer en revue, et qui sont toutes susceptibles de se développer primitivement dans le tissu des os, remarquons que les tumeurs fibro-plastiques, les tumeurs à médullocelles, les tumeurs à myéloplaxes, les enchondromes, et peut-être aussi quelques-unes des tumeurs à texture encore mal déterminée, sont à peu près les seules qui puissent, dans certaines occasions, par l'ensemble de leurs caractères physiques, et surtout par leur ramollissement, leur vascularité exceptionnelle, la complication de l'élément hémorrhagique, simuler un véritable anévrysme des os. Mais, sans contredit, le tissu myéloplaxique, à cause de sa coloration habituelle qui le dissimule au milieu ou sur les confins du foyer hémorrhagique, est celui qui doit se prêter le plus aisément à une semblable illusion.

Ainsi donc nos prévisions et l'étude attentive des faits nous induisent à penser que toutes les tumeurs rattachées jusqu'ici aux productions érectiles et anévrysmales des os (considérées elles-mêmes comme deux degrés d'une même affection) étaient constituées sans doute, la plupart du temps, par un tissu d'une grande vascularité,

---

thèse (mais à une diathèse obscure, dont on ne peut saisir nettement ni la cause ni le point de départ, diathèse toujours spontanée, parfois héréditaire, souvent inexorable, se rapprochant par conséquent de la diathèse cancéreuse beaucoup plus qu'on ne serait tenté de le croire au premier abord), quant à l'affection tuberculeuse des os, disons-nous, les recherches de M. Ch. Robin ont démontré qu'elle réside principalement dans la transformation *granuleuse* des noyaux de médullocelles. Ce sont ces noyaux ainsi modifiés, et plus ou moins disséminés eux-mêmes au milieu d'une gangue très-importante de matière *amorphe* et *granuleuse*, que l'on a considérés jusqu'ici comme les corpuscules ou éléments caractéristiques de la substance tuberculeuse. (Voir thèse inaugurale de M. Echeverria sur *la nature des affections dites tuberculeuses des vertèbres*, 1860.)

mais étaient caractérisées histologiquement tantôt par le développement du tissu fibro-plastique (sujet aux récidives incoercibles et à la généralisation fréquente), tantôt par le développement du tissu à médullocelles, ou du tissu enchondromateux plus ou moins ramolli, tantôt, et le plus souvent, par le développement du tissu myéloplaxique, sur la bénignité ordinaire duquel nous ne saurions fonder de trop grandes espérances.

A un autre point de vue, l'observation nous a également appris qu'après l'élément fibro-plastique et, dans certaines régions, l'élément cartilagineux (ne se prêtant du reste que médiocrement l'un et l'autre aux suffusions sanguines, à la désagrégation et au ramollissement pultacé), un de ceux qui ont le plus de tendance à se multiplier pathologiquement dans l'épaisseur des os, c'est l'élément myéloplaxe; quant à l'hypergénèse exclusive des médullocelles, nous la croyons beaucoup plus rare.

En d'autres termes, le tissu myéloplaxique est, d'une part, de tous les tissus pathologiques le plus apte, en se ramollissant, à représenter insidieusement un anévrysme des os, et en même temps, d'autre part, l'un des tissus qui se développent le plus volontiers dans l'épaisseur des os. Tout nous porte, par conséquent, à énoncer sous forme de résumé la proposition suivante, à savoir que: *La plupart des tumeurs signalées dans la science sous le titre générique de tumeurs sanguines des os, ou au moins un très-grand nombre d'entre elles, n'étaient autre chose, dans le fait, que des tumeurs à myéloplaxes méconnues, plus ou moins vasculaires, tantôt à l'état de crudité (tumeurs dites érectiles), tantôt ramollies et laissant, à la place de leurs matériaux solides désagrégés et résorbés en tout ou en partie, une vaste cavité ouverte au libre accès du sang (anévrysmes des os).* — C'est là notre conclusion définitive.

TROISIÈME PARTIE.

Pathologie des tumeurs à myéloplaxes.

C'est parmi les nombreuses observations dont la relation et la discussion ont fait le principal sujet de notre deuxième partie, que nous puiserons les éléments d'une description générale. Ces documents, si nombreux qu'ils soient, sont loin d'avoir tous la même valeur : il nous faut donc tenir compte des différences qui les séparent sous ce rapport, avant de déduire de ces faits particuliers les lois pathologiques qui en découlent naturellement.

Nous pourrions diviser les 48 tumeurs myéloplaxiques décrites dans les observations que nous avons soumises au lecteur, en trois catégories principales : 1° Celles que nous avons vues par nous-même; elles sont au nombre de neuf, et c'est sur elles que nous nous appuierons principalement. 2° Celles que nous n'avons point vues, mais dont l'examen microscopique a suffisamment déterminé la nature; elles sont au nombre de vingt-trois, et ne manquent pas non plus de valeur. 3° Celles que nous n'avons pas vues, et qui n'ont pas été soumises non plus au contrôle du microscope, en sorte que leur nature, quoique probable, est à la rigueur contestable; dans cette catégorie se trouvent seize tumeurs, dont nous avons recueilli la relation dans les ouvrages et recueils scientifiques, et qui n'ont été rapprochées par nous des précédentes que sur la simple considération de leurs caractères physiques accessibles à l'œil nu.

Parmi les premières, il en est huit (obs. 1, 6, 16, 17, 26, 29, 30, 35) qui ont été étudiées avec le plus grand soin, et sur lesquelles nous possédons tous les détails relatifs à la séméiologie, aussi bien que ceux qui ont trait à l'anatomie pathologique, à la structure intime et à l'état de santé ultérieur du malade ; nous leur accordons par conséquent une valeur de premier ordre. Il en est une seule (obs. 2), celle qui s'est présentée la première à notre observation, à laquelle il ne manque, pour lui donner une authenticité parfaite, qu'un point important, à savoir : le résultat de l'inspection microscopique ; malgré cela, nous ne pouvons nous empêcher de la considérer encore comme une des tumeurs à myéloplaxes les plus incontestables : nous en avons dit ailleurs la raison.

Parmi les tumeurs dont nous n'avons pas été le témoin oculaire, il en est vingt-trois, avons-nous dit, dont les détails de structure intime, en même temps que l'examen à l'œil nu, ont été très-exactement consignés (obs. 3, 4?, 5, 7, 8, 9?, 10, 12, 13, 19, 20, 23, 24, 25, 27, 28, 31, 33, 36, 37, 42, 43, 44) ; ajoutons qu'on y a joint presque toujours l'exposé des caractères cliniques, ainsi que le résultat définitif de l'opération : elles jouissent donc comme les précédentes de toute la rigueur, de toute l'authenticité désirable. Pour toutes les autres, au contraire, l'examen microscopique a été entièrement négligé, et nous en sommes réduits sur la question de nature, à de grandes probabilités.

Cela nous donne, en résumé, 32 faits *certains* de tumeurs à myéloplaxes, et 16 plus ou moins *probables*. — Ces derniers ainsi que les notes, souvenirs cliniques ou observations à peine ébauchées dont nous avons fait mention chemin faisant, nous ne leur accorderons nécessairement qu'une valeur de second ordre : ce n'est pas à dire qu'on ne puisse en tirer un parti avantageux, pour confirmer les déductions puisées à des sources plus précises ; mais nous voulons exprimer par là qu'il eût été impossible, ou du moins fort aventureux, de baser sur eux seuls tout l'édifice d'une description pathologique, et que c'est moins individuellement que par leur nombre et leur rapprochement que ces divers documents devront nous apporter des lumières utiles et de nouveaux éléments de conviction.

DÉFINITION.

Le nom de *tumeur à myéloplaxes* (ou *tumeur myéloplaxique*) s'applique à une espèce particulière de production accidentelle dont le tissu fondamental est caractérisé non pas par la simple présence, mais par une prédominance absolue et manifeste des éléments anatomiques appelés myéloplaxes (voir, pour ces éléments, notre première partie).

La contexture des mots exerce une très-grande influence sur la netteté des idées, et lorsqu'on se décide à employer une expression nouvelle, faut-il au moins que cette expression soit exacte et significative. La dénomination créée par M. Ch. Robin nous semble réaliser ces deux conditions essentielles. Sous le rapport de l'euphonie, elle n'est ni plus étrange, ni plus difficile à prononcer que celles d'*ostéomalacie,* d'*ostéomyélite,* de *fibro-plastique,* etc., qui sont journellement usitées, ni que la plupart des dénominations bizarres qui ont cours en ophthalmologie ; si cependant l'on parvient à en trouver une autre qui soit tout aussi claire et en même temps plus brève ou plus euphonique, nous ne demandons pas mieux que de l'adopter. Pour le moment, il nous est impossible de ne pas protester contre certaines appellations négligemment émises, et que l'on serait tenté d'attribuer à des lapsus ou à des fautes d'impression, si on ne les voyait plusieurs fois répétées : nous récusons donc hautement les expressions dénaturées de *myéloplastes ! myéloplastiques !... myéloplasmes !.....,* etc., imprimées à la légère dans certaines observations, et quelquefois jusque dans les comptes rendus des sociétés savantes (1).

---

(1) La seule concession que l'on pourrait peut-être accorder en faveur de l'euphonie, sans nuire à l'exactitude, ce serait de changer l'*x* en *c* dans l'adjectif

Nous appelons ces productions pathologiques *tumeurs à myélo-plaxes*, non pas précisément parce qu'on n'y rencontre exclusivement que cet élément anatomique (circonstance qui peut cependant se présenter quelquefois), mais bien, et nous ne saurions trop le répéter, parce que cet élément s'y trouve dans une proportion franchement dominante par rapport à tous les autres réunis; c'est en vertu du même principe que, de tout temps, certaines autres productions pathologiques ont été appelées lipomes, tumeurs fibreuses, tumeurs vasculaires, non pas parce qu'elles étaient formées *exclusivement* de graisse, de tissu fibreux ou de vaisseaux, mais parce que l'un de ces éléments affectait un degré de prédominance incontestable. Cette considération de la proportion relative des éléments anatomiques mérite de nous arrêter quelques instants. Elle est, en histologie, et quant à la détermination de l'espèce, tout aussi importante pour les tissus de formation pathologique que pour les tissus normaux. On sait que ces derniers ont été distingués et groupés en plusieurs systèmes organiques, et que ces différents systèmes se combinent, se pénètrent réciproquement au sein de l'économie, sans que pour cela l'esprit cesse de pouvoir discerner dans chacun d'eux les limites de ce qui est accessoire et de ce qui est fondamental. Il en est de même en anatomie pathologique. Il ne faudrait pas, par conséquent, et pour en revenir à notre sujet, se servir légèrement de la désignation de tumeur à myéloplaxes, comme on a quelquefois de la tendance à le faire, et l'employer par cette seule raison qu'après un examen microscopique plus ou moins superficiel, on aurait rencontré dans une tumeur une ou plusieurs plaques à

---

myéloplaxique, auquel on substituerait alors celui de *myéloplacique;* mais nous laissons à de plus habiles le soin de prononcer en dernier ressort sur cette question de philologie. — D'un autre côté, nous ne verrions non plus aucun inconvénient à créer le terme de *myéloplaxome,* pour désigner abréviativement une tumeur à myéloplaxes, ainsi qu'on l'a fait depuis longtemps déjà pour les lipomes, les fibromes, les chondromes, etc.

noyaux multiples : il est incontestable, en effet, qu'on en rencontre presque toujours quelques-unes dans la plupart des productions qui dérivent des os, quelle que soit leur nature. Ici, comme dans tout autre cas, on doit s'astreindre à faire un examen complet du tissu morbide, ou bien alors renoncer à toute déduction rigoureuse, sous peine de fausser les résultats.

On objectera, sans doute, que cette question de prédominance des éléments pourra bien, dans certains cas, être très-délicate, très-difficile à trancher, faute de différences nettement accusées. Nous acceptons l'objection, et, pour ces cas embarrassants, nous en comprenons toute la valeur; mais nous répondrons simplement qu'il serait facile de la reproduire dans toute sa force à propos des tumeurs les mieux connues, de celles dont la nature histologique, dont l'individualité anatomique est le moins contestée, nous voulons parler, par exemple, des lipomes, des tumeurs fibreuses et des tumeurs vasculaires : de ce que l'on pourra rencontrer, dans la nature, des cas mixtes où ces divers éléments seront associés, combinés, sans prédominance manifeste de l'un d'eux, la distinction des types n'en restera pas moins très-légitime aux yeux du pathologiste, et fort utile pour guider le clinicien, même dans les cas les plus compliqués. Est-ce une raison, parce que l'on arrivera quelquefois à tomber sur des cas indéterminés, complexes, intermédiaires, difficiles à interpréter, ou même complétement indéchiffrables, pour négliger la distinction et l'étude particulière de ceux qui ne se présentent pas dans les mêmes conditions, et où la prédominance de certains éléments anatomiques se trouve clairement accusée? N'est-ce pas, au contraire, en s'attachant spécialement à la classification et à la description de ces types fondamentaux, que l'on peut espérer de tirer quelque avantage de l'étude anatomo-pathologique des tumeurs? Est-ce une raison, parce qu'on peut observer dans la pratique des productions morbides intermédiaires aux tumeurs franchement graisseuses, fibreuses ou vasculaires, dont nous parlions tout à l'heure, pour contester l'individualité bien établie de ces trois ordres de produits? De ce que certains lipomes renferment un réseau vasculaire tellement développé qu'il devient difficile de décider s'ils se seraient comportés ultérieurement comme de véritables lipomes ou comme des tumeurs érectiles, de ce que d'autres renferment des cloisons ou des masses cellulo-fibreuses assez résistantes pour les mettre sur la limite des lipomes et des tumeurs fibreuses, de ce que la tumeur érectile peut présenter une trame fibreuse ou fibroïde parfois très-importante, est-ce une raison suffisante pour ne pas admettre la distinction bien tranchée qui existe entre les tumeurs graisseuses, fibreuses et vasculaires? Évidemment non. Et la tumeur graisseuse restera tumeur graisseuse dans tous les cas où l'élément graisseux sera dominant sur les éléments fibreux et vasculaires ; la tumeur fibreuse restera telle, quand l'élément fibreux sera dominant ; enfin la tumeur sera réellement vasculaire, quand l'élément vasculaire jouera le principal rôle dans sa structure et son évolution. Ce n'est pas autrement que l'on doit raisonner pour la détermination des autres espèces histologiques, pour celle des tumeurs à myéloplaxes en particulier. Sans doute il y aura toujours, quoi qu'on fasse, des cas embarrassants, dont la nature sera difficile à bien interpréter (aussi le tact, la sagacité, l'esprit de discernement, sont-ils indispensables ici comme en toute chose); mais d'une manière générale il suffit, pour éviter de faire fausse route, d'avoir bien établi en principe : que la question de proportion relative des éléments anatomiques des tumeurs doit toujours conserver une importance de premier ordre dans la détermination des espèces morbides, et qu'elle doit être prise en sérieuse considération aussi pour l'interprétation de chaque fait particulier, sans que cependant elle puisse être soumise à des règles exactes et imprescriptibles.

HISTORIQUE.

Avant de rechercher dans l'histoire de la chirurgie quelles ont pu être les destinées antérieures des tumeurs à myéloplaxes, nous devons établir que, jusqu'à nos jours, on avait entièrement méconnu leur structure intime ; on avait négligé, par conséquent, d'en faire une espèce pathologique distincte ; on ne possédait sur leur évolution clinique, aussi bien que sur leurs caractères anatomo-pathologiques, que des notions vagues et incertaines ; en sorte que c'est sous des noms variés, plus ou moins étranges, et généralement vicieux ou obscurs, qui les rendent fort souvent méconnaissables, qu'on peut arriver à découvrir de loin en loin, dans les auteurs, quelques vestiges de productions morbides semblables à celles dont nous nous occupons aujourd'hui.

Sans être extrêmement fréquentes, les tumeurs à myéloplaxes se présentent encore assez souvent à l'observation, et contractent dans bien des cas une physionomie assez originale pour avoir dû être remarquées par plusieurs des chirurgiens qui nous ont précédés ; seulement, faute d'avoir suffisamment constaté les nombreuses analogies cliniques et anatomiques qui relient entre elles ces diverses tumeurs et en font en réalité une famille nosologique des plus naturelles, ils en ont négligé l'étude, ils les ont simplement considérées comme des tumeurs exceptionnelles, s'éloignant à certains égards des espèces le plus généralement admises, mais ne méritant pas l'honneur d'une description spéciale, ou bien, ce qui est encore pis, ils les ont confondues, sous un nom ou sous un autre, avec des tumeurs de nature toute opposée, et en particulier avec les tumeurs réputées cancéreuses. On peut donc dire avec raison que jusqu'à nos jours les tumeurs à myéloplaxes, considérées comme espèce distincte, sont restées complétement inconnues. Nul doute que les chirurgiens sous les yeux desquels sont tombées quelques-unes des tumeurs en question ne leur aient le plus ordinairement appliqué, à elles aussi bien qu'à d'autres toutes différentes, les dénominations vagues et indéfinissables de fongus, fongus hématode, tumeur fongoïde, tumeur fongueuse sanguine, tumeur charnue, sarcome, tumeur sarcomateuse, et tant d'autres encore plus confuses. Mais si l'on se décide à feuilleter scrupuleusement les anciens traités de chirurgie ou recueils d'observations, pour tâcher, à défaut d'une description dogmatique, de reconnaître çà et là, et à la faveur de relations exactes, quelques-uns des caractères spéciaux qui distinguent les tumeurs à myéloplaxes, on est bientôt découragé à la lecture de ces observations isolées par l'absence presque constante de renseignements anatomo-pathologiques. En fait de tumeurs, et pour toute description de tissu, les anciens auteurs se bornent la plupart du temps, même pour les tumeurs auxquelles ils paraissent attacher le plus d'importance, à des phrases banales ou insignifiantes qui peuvent se résumer presque toutes en cette formule sacramentelle : « On trouva que la tumeur était formée par *une chair molle et fongueuse!!* » Que conclure d'une pareille description anatomique ? Rien, absolument rien, si ce n'est qu'il faut passer outre, et qu'il n'y a aucun parti à en tirer.

Ambroise Paré avait certainement observé des tumeurs à myéloplaxes sous forme d'épulis ; nous pouvons nous en rapporter là-dessus à la description séméiologique concise, mais fort exacte, qu'il nous donne dans son chapitre *des tumeurs et chairs superflues des gencives.* Il nous est facile en effet de reconnaître, dans un des paragraphes de ce chapitre, les caractères habituels de cette variété d'épulis qui nous intéresse spécialement ; c'est ainsi qu'Ambroise Paré nous parle de leur lividité, de leur indolence, de leur confusion possible avec des tumeurs malignes, de leur guérison définitive après plusieurs excisions et cautérisations, de leur repullulation fréquente à la suite d'une extirpation incomplète, et enfin de la cause de cette repullulation qu'il attribue très-judicieusement à l'altération du rebord osseux des alvéoles. « I'en ay amputé, dit-il, qui estoient

« si grosses, que partie d'icelles sortoit hors la bouche, qui rendoit
« le malade fort hideux à voir, et iamais aucun Chirurgien n'en auoit
« osé entreprendre la guerison, à cause que ladite excroissance estoit
« de couleur liuide : et ie considerois outre ceste liuidité, qu'elle n'a-
« uoit point ou peu de sentiment : donc pris la hardiesse de la cou-
« per, puis cauteriser, et le malade fut entierement guari : non toutes-
« fois à vne seule fois, mais à plusieurs à cause qu'elle repulluloit,
« combien que ie l'eusse cauterisée. Et qui en estoit cause, c'estoit
« vne petite portion de l'os de l'alueole où sont inserées les dents, qui
« estoit alteré et pourri. » (Éd. de M. Malgaigne, t. I, p. 381.)

Dans la description des tumeurs fongueuses du périoste que nous
a donnée Lassus (*Pathol. chir.*, t. I, p. 489), et surtout dans la
coloration rougeâtre que cet auteur signale comme appartenant à
leur tissu, nous avons cru reconnaître encore les caractères qui distinguent habituellement nos tumeurs; voici ce qu'il en dit : «Ces
« tumeurs se forment spontanément, sans cause évidente, ordinai-
« rement à la suite d'une contusion assez forte pour agir sur le pé-
« rioste, le tuméfier, le rendre fongueux ; d'où résulte consécutive-
« ment le ramollissement, l'érosion, et la destruction plus ou moins
« grande de l'os. Ces tumeurs sont dans leur principe un peu dures,
« circonscrites, d'un petit volume, peu douloureuses, profondé-
« ment situées sous la peau qui ne change point de couleur. Quand
« on les comprime avec le doigt, elles n'en gardent point l'impres-
« sion comme dans l'œdème. Après avoir subsisté dans le même état,
« elles prennent subitement un accroissement rapide, se ramollissent
« à mesure qu'elles augmentent de volume, donnent alors aux per-
« sonnes qui les touchent et qui manquent d'expérience, la sensation
« illusoire d'une fluctuation profonde; si d'après cette supposition
« on ouvre la tumeur avec l'instrument tranchant, il ne sort pas de
« pus, mais du sang, ou une sérosité sanguinolente, et l'on découvre
« un *fongus rougeâtre, mollasse, putride*, plus ou moins volumi-
« neux, indestructible, avec érosion de la substance osseuse sur la-
« quelle il est implanté. Cette maladie ne guérit ordinairement que

« par l'amputation du membre. Nous l'avons observée plusieurs fois
« sur la *tête du péroné*..... Certains auteurs l'ont prise pour une
« tumeur sanguine produite par la crevasse d'une veine......; quel-
« ques-uns, ne sachant quel nom lui donner, l'ont appelée *tumeur*
« *anomale*..... »

Faut-il rattacher au même genre d'altération quelques-unes de
ces tumeurs dures, élastiques, non pulsatiles, situées sous les
muscles du mollet, désignées généralement sous le nom d'*anévrysme de Pott*, et renfermant, d'après la description de ce chirurgien (t. III, p. 58), un sanie mêlée à du *sang grumeleux?* Ce qui
tendrait à le faire soupçonner, c'est surtout l'altération concomi-
tante de la partie postérieure du tibia et du péroné, altération que
cet auteur a eu soin de mentionner.

« Parmi les affections propres à la membrane médullaire, dit
« Béclard dans ses *Éléments d'anatomie générale* (1827, p. 167), le
« *spina ventosa* est une des plus remarquables. Il y a, suivant mes
« observations et celles de plusieurs autres, au moins deux et même
« trois espèces distinctes de cette maladie. Le développement consi-
« dérable de l'os tient à l'accroissement extraordinaire de la mem-
« brane médullaire altérée ; mais tantôt l'altération de la moelle
« consiste en une dégénération carcinomateuse, en un véritable
« cancer mou ; tantôt la tumeur est fibreuse et cartilagineuse ; dans
« quelques cas enfin, et surtout chez les enfants, l'os, renflé dans son
« milieu, contient *une substance rouge, très-vasculaire, dont la na-
« ture n'est pas bien déterminée* : cette variété s'observe surtout dans
« les os du métacarpe, du métatarse et des doigts. »

Boyer aussi, suivant nous, fait évidemment allusion aux tumeurs
myéloplaxiques interstitielles, c'est-à-dire enkystées dans l'épaisseur du tissu osseux, lorsqu'il nous signale en quelques mots (1831,
t. III, p. 461) une variété de *spina ventosa* dont « l'intérieur, dit-il,
« est rempli par la membrane médullaire altérée et transformée en
« une substance rougeâtre semblable aux tumeurs ou développe-
« ments fongueux. »

Dupuytren pénètre un peu plus avant que ses prédécesseurs dans l'étude de cette variété particulière de spina ventosa. Il l'appelle communément *fongus hématode,* mais il la range aussi quelquefois parmi les ostéosarcomes, ou bien parmi les tumeurs érectiles des os, ou encore parmi les kystes osseux à produits solides; quoi qu'il en soit, il prend soin généralement de bien distinguer ce genre d'altération des tumeurs véritablement cancéreuses : le lec-teur va pouvoir en juger. Dans ses *Leçons orales* (1839), à l'article consacré aux tumeurs érectiles et au fongus hématode, Dupuytren rappelle cette tumeur du maxillaire inférieur qui fait l'objet de notre observation 18, et que nous avons considérée comme un type de tumeur myéloplaxique; puis il donne l'histoire de cette autre tumeur tarso-métatarsienne de notre observation 40, qui nous paraît fort analogue. Ailleurs, en traitant de l'amputation et de la résection de la mâchoire inférieure, il parle incidemment des affections diverses qui peuvent nécessiter cette opération; ce sont, dit-il : le fongus hématode, le spina ventosa, le cancer qui des parties molles s'étend aux parties osseuses, et l'ostéosarcome qui se développe primitivement dans celles-ci. «L'ostéosarcome, ajoute-«t-il un peu plus loin, se présente sous deux formes : dans l'une, la «maladie consiste en des fongosités cancéreuses, rouges et saignantes, «qui s'élèvent de la substance de l'os, dans laquelle la maladie est «souvent superficielle, c'est-à-dire qu'elle n'en affecte que le bord «alvéolaire, le corps n'en étant pas gonflé et sa base surtout étant restée «saine. La seconde forme est celle dans laquelle la maladie com-«mence par le centre de l'os qui se *carnifie* et se gonfle dans toute «son épaisseur. La plupart des tumeurs de ce genre acquièrent un «volume considérable et tel, qu'il en résulte une difformité repous-«sante : les dents, ébranlées et déplacées, paraissent comme implan-«tées çà et là dans la substance de l'os; le rapprochement des «mâchoires devient impossible; la lèvre distendue, amincie et étroi-«tement appliquée contre la tumeur, devient incapable de retenir la «salive, qui s'écoule continuellement; *et cependant il est digne de*

« remarque que ce n'est que très-tard que ces tumeurs, ou du moins
« beaucoup d'entre elles, s'ulcèrent et passent à l'état cancéreux. Ce
« fait nous porte à penser, dit le professeur, que très-souvent on
« traite pour des ostéosarcomes des maladies qui ne sont que des
« variétés du spina ventosa. Nous sommes d'autant plus porté à
« adopter cette opinion, que souvent, en touchant la circonférence
« de la tumeur, on sent sous la membrane muqueuse une lame os-
« seuse très-mince qui produit un bruit analogue à celui du parche-
« min quand on l'enfonce en pressant dessus. Au reste, comme le
« même traitement est applicable à ces deux maladies, la distinction
« entre elles n'est importante que sous le rapport du pronostic, *la*
« *récidive étant moins à craindre* quand on a affaire à un spina ven-
« tosa que quand il s'agit d'un cancer. » Ailleurs encore, c'est-à-dire
à l'article des kystes osseux (t. II, p. 133), nous voyons Dupuytren
établir, quant au contenu de la cavité osseuse, des distinctions importantes, mais qui se ressentent toujours des doctrines vagues qui
régnaient alors sur la classification des tumeurs : « Le contenu des
« kystes osseux, est-il dit, est ordinairement formé par une matière
« fibro-celluleuse, mais ce n'est pas le seul produit qui se montre
« dans ce tissu osseux sans l'affecter lui-même. Toutes les tumeurs
« enkystées des parties molles se retrouvent dans les parties dures;
« ainsi M. Dupuytren y a rencontré : 1° les kystes séreux sans enve-
« loppe particulière ; 2° les hydatides ; 3° des kystes renfermant du
« pus, sorte d'abcès enkystés ; 4° des collections de nature huileuse ;
« 5° des tumeurs presque totalement formées d'adipocire ; 6° du
« *tissu fongueux, aréolacé, imbibé de sang, rappelant le fongus héma-*
« *tode des parties molles ;* 7° du tissu osseux isolé de la cavité qui le
« renferme ; 8° enfin des tissus composés soit de plusieurs des tissus
« déjà énumérés, soit de *tissus nouveaux non encore classés par les ana-*
« *tomistes.* » C'est nécessairement parmi les kystes osseux de la
sixième et de la huitième de ces catégories que Dupuytren devait ranger les tumeurs myéloplaxiques enkystées des maxillaires. A la vérité,
il ignorait alors complétement leur nature intime ; mais, du moins,

il avait été frappé de leur cachet spécial, et il avait entrevu aussi leur bénignité.

A une époque plus rapprochée de la nôtre, les pathologistes, trompés par la coloration sanguine si remarquable que présente fort souvent le tissu myéloplaxique, ont rangé presque tous, à l'exemple de Breschet, les productions histologiques dont nous nous occupons, ou du moins un grand nombre d'entre elles, parmi les tumeurs érectiles des os. Nous avons vu Aug. Bérard lui-même commettre cette erreur au sujet de la tumeur de notre observation 3.— M. Am. Forget (thèse inaugurale, 1840) distingue dans les os maxillaires deux variétés de kystes à produits solides, suivant qu'ils renferment des *corps fibreux* analogues à ceux de l'utérus, ou bien des tumeurs *fongueuses sanguines;* c'est dans cette dernière variété que devaient figurer très-probablement la plupart des tumeurs à myéloplaxes des mâchoires : et, en effet, lorsqu'on lit dans le travail de M. Forget la relation succincte qui fait l'objet de sa 3e observation, intitulée *kyste fongueux sanguin,* on est très-disposé à s'arrêter définitivement à cette interprétation. — Vidal (de Cassis) consacre un article spécial à ce qu'il appelle les *dégénérescences vasculaires* du maxillaire inférieur : «Ces dégénérescences, dit-il, s'observent sous forme de «tumeurs fongueuses érectiles; on les remarque surtout dans la por-«tion de la mâchoire qui correspond à l'arcade alvéolaire. Ce sont «les enfants et les adolescents qui en présentent le plus d'exemples.» — Inutile d'ajouter que la composition intime de toutes ces tumeurs, dont on avait omis de vérifier la nature, ne fait plus pour nous aujourd'hui l'objet du moindre doute, et que c'est fort gratuitement et presque toujours faussement aussi que, sous le nom d'*épulis,* bien des auteurs en ont voulu mettre le point de départ dans le tissu gingival, plutôt que de le rapporter au tissu osseux lui-même.

Nous avons déjà fait remarquer (voir notre deuxième partie) que Gensoul, en 1833, avait pratiqué, sur deux malades en particulier, l'amputation du maxillaire supérieur pour des tumeurs qu'il nous est impossible maintenant de rattacher à autre chose qu'à une multiplication exagérée des plaques à noyaux multiples.

Si, dans Ast. Cooper, on parvenait à découvrir quelque description ou observation qui pût se rapporter encore au même sujet, ce ne serait que dans l'article consacré aux *exostoses médullaires fongueuses;* mais nous devons avouer que nous n'y avons rien trouvé d'assez caractéristique pour confirmer sur ce point nos conjectures.

Warren, à l'exemple de son maître, Ast. Cooper, distingue les exostoses en *périostales* et *médullaires* (*Surgical observations on tumours;* Boston, 1837); puis, sous le titre d'*exostoses médullaires* (p. 119), il décrit comme affections bénignes, mais d'une manière malheureusement trop succincte, quatre exemples de tumeurs occupant l'extrémité inférieure du fémur ou supérieure du tibia, affections sur la nature desquelles nous ne pourrions émettre que de faibles probabilités. Dans le chapitre intitulé *Tumeurs de texture vasculaire ou tumeurs érectiles*, ce chirurgien décrit ou plutôt il signale (car il est fort avare de descriptions) ce qu'il appelle les *tumeurs spongieuses des gencives*, dont il distingue une variété maligne et une autre bénigne; d'après lui, « ces tumeurs sont caractérisées par leur texture, » mais il se garde bien de nous l'exposer, cette texture; il dit seulement quelque part qu'il croit pouvoir les regarder comme des tumeurs *dérivant des vaisseaux capillaires*. Nous ne sommes pas du même avis, et nous croyons ne point nous tromper en pensant que, la plupart du temps, tout cela doit se rapporter encore à cette variété fréquente d'épulis qui est constituée par la multiplication anormale des myéloplaxes dans un des points du rebord alvéolaire.

Il y a deux ans, M. Saurel, de Montpellier, présentait à la Société de chirurgie un mémoire sur les *tumeurs des gencives connues sous le nom d'épulies* (9 décembre 1857). Ce travail renferme 18 observations, mais il n'y en a que deux qui appartiennent à l'auteur. Sous le rapport de l'anatomie pathologique, la plupart sont nulles ou extrêmement incomplètes, en sorte qu'il est le plus souvent impossible de se former une opinion sur leur nature histologique. Cependant nous sommes convaincu qu'un certain nombre de tumeurs semblables aux nôtres se trouvent disséminées dans ce mémoire sous des titres variés, et particulièrement dans la catégorie des *épulies fongueuses*, dans celle aussi des *épulies érectiles*, caractérisées les unes et les autres (d'après M. Saurel lui-même) par leur teinte rougeâtre ou violacée appréciable au travers de la gencive qui les recouvre; il y en a même un exemple frappant dans le groupe des *épulies carcinomateuses*, car nous y voyons figurer précisément cette tumeur myéloplaxique incontestable, qui fut présentée il y a dix ans à la Société de biologie, par MM. Robin et Dionis, tumeur qui n'avait été montrée alors que comme pièce anatomique, mais dont nous avons pu depuis, par nos recherches, reconstituer l'observation tout entière (voir obs. 24).

En disséminant ainsi les tumeurs à myéloplaxes dans une foule de classes différentes, quelquefois même contradictoires, les chirurgiens, ne pouvant dissimuler d'ailleurs leur hésitation sur leur compte, montraient donc qu'ils avaient méconnu non-seulement leur constitution intime, mais encore l'air de famille qui les rapproche les unes des autres, les lois communes qui leur sont applicables, et le point de vue général sous lequel elles méritent désormais d'être envisagées, quelle que soit la région du squelette où elles aient pris naissance.

Voyons si nous serons plus heureux en consultant les auteurs qui ont accordé aux études histologiques une véritable importance.

M. Lebert, dans ses recherches d'anatomie pathologique, avait eu occasion de soumettre à l'examen du microscope plusieurs des productions morbides que nous appelons aujourd'hui tumeurs à myéloplaxes : nous l'avons démontré dans notre première partie, en faisant voir que les prétendues cellules mères fibro-plastiques très-abondantes qu'il leur accorde, n'étaient autre chose que des plaques médullaires multinucléées ; mais il faut avouer que cet auteur, pas plus que ses devanciers, ne se doutait guère de leur véritable nature en les confondant, comme il l'a fait, avec les tumeurs fibro-plastiques ; toutefois, au point de vue purement descriptif, nous trouvons dans sa *Physiologie pathologique* (1845) des documents intéressants que nous nous empressons d'appliquer à notre sujet et qui, nous devons le reconnaître, sont beaucoup plus précis que tout ce qui appartient aux auteurs antérieurs. Au paragraphe des tumeurs fibro-plastiques ou sarcomateuses (t. II, p. 121), voici, en effet, ce que nous lisons : «La seconde forme des tumeurs fibro-«plastiques est le véritable sarcome des auteurs. Sa consistance est «celle de la *chair musculaire,* ou plutôt celle du *poumon carnifié*..... «Ces tumeurs sur une coupe fraîche, offrent un *aspect rouge,* ho-«mogène, finement grenu et d'une bonne consistance, mais qui «n'atteint cependant pas la densité des tumeurs fibreuses ; leur cou-«leur est variable, le plus ordinairement, ou d'un jaune tirant légè-«rement sur le rouge, ou d'un *rouge couleur de chair.* Quelquefois «on voit ces deux colorations alterner ; alors la partie corticale est «la plus rouge, ou bien la teinte jaune et la teinte rouge alternent «dans toute l'épaisseur de la tumeur. A ces colorations, s'ajoute «quelquefois la teinte blanche lactescente lorsque la tumeur est plus «fibreuse par place. D'autres fois on aperçoit une teinte d'un jaune «safrané ou d'un jaune verdâtre, provenant d'une infiltration lo-«cale d'une espèce de graisse particulière à laquelle nous donnons «le nom de *xanthose.* »

Nous signalons au lecteur d'une manière toute particulière le passage que nous venons de citer, car il est des plus explicites sur la coloration spéciale et quelquefois nuancée de ces tumeurs dites sarcomateuses. Il dénote une observation étendue, attentive et soignée : on ne pouvait être à la fois plus exact, plus clair et plus complet. Il est fâcheux que pour avoir assimilé ces tumeurs aux tumeurs essentiellement fibro-plastiques, le fruit d'une si bonne analyse ait été à peu près perdu. Des conclusions cliniques erronées ne pouvaient manquer, en effet, d'être tôt ou tard le résultat de cette confusion établie entre deux éléments anatomiques fort différents ; et le soupçon de malignité fréquente devait être ultérieurement la conséquence nécessaire de cette solidarité injuste qu'on faisait planer à la fois sur ces tumeurs dites sarcomateuses et sur les tumeurs véritablement fibro-plastiques, alors que la bénignité de celles-ci fut devenue fort contestable. Néanmoins, nous nous proposons de tirer parti d'une si bonne description anatomo-pathologique, en la rapprochant du résultat de nos propres observations qu'elle viendra très-utilement confirmer.

C'est à M. Ch. Robin, hâtons-nous de le dire, que revient incontestablement l'honneur d'avoir le premier signalé, au point de vue de l'anatomie pathologique, une espèce particulière de tumeur caractérisée par la prédominance anormale des plaques à noyaux multiples (Soc. de biol., 1850), après avoir démontré (1849) que ces éléments appartenaient normalement au tissu médullaire des os (voir p. 135 et suivantes ; voir aussi notre première partie, § 1).

Sans doute, dès le jour où le microscope eut été appliqué à l'inspection des tumeurs, on a nécessairement dû voir, remarquer, peut-être même étudier les plaques à noyaux multiples, qui frappent de prime abord par leurs caractères si nets, si tranchés ; mais on avait méconnu leur nature spécifique, on les avait tellement détournées de leur signification véritable en cherchant à les assimiler à quelque autre élément mieux connu, qu'il était complétement impossible de tirer des conclusions utiles d'une semblable observation. M. Ch. Robin, en découvrant ces éléments anatomiques dans l'organisme normal, en interprétant convenablement leur nature et leur signification, en les signalant spécialement à l'attention, en les décrivant soigneusement en qualité d'éléments anatomiques accessoires mais constants de la moelle des os, pouvant constituer accidentellement certaines tumeurs, en leur restituant de la sorte leur véritable caractère d'éléments homœomorphes, rendit à la science histologique un service réel, dont les conséquences se re-

fléteront bientôt, nous l'espérons, jusque dans la pratique chirurgicale.

En 1856, nous présentions à la Société anatomique, sous le titre
même de *Tumeur à myéloplaxes*, la première observation clinique
qui ait eu expressément et incontestablement rapport à cette espèce
particulière de production morbide, dont la distinction anatomo-
pathologique était encore toute nouvelle et généralement inconnue.
Dès cette époque, et grâce aux éclaircissements que nous avions
puisés aux sources de la tradition chirurgicale, notre opinion était
déjà fixée, notre conviction faite sur tous les points importants de
l'histoire pathologique de ces tumeurs ; nous l'avions communiquée
à plusieurs personnes, et nous ne songions plus à autre chose qu'à
en accumuler des preuves précises, multipliées et irrécusables.
C'était là une œuvre de temps et de patience : puissions-nous l'avoir
conduite à bonne fin, et n'avoir pas à regretter aujourd'hui le retard
obligé de notre publication !

M. Ollier, dans ses *Recherches anatomo-pathologiques sur la structure intime des tumeurs cancéreuses* (Montpellier, 1856), a signalé
aussi, mais à un point de vue purement histologique, les tumeurs à
myéloplaxes qu'il avait eu occasion d'examiner dans le cours de ses
études : comme nous, M. Ollier les a surtout observées dans la région des maxillaires (principalement le supérieur); un autre renseignement utile que nous puisons dans ce travail très-recomman-
dable, c'est la constatation d'une tumeur de cette espèce dans une
des phalanges de l'index, particularité de siége que nous n'avons
pas encore eu l'occasion d'observer ; mais une faute qui nous paraît
capitale, c'est d'avoir rangé de pareilles productions parmi les tumeurs *cancéreuses*, c'est-à-dire parmi les tumeurs malignes ou diathésiques, tandis qu'elles méritent presque constamment une désignation clinique tout opposée !

Peu de temps après, la Société de chirurgie recevait de la part de
M. Silbert (d'Aix) une observation intéressante de production
charnue et d'aspect insolite de la mâchoire inférieure, production

qu'on devait ultérieurement rattacher aux tumeurs dites myéloïdes (voir. notre obs. 19), et sur laquelle M. Broca a fait, il y a
seulement quelques mois, un rapport qui est encore inédit.

L'année suivante (1857), les *Archives générales de médecine*, en
donnant la traduction d'un article tout récent de M. H. Gray, intitulé *des Tumeurs myéloïdes et myélo-kystiques du tissu osseux*, faisaient connaître en France les résultats des observations anglaises
sur un groupe particulier de tumeurs, ayant leur point de départ
dans les éléments du tissu médullaire des os.

Il est incontestable que ce travail a touché de très-près au sujet
qui nous occupe; mais il est vrai de dire aussi qu'il en dénaturait
le véritable caractère, par cela même que le titre en était mal choisi
et prêtait à un certain degré d'ambiguité.

Le moment nous paraît venu de faire remarquer, en effet, que
cette expression de *tumeur myéloïde,* qui tend aujourd'hui à prendre
quelque faveur et qui a été empruntée à M. James Paget, n'a pas de
sens précis; qu'elle ne détermine pas nettement l'espèce de tissu
pathologique dont on veut parler. En la prenant dans son sens étymologique, elle est complétement inexacte : car, dans le fait, les
tumeurs que l'on prétend désigner par là, si elles dérivent de la
moelle, ne sont pas pour cela *semblables* à la moelle. Même en faisant abstraction de l'étymologie, cette expression vague (comparativement à laquelle celle de *medulloma,* par exemple, aurait été plus
exacte et plus brève, sinon plus précise), cette expression, disons-
nous, signifie tout au plus que les tumeurs dont il s'agit ont pour
lieu d'origine la moelle des os et qu'elles sont formées par les éléments du tissu médullaire; or, nous savons parfaitement qu'il existe
plusieurs éléments anatomiques distincts dans la moelle des os : il y
a des myéloplaxes, il y a des médullocelles, il y a de la graisse, des
éléments fibreux et fibro-plastiques, de la matière amorphe, des
granulations moléculaires, des vaisseaux et des nerfs; donc cette dénomination pourrait s'appliquer aussi bien à une tumeur graisseuse

ou à une tumeur fibro-plastique développée aux dépens du tissu médullaire, qu'à toute autre tumeur. Mais supposons que, par une seconde concession, on veuille bien convenir de n'employer le terme de *tumeur myéloïde* que pour désigner les tumeurs formées par les éléments *spéciaux* de la moelle; alors la confusion sera moindre certainement, mais elle subsistera cependant encore, car il y a *deux* éléments spéciaux dans le tissu médullaire : les myéloplaxes et les médullocelles; et il n'est ni logique, ni convenable de confondre sous une même dénomination des tumeurs formées par l'un *ou* l'autre de ces éléments, puisque les déductions pratiques qui s'appliquent aux unes pourraient très-bien ne pas s'appliquer aux autres, et *vice versa*. Ainsi donc, bien que nous soyons persuadé qu'il existe dans le travail de M. H. Gray plusieurs cas de tumeurs myéloplaxiques véritables, nous ne sommes pas bien sûr qu'il ne s'y soit pas glissé, en même temps, quelques faits relatifs à des tumeurs à médullocelles. Nous aurions désiré, au moins, qu'à défaut d'une dénomination précise, exacte et significative, l'auteur nous décrivît d'une manière complète, dans chaque observation, les apparences particulières et les proportions relatives des divers éléments anatomiques qui se rencontraient au sein de la tumeur; mais cette partie descriptive a presque toujours été négligée.

Nous avons encore d'autres reproches assez graves à adresser à la publication de M. H. Gray.

Ce chirurgien a fait toutes ses recherches sur des tumeurs conservées depuis fort longtemps dans l'alcool; cette circonstance, comme on le sait, tend à altérer considérablement les caractères du tissu morbide, aussi bien que ceux des éléments anatomiques qui le composent : aussi est-elle de nature à nous expliquer pourquoi, dans ses observations, il se borne, à l'occasion d'une tumeur, à nous dire succinctement qu'elle était constituée en grande partie par les éléments caractéristiques de la moelle, sans entrer dans une description détaillée, sans nous apprendre, dans chaque cas particulier, si c'étaient des myéloplaxes ou des médullocelles, ou les deux ensemble, et dans quel rapport pouvait varier la quantité respective de ces deux éléments ; cette circonstance nous explique, en outre, pourquoi il ne nous dit rien ou presque rien des caractères anatomo-pathologiques accessibles à l'œil nu, dont la connaissance est cependant si utile dans la pratique. L'auteur prétend, il est vrai, que les tumeurs myéloïdes « offrent avec le cancer une analogie telle que l'œil seul est impuissant à distinguer, entre les deux affections, la moindre différence » ; ces réflexions seraient peut-être applicables aux tumeurs à médullocelles, ou bien aux tumeurs myéloplaxiques compliquées d'infiltration graisseuse, mais nous avons déjà plus d'une fois laissé pressentir, et nous répétons ici qu'en ce qui concerne les types de tumeurs à myéloplaxes, types dont il convient surtout de se préoccuper, nous ne partageons pas du tout cette manière de voir, attendu que dans un grand nombre des cas que nous avons rapportés, le tissu de la tumeur présentait effectivement, à l'œil nu, un aspect tout particulier.

M. H. Gray n'a observé les tumeurs dont il parle que dans les épiphyses des os longs, ou, pour mieux dire, à peu près exclusivement au genou et à l'épaule ; c'est sans doute pour cela qu'il garde le silence sur leur diversité de siége si intéressante à connaître. Il ne nous indique pas non plus leur mode d'origine, leurs phases ou périodes successives d'évolution, ni les différentes formes ou variétés sous lesquelles elles peuvent se présenter à l'observateur, tant sous le rapport de la séméiologie que sous celui de l'anatomie pathologique, sans rien perdre néanmoins de leurs caractères fondamentaux. Il ne dit rien de leur diagnostic, ni des moyens de traitement qui leur conviennent. En revanche, et c'est là le point capital, cet auteur insiste d'une manière toute particulière sur la bénignité habituelle de ces sortes de tumeurs, et nous devons ajouter que sur ce terrain nous nous rencontrons parfaitement avec lui ; de sorte qu'en définitive, malgré le défaut de méthode, malgré l'insuffisance des observations, malgré les lacunes nombreuses que nous avons dû signaler, ce travail n'a pas été sans utilité, ne serait-ce que pour avoir éveillé ou du moins rappelé l'attention des chirurgiens sur un sujet d'étude dont l'idée première revient à la France, mais que l'on avait malheureusement négligé pendant de longues années.

Depuis la lecture de cet article sur les tumeurs myéloïdes, nous avons pris connaissance du chapitre consacré à ces mêmes tumeurs dans l'ouvrage non traduit de M. James Paget (*Lectures on surgical pathology*, 1853), dont M. H. Gray n'a fait, pour ainsi dire, que de reproduire les idées en les accompagnant de quelques observations jusque-là inédites. Nous nous empressons de reconnaître ici que M. J. Paget échappe à l'un des principaux reproches que nous venons de formuler tout à l'heure, c'est-à-dire que nous retrouvons, dans les quelques pages qu'il consacre à l'étude de ces productions morbides, la description anatomo-pathologique du tissu frais de plusieurs d'entre elles, description qui s'accorde très-bien avec ce que nous avons nous-même observé. C'est donc à de véritables *tumeurs myéloplaxiques*, et ordinairement à des types de ces tumeurs, que M. Paget nous semble avoir spécialement, sinon exclusivement, accordé la dénomination de *tumeurs myéloïdes*; mais, ainsi que nous en avons déjà fait la remarque, il aurait pu l'appliquer tout aussi exactement aux tumeurs à médullocelles, dont cependant il ne dit pas un seul mot, paraissant ignorer à la fois l'existence normale et l'existence pathologique de ces derniers éléments.

Sur la question histologique, M. J. Paget, sans s'exprimer à cet égard d'une manière très-explicite, a suivi évidemment, comme il est facile de le reconnaître, les errements de M. Lebert ; en partant comme lui de cette idée préconçue, que les noyaux des plaques sont les rudiments des corps fusiformes (*elongated cells*), il semble accorder à la présence de ces derniers une valeur à peu près égale à celle des plaques médullaires, comme éléments caractéristiques des tumeurs dites *myéloïdes*. Les éléments fibro-plastiques et les plaques multinucléées étant donc pour lui, comme pour M. Lebert, deux éléments de même nature, il paraît fort peu se préoccuper de leur degré de prédominance relative dans les tumeurs qu'il considère :

peu s'en faut que, dogmatiquement, il ne regarde comme tumeur myéloïde toute tumeur qui renferme *l'un* ou *l'autre* de ces éléments ; manière de voir contre laquelle nous protestons hautement, doctrine éminemment erronée, à laquelle il ne faudrait pas laisser prendre faveur, puisqu'elle arriverait inévitablement à faire confondre encore sous un même titre et dans une même catégorie les tumeurs fibro-plastiques et les tumeurs à myéloplaxes, puisqu'elle tendrait à faire considérer comme solidaires l'un de l'autre, au point de vue de l'évolution clinique et du pronostic, deux éléments anatomiques fort différents. Contrairement à cette insinuation, nous croyons être en droit d'affirmer que les valeurs relatives de ces deux éléments, dans la constitution des tumeurs à myéloplaxes, sont précisément en raison inverse l'une de l'autre ; autrement dit, plus une tumeur renferme de plaques à noyaux multiples, plus elle se rapproche du type des tumeurs à myéloplaxes, plus au contraire elle renferme d'éléments fusiformes ou de noyaux fibro-plastiques, plus elle s'éloigne de ce type pour se rapprocher d'un type d'une espèce tout autre, c'est-à-dire des tumeurs fibro-plastiques. Aussi serions-nous très-disposé à regarder comme des productions de cette dernière espèce, ou tout au moins comme des tumeurs complexes, plusieurs de celles qui sont rapportées par l'auteur anglais dans ses dernières observations ; car il ne nous dit rien de la proportion des plaques multinucléées relativement aux corps fusiformes ; et de plus, la coloration qu'il signale dans le tissu morbide s'éloignait alors notablement de celle qui appartient ordinairement à nos tumeurs, et que nous avions si bien reconnue dans ses observations précédentes.

En résumé, les principales remarques que nous avons cru devoir opposer aux travaux anglais sur les tumeurs dites *myéloïdes* peuvent se formuler en quelques propositions par lesquelles nous allons terminer notre revue historique :

1° L'épithète de *myéloïde* appliquée aux tumeurs est tout à fait vicieuse ; elle ne peut servir tout au plus que de terme générique, destiné à désigner vaguement celles qui prennent leur point de départ dans le tissu médullaire des os (et auxquelles conviendraient plus exactement, à coup sûr, les noms de *myélome* ou de *medulloma*), mais elle est incapable de rien préciser sur la nature du tissu, c'est-à-dire sur les éléments constitutifs de la tumeur ; en effet, elle s'applique pour le moins, cette épithète, à deux espèces pathologiques fort distinctes : *tumeurs à myéloplaxes*, *tumeurs à médullocelles*, et tant que l'on négligera de tenir compte de cette distinction essentielle, les observations cliniques et les déductions à en tirer risqueront beaucoup de rester illusoires.

2° En admettant que la désignation de *tumeur myéloïde*, dans la pensée des auteurs anglais, s'applique le plus ordinairement, comme nous sommes porté à le croire, à des tumeurs à myéloplaxes plutôt qu'à tout autre produit, nous ne devons pas manquer non plus d'insister sur cet autre point, à savoir : que l'élément fibro-plastique, loin d'être, comme on semble l'insinuer, un élément fondamental de ces tumeurs, concourant à accuser par sa présence la spécificité de leur nature intime, n'est au contraire, si j'ose ainsi parler, que toléré dans leur tissu, et simplement comme élément de remplissage, comme moyen d'agrégation, représentant en quelque sorte cette gangue fibreuse ou fibroïde qui pénètre la plupart des tissus de nos organes, et que, si cet élément cesse de remplir ce rôle purement accessoire, s'il vient à prédominer manifestement, si surtout il échappe complétement à la transformation fibreuse, s'il paraît être, en un mot, l'aboutissant principal de cette viciation du mouvement nutritif qui a engendré la tumeur, alors, bien loin de confirmer par sa présence la nature du mal, il tend à en changer radicalement le caractère. — Ainsi, n'y aurait-il pas eu par hasard prédominance des éléments fibro-plastiques sur les éléments médullaires (ou plutôt myéloplaxiques) dans les cas assez rares qu'on dit avoir signalés comme exemples de généralisation de tumeurs myéloïdes ?

3° Enfin, si l'on envisage le côté pratique, on peut dire, et c'est là un corollaire fort important de la proposition précédente : qu'entre l'élément myéloplaxique et l'élément fibro-plastique (qui lui est souvent annexé sans avoir avec lui aucun rapport de nature), il y aurait, au point de vue du pronostic, bien plutôt antagonisme que solidarité.

SYNONYMIE.

Bien qu'un certain nombre de *tumeurs à myéloplaxes* aient été, dans ces dernières années, décrites et présentées par des auteurs recommandables sous le nom de *tumeurs myéloïdes*, ce serait à tort, désormais, que l'on se déciderait à accepter la synonymie entre ces deux expressions ; nous sortons d'en exposer les raisons.

La dénomination de *tumeur fibro-plastique sarcomateuse*, qui appartient à M. Lebert, est encore moins acceptable que celle de *myéloïde*, puisqu'elle rappelle une interprétation histologique vicieuse, capable de conduire aux plus graves erreurs.

Quant à la qualification de *cancéreuses*, qu'on a si banalement appliquée à ces tumeurs comme à tant d'autres, nous avons dit assez formellement et assez longuement ce que nous en pensions pour n'avoir pas besoin d'y revenir.

Avant que l'on connût les particularités de leur structure intime, les tumeurs à myéloplaxes, surtout lorsqu'elles présentaient cette teinte violacée ou purpurine, cette coloration rouge-brun, si frappante et si caractéristique, que nous avons bien des fois signalée, étaient ordinairement désignées, d'après leurs apparences extérieures, sous les noms variés de *sarcome, sarcome vasculaire, sarcome pulpeux médullaire, tumeur sarcomateuse* ou *fibro-sarcomateuse, fongus, fongus médullaire, fongus vasculaire, fongus érectile, fongus hématode, tumeur fongueuse, tumeur fongueuse sanguine, tumeur sanguine, érectile* ou *anévrysmale des os, tumeur fibrineuse* ou *hématique*, et parfois bien plus vaguement encore sous ceux d'*ostéo-*

sarcome, de carnification des os, d'exostose médullaire, de *spina ventosa,* d'inflammation spongieuse, de carcinome sanguin, tumeur carcinomateuse, tumeur charnue, *tumeur encéphaloïde,* tumeur vasculaire, *tumeur anomale,* etc. etc., qui ne les distinguaient en rien de toute autre tumeur des os ; c'est cependant sous ces titres diversifiés à l'infini que nous sommes parvenu quelquefois à les reconnaître ou à les soupçonner dans les écrits des auteurs.

Enfin, à l'exemple de Dupuytren, on les a encore appelées *kystes osseux,* ou bien *kystes charnus, kystes fibrineux des os,* surtout lorsqu'elles avaient pour point de départ l'épaisseur des os maxillaires ; en vertu de ces dénominations aussi mal choisies que les précédentes, il s'ensuivit que la tumeur myéloplaxique sous-gingivale du bord alvéolaire (qui constitue par sa situation une variété d'épulis) et la tumeur myéloplaxique interstitielle (qui se montre au contraire emprisonnée de tous côtés par des parois osseuses), quoique étant l'une et l'autre de nature absolument semblable, se trouvaient cependant reléguées, et bien à tort, dans des catégories inévitablement différentes. Nous n'essayerons pas de rappeler les dissentiments qui ont toujours régné sur l'acception du mot *kyste,* ni la confusion qui en est résultée, et que M. A. Duchaussoy a si bien fait ressortir dans sa thèse d'agrégation (1857) ; nous dirons seulement que nous ne voudrions appliquer l'expression de *kyste osseux* qu'aux tumeurs des os qui, d'une part, renferment effectivement une collection liquide ou semi-liquide, entourée d'une poche membraneuse, et dans l'évolution desquelles, d'autre part, cette collection liquide joue le principal rôle ; que si, au contraire, le contenu de la cavité osseuse est uniquement solide, ou bien accompagné d'une collection liquide dont la présence est un épiphénomène et paraît être tout à fait secondaire dans le développement de la maladie, alors c'est une tumeur solide, ou (si l'on veut absolument tenir compte de son enveloppe osseuse qui la circonscrit et l'isole des parties voisines) c'est peut-être une tumeur enkystée, mais ce n'est réellement pas un kyste proprement dit. Ainsi donc celles des tumeurs à myéloplaxes qui restent renfermées dans une coque osseuse sont, pour nous, des *tumeurs myéloplaxiques interstitielles* ou *enkystées ;* mais, lors même que leur tissu se montrerait criblé de cavités remplies de liquide, ce ne seraient pas là encore de véritables kystes osseux : c'est en effet le développement de la matière charnue solide qui constitue ici le vrai point de départ, la condition essentielle de la maladie ; c'est sa présence, et non pas celle du liquide contenu, ni de l'enveloppe osseuse, qui établit les bases du pronostic, qui est le centre, le mobile des indications thérapeutiques, et qui mérite par conséquent d'attirer toute l'attention du classificateur.

FRÉQUENCE.

Si l'on ajoute à nos quarante-huit observations détaillées de tumeurs myéloplaxiques (les unes incontestables, les autres très-probables) toutes celles que nous n'avons fait que signaler en passant, et de plus les cinq ou six observations assez concises rapportées en Angleterre par M. H. Gray, on pourra se persuader aisément que, si les tumeurs à myéloplaxes ne sont pas extrêmement fréquentes, d'un autre côté, elles sont loin d'être rares, et doivent certainement s'approprier une bonne partie des tumeurs des os rangées inconsidérément jusqu'ici dans diverses catégories, en particulier parmi les tumeurs sanguines, et surtout aussi dans la classe mal définie des cancers.

ANATOMIE ET PHYSIOLOGIE PATHOLOGIQUES.

Pour mettre un certain ordre dans notre description, nous aurons à étudier séparément : 1° le tissu à myéloplaxes considéré en lui-même ; et 2° les tumeurs formées par ce tissu.

Article 1er.

Anatomie pathologique du tissu myéloplaxique.

Le tissu que nous avons à décrire est un produit exclusivement pathologique. A l'état normal, il existe, il est vrai, des myéloplaxes disséminées à titre d'éléments accessoires dans la substance médullaire des os, mais il n'y a pas de tissu myéloplaxique proprement dit, c'est-à-dire de tissu *essentiellement* formé par ces éléments anatomiques ; ce n'est, nous le répétons, que dans des conditions pathologiques qu'on le voit se développer, et c'est alors sous forme de tumeur que sa présence se manifeste habituellement.

Le tissu à myéloplaxes est caractérisé par sa structure intime, c'est-à-dire par la nature des éléments anatomiques qui le composent, lesquels ne sont appréciables qu'au microscope ; cependant, à cette structure intime correspondent aussi fort souvent des caractères physiques appréciables à l'œil nu, caractères qui ont attiré plus d'une fois l'attention des observateurs, et qui, à eux seuls, auraient pu suffire pour faire assigner une place distincte à cette espèce particulière de production accidentelle.

§ 1er. — *Caractères physiques extérieurs du tissu myéloplaxique.*

Le caractère le plus remarquable, le plus frappant du tissu myéloplaxique consiste dans la *coloration sanguine,* tirant sur le rouge-brun, qui a été si souvent signalée dans les observations, et sur laquelle nous aurons à revenir dans le cours de notre description. Quant à la *consistance*, elle n'a rien de spécial : elle est variable depuis celle du tissu fibreux jusqu'à celle d'une pulpe charnue ou d'une bouillie épaisse ; elle dépend très-probablement de la période d'évolution à laquelle est parvenu le tissu malade, et sous ce rapport il est utile de distinguer, comme on l'a fait pour d'autres productions pathologiques, deux états principaux, savoir : l'état de crudité et l'état de ramollissement.

Le tissu myéloplaxique à l'état de crudité est ordinairement d'une densité un peu supérieure à celle de l'eau ; il est élastique, compressible, d'une certaine résistance ; sa cohésion n'est cependant pas très-prononcée : si quelquefois ce tissu se montre ferme et coriace, plus souvent on peut constater qu'il est friable, qu'il se laisse rompre, déchirer, écraser sous l'influence d'un effort médiocre ; les différences que l'on observe à cet égard dépendent surtout de la proportion d'éléments fibreux ou fibro-plastiques qui se trouvent annexés aux éléments anatomiques fondamentaux ; mais n'anticipons pas sur la question de structure intime. Par la pression, ou par le grattage, ce tissu ne fournit aucun suc qui soit comparable à ce que l'on a appelé le *suc cancéreux*, mais seulement de la sérosité sanguinolente. La surface de la coupe présente quelquefois une rudesse particulière qui produit, sous le doigt, la sensation de langue de chat. D'autres fois ce phénomène, moins accusé, n'est pas perceptible directement au toucher ; mais en sectionnant lentement le tissu pathologique avec l'extrémité d'une lame bien tranchante, on éprouve la sensation analogue d'une crépitation extrêmement fine qui indique jusqu'à l'évidence, quand même une inspection plus approfondie n'en viendrait pas donner la démonstration, que le scalpel a produit la rupture d'une multitude d'aiguilles osseuses extrêmement déliées. Il est quelquefois possible, à la vue simple et à l'aide d'une attention minutieuse, d'extraire un certain nombre de ces filaments osseux, et de démontrer ainsi dans la substance du produit morbide l'existence d'une charpente calcaire, d'un réseau de substance osseuse d'une délicatesse excessive. Cette charpente calcaire pourrait facilement échapper à une inspection superficielle, car elle n'ôte presque rien à la souplesse et à la consistance charnue du tissu qu'elle pénètre ; sa présence est un dernier vestige de la trame osseuse au sein de laquelle la tumeur a pris naissance, et qui a été de plus en plus raréfiée.

A l'état de ramollissement, la production pathologique ne constitue plus, à proprement parler, un tissu ; elle est représentée par une substance sans cohésion, qui paraît au premier abord dépourvue de toute organisation, mais dans laquelle cependant on retrouve au microscope tous les éléments du tissu à l'état de crudité. Tantôt c'est un ramollissement pulpeux, en vertu duquel la substance rougeâtre se laisse écraser avec la plus grande facilité, absolument comme du fromage mou, un caillot récent, la substance cérébrale, etc. Tantôt c'est un ramollissement complet, une sorte de liquéfaction : la matière qui remplit la tumeur tend à s'écouler au dehors dès qu'on a incisé son enveloppe ; on voit alors une bouillie rougeâtre, brunâtre ou cramoisie, mêlée à du sang et à des grumeaux demi-solides, ou à des fragments du tissu primitif incomplétement désagrégé. Au milieu de la teinte sombre générale, apparaît quelquefois çà et là une nuance grisâtre, sanieuse, putrilagineuse, qui pourrait faire croire, mal à propos, à la présence d'une certaine quantité de pus mélangé aux détritus organiques : il en était ainsi dans la tumeur de notre observation 30, représentée planche III (fig. 1).

Tels sont, autant qu'on peut les indiquer, les principaux traits d'une description générale. Mais la substance myéloplaxique, qu'elle soit à l'état de crudité ou à l'état de ramollissement, ne se présente pas constamment sous des apparences parfaitement identiques ; et pour donner une idée aussi nette que possible des divers aspects sous lesquels elle peut s'offrir aux yeux de l'observateur, nous ne saurions mieux faire que d'aborder la voie des comparaisons. Suivant le degré de consistance ou de friabilité; suivant l'intensité de la coloration ou sa nuance spéciale, la substance des tumeurs à myéloplaxes, dans bien des observations, a pu être comparée avec beaucoup de justesse soit au tissu des muscles de la vie animale, soit au tissu charnu du cœur, à celui du gésier des gallinacés, à la substance du rein, du foie, de la rate (et surtout de la rate hypertrophiée), au tissu du placenta, du poumon hépatisé ou carnifié, à la pulpe de betterave brunie par la cuisson, soit à des caillots fibrineux fortement colorés, à du sang cuit, à la lie de vin, à la boue splénique, aux détritus d'une rate écrasée, à demi putréfiée, etc. etc.

Ces exemples suffisent pour montrer que ce qu'il y a de plus frappant dans les apparences extérieures du tissu qui nous occupe, c'est sa *coloration spéciale,* se rapprochant toujours plus ou moins de la couleur du sang, jusqu'à éveiller invinciblement dans l'esprit d'un observateur non prévenu l'idée d'une tumeur sanguine, soit fibrineuse, soit érectile, soit anévrysmale. Sans affirmer que cette coloration rougeâtre soit absolument constante, nous devons cependant faire remarquer que nous l'avons presque toujours observée; M. Ordoñez, préparateur de M. Ch. Robin, nous a également assuré qu'il l'avait invariablement constatée, à différents degrés d'intensité, dans les quatre ou cinq tumeurs essentiellement formées de myéloplaxes qui lui étaient tombées sous les yeux. Dans un certain nombre de cas, il est vrai, cette couleur sombre est atténuée au point de pouvoir être assimilée à celle de la gelée de groseille, de la pulpe de grenade, à celle de la chair du veau, à celle du tissu gingival, des fibres musculaires de la vie organique, plutôt qu'à celle des muscles de la vie animale ; mais il faut dire aussi que le tissu pathologique renferme presque toujours alors une trame fibroïde ou fibro-granuleuse d'une certaine importance. D'un autre côté, dans les deux tumeurs appartenant l'une au fémur et l'autre au tibia, pour lesquelles M. Chassaignac pratiqua deux amputations de cuisse (obs. 35 et 36), la coloration spéciale n'apparaissait que sous forme de taches ou mouchetures, et seulement dans quelques points isolés; partout ailleurs, le tissu morbide, mou, friable, peu cohérent, était d'un blanc mat légèrement grisâtre ou jaunâtre, et rappelait quelque peu dans l'une d'elles l'aspect de la matière tuberculeuse. Cette exception à la règle générale n'est encore qu'apparente : elle n'a certainement pas lieu de nous surprendre, puisqu'il s'agissait, dans les deux cas dont il est question, d'une variété particulière de tumeurs à myéloplaxes dans la texture desquelles l'élément graisseux entre pour une très-large part. Les observations 42 et 43 nous offrent deux autres exemples de même nature, où l'on voit que l'abondance des granulations graiseuses donne à l'ensemble du tissu pathologique une nuance d'un blanc crémeux qui est interrompue seulement çà et là par des mouchetures rougeâtres ou brunâtres caractéristiques.

— En ne tenant compte que des faits qui existent aujourd'hui dans la science, on pourrait donc déjà établir, d'après les caractères du tissu, trois variétés de tumeurs à myéloplaxes : 1° la variété *type* ou variété *franche*, presque exclusivement composée de myéloplaxes, et sur laquelle reposent principalement nos études ; 2° la variété *fibroïde*, qu'on pourrait elle-même subdiviser suivant que les éléments annexés seraient fibreux ou fibro-plastiques ; et 3° la variété *graisseuse*. Des faits ultérieurs et en nombre considérable pourront seuls nous renseigner sur la fréquence relative de chacune d'elles.

L'étude de la structure intime va nous faire mieux comprendre encore la distinction de ces variétés anatomiques, qui doivent être rigoureusement admises par le pathologiste, mais qui, pour le clinicien, devront nécessairement se trouver reliées entre elles par des transitions insensibles, comme on en rencontre à chaque pas dans la nature.

§ 2. — *Structure intime du tissu myéloplaxique.*

L'examen microscopique appliqué à l'étude du tissu pathologique dont nous traçons l'histoire démontre qu'il est constitué : d'abord, par une grande quantité de *myéloplaxes*, éléments fondamentaux, qui, par leur prédominance, caractérisent le tissu ; puis, par des éléments accessoires, c'est-à-dire par des éléments fibreux ou fibro-plastiques, de la matière amorphe, des granulations moléculaires, des granulations graisseuses, des noyaux libres, quelques médullo-celles, des capillaires sanguins ; enfin le microscope peut distinguer encore dans la préparation un certain nombre de globules sanguins, quelquefois de la matière colorante à l'état libre, et quelquefois aussi de petits fragments de substance osseuse. — On voit que ce sont à peu près les mêmes éléments que ceux du tissu médullaire des os, mais avec cette différence, différence capitale en matière d'histologie, que l'élément accessoire est devenu ici l'élément principal et réciproquement.

Suivant que la proportion des éléments accessoires du tissu morbide, ou de l'un d'eux en particulier, sera presque insignifiante ou acquerra, au contraire, une certaine importance, on aura affaire à la variété type ou bien à l'une des autres variétés que nous avons admises, c'est-à-dire à la variété fibroïde ou à la variété graisseuse, peut-être même à d'autres encore, telles seraient les variétés granuleuse, vasculaire, etc., dont l'observation ne nous a pas encore démontré la réalité, quoiqu'on puisse cependant, par analogie, en soupçonner l'existence.

Les caractères distinctifs des myéloplaxes, considérées comme éléments normaux de l'organisation, nous sont déjà connus ; nous les avons indiqués dans notre première partie (§ 2). Quant aux myéloplaxes des tumeurs, elles sont assez souvent parfaitement semblables aux myéloplaxes normales, mais souvent aussi elles offrent quelques particularités que nous devons mentionner. Une des plus fréquentes consiste dans une sorte d'hypertrophie qui porte à la fois sur l'élément lui-même, sur les noyaux et sur les nucléoles : les plaques médullaire peuvent présenter alors des dimensions qui atteignent jusqu'à deux et trois dixièmes de millimètres ; les noyaux semblent pulluler dans quelques-unes d'entre elles, où nous avons pu en compter plus de soixante, pressés les uns contre les autres ; il n'est même pas sans exemple que l'on en ait rencontré une centaine dans une même plaque ; la longueur de ces noyaux peut atteindre $0^{mm},014$ à $0^{mm},015$; ils sont souvent remarquables par leur transparence, qui les détache en clair sur le fond granuleux de l'élément dont ils font partie ; leurs bords, sous certaines incidences de lumière, sont quelquefois très-noirs, très-fortement accentués ; d'autres fois, par suite sans doute de leur situation sur un plan plus profond, ils sont masqués par les granulations moléculaires, ils se laissent deviner plutôt que réellement distinguer, et ne deviennent franchement apparents qu'après l'action de l'acide acétique ; les nucléoles manquent rarement à l'état pathologique ; brillants et ordinairement sphéroïdes, ils sont parfois très-gros ($0^{mm},001$ à $0^{mm},002$), et tendent alors à prendre une forme un peu ovoïde. Dans certains cas, on voit les noyaux rassemblés dans une cavité transparente, qui est creusée au sein de la myéloplaxe, et qu'ils remplissent plus ou moins complétement ; d'autres fois, chaque noyau paraît entouré d'un cercle transparent et très-étroit. Il est plus fréquent à l'état pathologique qu'à l'état normal de rencontrer des plaques à noyaux multiples qui soient munies à leur périphérie d'un certain nombre d'appendices caudiformes, de prolongements effilés ou branchus. Les myéloplaxes des tumeurs, lorsqu'on les examine à un faible grossissement, présentent souvent une légère coloration jaunâtre ou roussâtre, uniformément répandue dans leur substance. C'est aussi dans les myéloplaxes des tumeurs qu'on a eu occasion d'observer des stries, tantôt longitudinales, tantôt périphériques, et affectant, dans ce dernier cas, une disposition à peu près concentrique. Dans l'épaisseur même des plaques multinucléées, et inclus en quelque sorte dans leur substance, on observe assez fréquemment soit des granulations graisseuses, soit des dépôts de la matière colorante du sang, ou les deux ensemble (pl. III, fig. 3) ; nous en reparlerons plus longuement un peu plus loin. Enfin il existe, d'après le témoignage de M. Ch. Robin, certaines tumeurs où les myéloplaxes de la variété cellule (voir 1re partie, § 2) dominent manifestement sur les myéloplaxes de la variété multinucléée, mais ce sont là des cas exceptionnels.

Quelles que soient, du reste, les modifications et les particularités qu'elles présentent, les plaques à noyaux multiples du tissu myéloplaxique, aussi bien que celles de la moelle normale, sont toujours parfaitement reconnaissables à leurs nombreux caractères. Lorsqu'on veut les étudier dans des fragments de tissu à l'état de crudité, il faut procéder à la dilacération des parties avec une certaine persévérance, afin d'arriver à les dissocier convenablement, à les isoler les unes des autres, et à les bien distinguer de la gangue fibroïde ou fibro-granuleuse qui les retient. S'il s'agit, au contraire, d'une portion pulpeuse ou entièrement ramollie, la dilacération est facile : elle s'effectue presque d'elle-même dans le liquide de la préparation, où l'on voit nager isolément tous les éléments épars. Qu'elles soient adhérentes les unes aux autres ou naturellement dissociées, les plaques médullaires, par leur quantité, peuvent être évaluées, suivant les cas, à la moitié, aux deux tiers, aux trois quarts, et même quelquefois au delà des neuf dixièmes de la masse totale ; leur nombre est quelquefois si abondant, dans certaines parties de la préparation, qu'elles forment, à la manière des épithéliums, une sorte de mosaïque pavimenteuse ; tantôt leurs bords contigus adhèrent immédiatement et assez légèrement les uns aux autres, tantôt ils laissent entre eux de petits interstices presque linéaires, ou bien des espaces d'une certaine étendue remplis par les éléments accessoires, qui servent alors d'intermédiaires et de moyens d'union (voir pl. II, fig. 2, 3, 4, 5).

Les éléments fibreux ne se rencontrent guère que dans les portions de tissu qui offrent une certaine fermeté ; ils se présentent avec leurs apparences ordinaires. Cependant ils sont quelquefois masqués ou déformés par leur adhérence avec de la matière amorphe granuleuse ; du reste, ils sont presque toujours mélangés à des éléments fibro-plastiques, dont ils paraissent être le dernier degré d'évolution.

Les éléments fibro-plastiques se montrent le plus souvent sous l'aspect de cellules fusiformes. Dans bien des endroits, ces cellules sont tellement allongées et effilées, que l'on assiste en quelque sorte à leur transformation en éléments fibreux ; elles renferment aussi quelquefois, tout comme les myéloplaxes, une certaine quantité de granulations graisseuses.

Les éléments fibro-plastiques concourent habituellement à former avec les éléments fibreux et les autres éléments accessoires une sorte de feutrage ou de tissu conjonctif destiné a réunir en un seul tout les éléments fondamentaux ; une certaine abondance de cette trame organique caractérise ce que nous avons appelé la *variété fibroïde* des tumeurs à myéloplaxes. Il y a par contre d'autres tumeurs, et ce sont généralement les plus ramollies, où l'on ne rencontre presque aucune trace d'éléments fibreux ou fibro-plastiques.

La matière amorphe, ordinairement parsemée de nombreuses granulations moléculaires, concourt à l'adhérence des divers éléments ; lorsqu'elle est très-abondante, elle les enveloppe, les empâte, pour ainsi dire, de manière à les masquer, à effacer la netteté de leurs caractères, et à les rendre difficiles à distinguer.

Les noyaux isolés sont ordinairement ovoïdes, et paraissent pour la plupart provenir de la déchirure ou de la désagrégation d'un certain nombre de plaques médullaires (voir pl. II, fig. 5) ; d'autres offrent les caractères des noyaux embryo-plastiques.

Quelques noyaux sphériques, offrant les caractères des noyaux de médullocelles, et aussi de véritables médullocelles de la variété cellule, se montrent disséminés çà et là dans la préparation, mais dans une proportion généralement très-minime, à tel point qu'il faut quelquefois les chercher fort longtemps avant de les rencontrer.

De petits fragments osseux apparaissent assez souvent, sous le microscope, au milieu des autres éléments de la préparation ; on

les voit adhérer à un certain nombre de myéloplaxes et à quelques
éléments fibroïdes ; ils trahissent par leur présence le mode d'origine
de la tumeur.

Les vaisseaux capillaires et les globules sanguins se rencontrent
ici en certaine quantité, comme dans tous les tissus doués de vascularité. Leur abondance, suivant les cas, peut être très-variable ; mais
il est à remarquer qu'elle n'est pas aussi considérable qu'aurait pu
le faire croire la teinte rutilante du tissu morbide, dont il faut certainement chercher la cause ailleurs. M. Ch. Robin, qui a eu plusieurs fois l'occasion d'examiner comparativement, sous le rapport
de la vascularité, des fragments rouge-brun de tissu myéloplaxique
et des fragments blanchâtres ou légèrement rosés de tissu dit encéphaloïde, n'a pas trouvé de différence bien sensible, et, s'il y en
avait une, elle était plutôt en faveur du dernier. Il s'ensuit donc que
le tissu myéloplaxique, quoiqu'il soit presque toujours imprégné
d'une proportion de sang capable de faire appréhender à l'opérateur de graves hémorrhagies, ne mérite cependant pas, à proprement parler, la qualification de tissu érectile, qu'on lui a trop souvent accordée.

Les granulations graisseuses sont assez fréquemment disséminées,
mais en petit nombre, au sein de la préparation, sans mériter qu'on
y attache d'importance ; dans certains cas, au contraire, le tissu
myéloplaxique paraît avoir subi une sorte d'infiltration graisseuse :
un nombre très-considérable de ces granulations jaunâtres, arrondies et brillantes, se montrent soit éparpillées dans l'intervalle des
éléments anatomiques, soit incluses dans l'épaisseur même des plaques à noyaux multiples et des éléments fusiformes, dont elles diminuent sensiblement la transparence ; leur largeur habituelle est
de $0^{mm},002$, mais elle peut varier de $0^{mm},001$ à $0^{mm},004$, et même
au delà. Les myéloplaxes en sont quelquefois tellement remplies,
que leurs noyaux se trouvent masqués en totalité ou en partie (voir
pl. III, fig. 3). Cette abondante répartition des granulations graisseuses caractérise ce que nous avons appelé la *variété graisseuse* des

tumeurs à myéloplaxes (voir obs. 35, 36, 42 et 43). Elle dénature la couleur habituelle de leur tissu, en le rendant blond fauve, jaunâtre ou tout à fait blanchâtre; cependant, même dans ces circonstances, il est rare que la coloration spéciale ne se trahisse pas, en quelques points, sous forme de taches ou mouchetures d'apparence sanguine.

La matière colorante du sang, séparée des globules, se voit surtout dans le voisinage des points où ont eu lieu des épanchements sanguins; elle occupe assez souvent, soit seule, soit mêlée aux granulations graisseuses, l'intérieur des myéloplaxes (pl. III, fig. 3); elle se présente sous forme de granulations ou de globules d'hématosine de couleur écarlate, ou bien encore sous forme de cristaux d'hématoïdine d'un jaune roussâtre.

§ 3. — *Rapports entre les caractères extérieurs du tissu myéloplaxique et sa structure intime.*

La consistance et la coloration vont nous occuper successivement.

Il est un fait bien établi, c'est que la résistance, la fermeté, la ténacité, le degré de cohésion, en un mot, du tissu morbide, quand on le considère à l'état cru, est presque constamment en rapport avec l'existence d'une charpente fibroïde ou fibro-granuleuse d'une certaine importance; et lorsqu'il en est autrement, il est fort probable que la désagrégation n'aurait pas tardé longtemps à se manifester. D'un autre côté, on ne saurait s'empêcher non plus de reconnaître que ce sont précisément les tumeurs à myéloplaxes les plus promptement et les plus complétement ramollies qui semblent représenter les types les mieux accusés de ces sortes de tumeurs: on voit, en effet, presque toujours les plaques multinucléées y pulluler avec une abondance extrême, tandis qu'au contraire les éléments fibreux et fibro-plastiques se font remarquer par leur rareté, leur dissémination excessive. Le peu d'abondance des éléments fibroïdes doit donc décidément être rangé au nombre des conditions qui prédisposent au ramollissement ; et cela se comprend aisément lorsque l'on attribue à ceux-ci pour rôle principal de relier entre eux et d'envelopper comme dans une sorte de gangue les éléments fondamentaux du tissu morbide : moins les éléments fibroïdes seront multipliés, plus la désagrégation des éléments nucléaires sera prompte et facile. Nous ne serions pas éloigné de croire qu'à l'inverse des éléments fibroïdes, de nombreuses granulations graisseuses pussent par leur présence favoriser singulièrement aussi cette désagrégation.

Quelle est la cause occasionnelle du ramollissement ? Peut-être, dans quelques circonstances, des pressions répétées, des violences physiques, ont-elles pu y avoir une certaine part ; peut-être pourrait-on invoquer aussi quelquefois l'impulsion naturelle et réitérée du sang dans un riche réseau vasculaire. Mais il faut reconnaître cependant que la cause la plus puissante et la plus ordinaire réside dans des phénomènes intimes de nutrition qui nous échappent entièrement, et en vertu desquels s'opère *spontanément* la dissociation des éléments anatomiques.

L'état de ramollissement de la substance myéloplaxique est-il toujours consécutif à l'état de crudité, ou bien peut-il se manifester d'emblée dès le début du mal ? Nous ne saurions décider absolument cette question ; nous pouvons dire cependant que la constatation d'un ramollissement très-complet dans des tumeurs récentes et de petit volume (obs. 6), et surtout dans des aréoles osseuses encore peu dilatées, représentant en quelque sorte autant de petites tumeurs à l'état naissant (obs. 15), nous fait incliner préférablement vers la seconde manière de voir. Ainsi donc nous pensons que l'hypergénèse des myéloplaxes, dans les cas assez rares où elle s'effectue indépendamment de toute trame fibroïde ou fibro-granuleuse, peut constituer, dès le début, dans les interstices du tissu osseux, un dépôt de matière boueuse et semi-liquide, au lieu de représenter un véritable tissu, absolument de la même façon que les cellules épithéliales, en s'accumulant dans la cavité des kystes sébacés, peuvent s'y présenter sous l'aspect d'une matière molle, grumeleuse, sans la moindre cohésion.

Nous avons vu que la coloration jaune fauve, jaunâtre, crémeuse, blanchâtre ou grisâtre qui, par elle-même, n'a rien de spécial, et qui se montre dans le tissu de certaines variétés de tumeurs à myéloplaxes, dépend, dans l'immense majorité des cas, de l'annexion aux éléments myéloplaxiques d'une forte proportion d'éléments graisseux ou fibroïdes; nous n'y insisterons pas davantage.

Quant à la coloration spéciale et si intéressante du tissu myéloplaxique de la variété type, à quoi faut-il l'attribuer? Il est certain que dans les cas de ramollissement complet, la présence du sang en nature, sorti par les orifices béants des vaisseaux déchirés, et intimement mélangé aux détritus de la tumeur, pourrait, jusqu'à un certain point, expliquer le phénomène. Mais lorsque le tissu est à l'état de crudité, sans trace d'épanchement ou d'infiltration sanguine (obs. 1, par exemple), il faut bien chercher une explication différente. D'ailleurs, la vascularité ordinairement médiocre de ce tissu, envisagé soit dans sa texture intime, soit dans ses connexions avec les parties voisines, la quantité relativement peu considérable des globules sanguins appréciables sous le champ du microscope, et, d'autre part, la persistance de la coloration après que le tissu a été séparé de toutes ses connexions vasculaires (contrairement à ce qui se passe pour les tumeurs érectiles, les tumeurs hémorrhoïdales, et autres tumeurs ou tissus qui doivent manifestement leur coloration au sang qui les pénètre), tout cela nous empêche d'attribuer exclusivement à l'abondance des vaisseaux ou à une infiltration sanguine interstitielle la coloration dont il est ici question.

La dissémination, dans le parenchyme de la tumeur, de globules d'hématosine, ou de cristaux d'hématoïdine, formés eux-mêmes aux dépens de la matière colorante du sang, est une explication qui ne serait pas plus acceptable, puisque nous avons vu que ces dépôts sont peu abondants, ne se rencontrent qu'accidentellement dans la substance myéloplaxique et existent alors seulement dans quelques points isolés.

Si, d'un autre côté, l'on prend soin de se rappeler : 1° que la substance myéloplaxique est, en général, d'autant plus fortement colorée qu'elle renferme une plus grande quantité de plaques médullaires ; 2° que la teinte rougeâtre de la moelle fœtale, qu'on pourrait en partie attribuer à la richesse vasculaire, coïncide en même temps aussi avec une plus grande abondance des éléments myéloplaxiques à cet âge ; 3° que ces éléments, pris dans une tumeur et examinés à un faible grossissement, présentent très-souvent une nuance roussâtre légère mais bien appréciable ; on sera fort disposé, je crois, à attribuer la teinte générale du tissu morbide à une *coloration propre* des myéloplaxes, coloration propre qu'on pourrait très-raisonnablement comparer à celle qui appartient spécialement aux fibres normales du tissu musculaire. — Il est vrai que les nuances de coloration sont assez variables dans les divers cas que nous présente la nature ; que certaines tumeurs myéloplaxiques se distinguent par une teinte rougeâtre assez pâle, plutôt que brunâtre, bien qu'elles renferment une proportion de myéloplaxes aussi considérable que d'autres tumeurs beaucoup plus colorées. Mais ne peut-on pas expliquer ces différences par des dispositions individuelles ? N'est-il pas rationnel d'admettre que chez certains individus donnés, de constitution molle ou chétive, je suppose, les myéloplaxes puissent présenter accidentellement une coloration faible ou presque nulle, de la même façon que l'on voit tous les jours la fibre musculaire des individus lymphatiques, émaciés ou cachectiques, contraster, par sa pâleur, avec la fibre fortement colorée d'un athlète ou même de la plupart des adultes ?

En admettant, comme nous sommes disposé à le faire, que les myéloplaxes sont ordinairement pénétrées, du moins à l'état pathologique, d'une matière colorante propre et caractéristique du tissu qu'elles composent, il y aurait encore à se demander quelle est sa nature. Est-elle identique à la matière colorante des muscles, dont elle rappelle si bien la nuance ? ou bien encore à l'hématosine des globules du sang ? A-t-elle son origine dans une déviation, un déplacement de ce principe colorant, qui aurait abandonné les globules sanguins pour venir se fixer sur les éléments anatomiques de la substance myéloplaxique ? Cette dernière supposition nous parait la plus vraisemblable, et c'est à elle que nous nous rattachons jusqu'à nouvel ordre, en nous appuyant sur les considérations suivantes : 1° Nous avons constaté plusieurs fois, en soumettant le tissu myéloplaxique à une certaine pression pour en faire sourdre du liquide, qu'il est imbibé par de la sérosité sanguinolente plutôt que par du sang pur ; on sait aussi que ce liquide presque entièrement séreux remplit la plupart des cavités dont se creuse bien souvent le tissu morbide : on ne saurait donc nier que le sang qui circule dans le tissu myéloplaxique n'ait une certaine tendance à se dépouiller d'une partie de sa matière colorante ; 2° le fait même de la séparation du principe colorant du sang, sous forme de globules d'hématosine d'un rouge éclatant, est parfaitement indubitable, puisque, comme nous l'avons vu, de pareils dépôts ont été plus d'une fois observés au microscope, dans les tumeurs à myéloplaxes en particulier ; 3° la déposition de ces globules d'hématosine dans la substance même de certaines plaques médullaires, sous forme de petits amas circonscrits, est encore un phénomène hors de contestation, et il faut avouer que de là à la répartition de l'hématosine d'une manière diffuse et uniforme dans toutes les plaques médullaires et dans toute l'étendue de chacune d'elle, il n'y a réellement qu'un pas à franchir.

ARTICLE II.

Anatomie et physiologie pathologiques des tumeurs à myéloplaxes.

Maintenant que les caractères histologiques du tissu myéloplaxique nous sont bien connus, il nous reste à passer en revue, dans autant de paragraphes distincts, ce qui se rapporte au siége, au nombre, à la forme, au volume, à la configuration ou conformation intérieure des tumeurs qui en sont composées; nous étudierons également leur évolution ou mode de développement, l'état des parties qui les environnent, et enfin les différentes formes ou variétés anatomiques sous lesquelles ces tumeurs peuvent se présenter dans la pratique chirurgicale.

§ 1er. — *Siége.*

Les tumeurs à myéloplaxes appartiennent spécialement, pour ne pas dire exclusivement, au système osseux; pour notre part, nous ne les avons jamais rencontrées ailleurs. S'il est juste de faire remarquer qu'on a pu observer des plaques à noyaux multiples dans des tumeurs qui n'avaient aucune connexion avec le tissu osseux, ainsi que M. Ch. Robin l'a plusieurs fois reconnu par lui-même, il est important aussi d'ajouter que les cas de cette nature sont rares, et de plus, que ces éléments anatomiques se rencontrent alors en assez faible proportion dans le tissu morbide pour ne jouer presque aucun rôle dans la détermination de sa nature (1).

---

(1) Au moment de mettre sous presse, nous avons appris par la voix de la renommée, qu'une tumeur myéloplaxique *de la mamelle* venait d'être présentée à la Société anatomique par M. Lancereau, interne des hôpitaux (séance du 9 décembre 1859). Un pareil fait étant de nature à nous intéresser par sa singularité, nous nous sommes immédiatement adressé à M. Ch. Robin, à qui on avait eu soin de présenter un fragment de la tumeur, et les résultats de son examen nous ont démontré qu'il ne s'agissait point là d'une tumeur à myéloplaxes, mais bien d'une tumeur essentiellement *fibroïde*. Elle était, en effet, principalement composée par des éléments fibreux, lesquels étaient unis, comme il arrive presque toujours, à quelques éléments fibro-plastiques; elle renfermait, de plus, une certaine quantité de plaques à noyaux multiples, qui offraient des bords irréguliers et branchus, et se montraient, pour le reste, tout à fait semblables à celles du tissu

Tous les os du squelette peuvent être le point de départ des tumeurs qui nous occupent, et c'est principalement dans leur portion spongieuse qu'on les voit prendre naissance. — Elles affectent pour les os maxillaires une préférence marquée ; c'est là, en effet, qu'on les a vues se développer dans la plupart des cas. Pour préciser davantage, il faut dire qu'en cette région leur point de départ le plus habituel paraît être au voisinage des dents ; c'est-à-dire à la surface ou dans l'épaisseur de cette série de festons osseux à structure

----

médullaire ; ces derniers éléments composaient par leur ensemble environ le quart ou le cinquième de la masse totale : ils étaient donc encore fort loin de prédominer, et ne pouvaient, par conséquent, donner leur nom à la tumeur dont ils faisaient partie. Quoi qu'il en soit, ce développement hétérotopique des myéloplaxes, cette génération morbide d'éléments anatomiques de la moelle se produisant dans une région où l'on n'en rencontre pas normalement, mérite d'autant plus de fixer notre attention que M. Robin ne l'avait encore observé que deux fois dans la mamelle. Du reste, ce phénomène n'est pas sans analogue en histologie pathologique : on sait très-bien, par exemple, que le tissu cartilagineux se manifeste dans certaines productions pathologiques de la parotide, du sein, de l'épididyme, etc.; on sait, depuis les recherches de M. Robin sur le tissu hétéradénique, que les culs-de-sac glandulaires peuvent se développer pathologiquement dans les muscles, dans les ganglions lymphatiques et dans d'autres organes qui, à l'état sain, n'en renferment pas la moindre trace ; ce sont là, aujourd'hui, des faits incontables ; et certainement, *a priori*, il n'était guère possible de les prévoir. Revenons donc à notre sujet, et reconnaissons que la production hétérotopique des myéloplaxes est aussi un fait réel et incontestable en anatomie pathologique, mais qu'une pareille déviation de siége paraît être beaucoup plus rare pour ces éléments que pour les précédents ; en outre, et nous insistons particulièrement sur ce point, M. Robin, qui a plusieurs fois eu l'occasion de rencontrer des plaques multinucléées dans des tumeurs étrangères au tissu osseux, principalement dans des tumeurs fibreuses ou cartilagineuses (et aussi dans certaines tumeurs de la cornée), a toujours pu constater, comme nous l'avons déjà fait entendre, qu'elles ne figuraient alors dans le tissu morbide qu'en petite quantité, ou du moins en quantité médiocre, c'est-à-dire à titre d'éléments purement accessoires.

finement spongieuse, qui forment les parois des alvéoles et constituent par leur ensemble les arcades alvéolaires (épulis à myéloplaxes) ; souvent aussi elles débutent au centre même de l'os : dans ce dernier cas, la partie qui leur donne naissance est représentée presque toujours, au maxillaire inférieur, par la gangue osseuse à structure aréolaire qui entoure le canal dentaire dans tout son trajet, et, au maxillaire supérieur, par cette petite masse de tissu spongieux, atteignant à peine les dimensions d'un gros pois, qui existe constamment auprès des racines de la canine et de la deuxième incisive, et qui correspond extérieurement à un point situé au-dessous et en dehors de l'échancrure nasale, sur les limites de la fossette incisive et de la fosse canine, précisément au devant de l'angle antéro-inférieur du sinus maxillaire. Mentionnons aussi les cas très-rares où le tissu accidentel s'est développé sur la paroi interne d'un alvéole, entre elle et la racine dentaire correspondante, ou bien encore entre deux ou trois racines adjacentes, et où il devient tellement adhérent à celles-ci qu'il semble, au premier abord, dépendre du périodonte lui-même : dans de pareils cas, si l'on pratique l'avulsion de la dent, on amène avec elle au dehors la tumeur qui lui est annexée. — Après les mâchoires, viennent, par ordre de fréquence, les extrémités épiphysaires des os longs, et surtout la tête du tibia et les condyles du fémur, où l'on a si longtemps désigné ces tumeurs sous les noms de cancers ou de tumeurs sanguines. — Ailleurs, les tumeurs à myéloplaxes doivent être considérées comme exceptionnelles ; cependant on peut dire qu'elles ne sont pas très-rares dans les os du tarse et du métatarse (obs. 40, 41, etc.) ; qu'on en a observé très-probablement aussi dans les os du crâne, dans les os du tronc, et spécialement dans le sternum, la clavicule, les côtes, les vertèbres, peut-être même dans les os iliaques (obs. 46, 47, etc.). Enfin M. L. Ollier a eu l'occasion, ainsi que nous l'avons déjà dit, de soumettre à l'inspection microscopique une tumeur à myéloplaxes qui avait pris naissance dans l'épaisseur d'une phalange de l'index ; le passage de Béclard que nous avons cité dans notre historique, nous conduit également à penser que cette particularité de siége a dû se présenter plusieurs fois à l'observation. — Il serait intéressant de rechercher si la plus ou moins grande fréquence, suivant telle ou telle région, ne coïnciderait pas jusqu'à un certain point avec la plus ou moins grande abondance des myéloplaxes, à l'état normal, dans ces mêmes régions. C'est là un point qui n'est pas encore parfaitement établi.

Les tumeurs à myéloplaxes, envisagées au point de vue de leur siége, prêtent encore à d'autres considérations intéressantes : outre qu'elles peuvent se développer aux dépens de telle ou telle portion du squelette, elles peuvent encore affecter, par rapport à un os ou à une portion osseuse déterminée, telle ou telle situation, telle ou telle connexion qu'il nous importe de préciser, comme étant susceptible d'influencer la manifestation des symptômes, et de faire varier sensiblement les moyens de traitement et les chances de curabilité. Ainsi, tantôt ces tumeurs sont situées à la périphérie d'un os, dont la surface est à peine érodée, tantôt elles siégent dans l'épaisseur même de sa substance; il est donc indiqué de les distinguer, sous ce rapport, en deux variétés principales : tumeurs myéloplaxiques *péri-osseuses* ou *sous-périostiques*, et tumeurs myéloplaxiques *intra-osseuses*, variétés extrêmes qui, dans la pratique, devront nécessairement comporter quelques intermédiaires.

§ 2. — *Nombre.*

Ordinairement uniques, les tumeurs à myéloplaxes sont quelquefois multiples. Dans ce dernier cas, elles apparaissent tantôt simultanément, tantôt successivement ; il peut arriver qu'on en découvre plusieurs disséminées en différents points du squelette, mais généralement c'est dans le même os ou dans des os très-voisins qu'elles se manifestent. Chez certains individus, par exemple, on a pu observer sur les os maxillaires, et simultanément, la présence de deux ou trois épulis à myéloplaxes (obs. 6, 13); on sait que sur la pièce anatomique d'un de nos malades (obs. 1) il existait dans un seul os (le maxillaire supérieur gauche) quatre ou cinq tumeurs, à différents degrés de développement, mais très-distinctes les unes des autres, quoiqu'il n'y en ait eu qu'une seule qui se soit manifestée extérieurement. Les faits de cette nature devront être pris en considération pour expliquer certaines apparences de récidives, survenues après une extirpation qui aurait semblé aussi complète que possible.

§ 3. — *Forme extérieure.*

A cet égard, il n'y a rien de constant. Quand les tumeurs sont intra-osseuses, elles se rapprochent en général de la forme sphéroïdale ou ovoïde. Il en est de même, lorsqu'étant sous-périostiques, elles ne rencontrent aucun obstacle à leur libre développement ; sinon, elles s'accommodent à la forme, à la disposition des parties environnantes, et en cela ne diffèrent aucunement des autres espèces de tumeurs charnues. Leur surface extérieure, dans certains cas, présente des bosselures; plus souvent elle se montre régulière, lisse et arrondie. Leur base est ordinairement assez large ou même diffuse ; d'autres fois, elle est bien circonscrite, plus ou moins rétrécie ou légèrement étranglée. Nous n'en avons jamais rencontré qui fussent pédiculées, à proprement parler, mais celle de notre observation 7 se rapprochait beaucoup de cette disposition.

§ 4. — *Volume.*

A la surface ou dans l'épaisseur des maxillaires, les tumeurs à myéloplaxes offrent assez souvent le volume d'une noix ou d'un marron, celui d'un œuf de pigeon ou même d'un œuf de poule ; mais, envisagées d'une manière générale dans les diverses régions du corps, on peut dire que leurs dimensions sont extrêmement variables; il est même fort présumable que leur accroissement serait indéfini si on les abandonnait à leur marche naturelle. Les plus grosses qui aient été opérées atteignaient fort souvent et dépassaient quelquefois le volume d'une tête de nouveau-né; c'est généralement dans les extrémités épiphysaires des os longs qu'on en observe de semblables. Les plus petites sont ordinairement de la grosseur d'une noisette ou d'un haricot; ce n'est guère qu'au niveau des bords alvéolaires, et sous forme d'épulis, qu'on a occasion d'en rencontrer d'un volume aussi exigu, et cela tient vraisemblablement à deux causes : d'abord, à la minceur et à la situation très-superficielle de la portion osseuse dont elles dérivent, ce qui leur permet de se manifester extérieurement presque dès leur début, et ensuite, à la saillie qu'elles forment nécessairement dans l'intérieur de la bouche, saillie qui doit éveiller de très-bonne heure l'attention du malade, pour lequel, par conséquent, elles ne peuvent rester longtemps inaperçues.

§ 5. — *Conformation intérieure.*

Nous réunissons dans ce paragraphe tous les caractères anatomo-pathologiques, toutes les variétés ou accidents de structure qui se laissent apprécier à l'œil nu, et qui, à défaut d'un examen plus approfondi, peuvent encore servir de guide dans un certain nombre de cas. Nous conserverons, pour cette description, la distinction éminemment pratique que nous avons établie ci-dessus (§ 1) entre les tumeurs à myéloplaxes simplement appliquées à la surface des os, et celles qui sont enclavées dans leur épaisseur.

A.— *Tumeurs myéloplaxiques péri-osseuses ou sous-périostiques.*— Dans cette variété, la disposition des parties est ordinairement fort simple. Le tissu myéloplaxique, tantôt à l'état de crudité, tantôt plus ou moins ramolli, se présente sous forme de masse aplatie ou globuleuse et d'épaisseur variable; il est déposé à la surface même du tissu osseux, en lui adhérant au moyen de petits filaments grisâtres, fibro-vasculaires, qui se laissent aisément déchirer. Ce tissu

pathologique est recouvert extérieurement par une lamelle cellulo-
fibreuse assez résistante dont l'épaisseur dépasse rarement un demi-
millimètre et qui, par sa périphérie, se continue insensiblement
avec le périoste voisin. Cette membrane fibroïde, qui représente
manifestement le périoste primitif de la portion osseuse malade,
peut être détachée assez facilement du tissu qu'elle recouvre, soit
par dissection, soit par arrachement, soit même par simple écartement à l'aide d'un instrument mousse et délié. En procédant de
cette dernière façon, on reconnaît qu'elle adhère au tissu fondamental de la tumeur, par l'intermédiaire d'un grand nombre de filaments très-courts et très-grêles que l'on met ainsi en évidence, et
qui sont semblables à ceux que nous avons signalés tout à l'heure
entre l'os et la tumeur; ces filaments, par leur aspect et surtout
par leur ténuité, leur fragilité, pourraient être comparés à ceux
que l'on aperçoit entre le derme et l'épiderme, lorsque l'on cherche, sur un fragment de peau, à séparer délicatement ces deux
membranes, après quelques jours de macération. — La surface osseuse sur laquelle repose la tumeur peut être plus ou moins modi-
fiée dans son aspect : elle paraît quelquefois lisse et tout à fait intacte, mais cela est fort rare ; presque toujours, au contraire, on
reconnaît en l'examinant attentivement qu'elle est un peu rugueuse,
chagrinée, légèrement déprimée au-dessous de son niveau normal ;
d'autres fois, comme cela s'observe souvent au niveau des arcades
alvéolaires, on distingue sur une petite surface, ou seulement dans
un point très-circonscrit, tantôt une érosion plus ou moins profonde,
tantôt une crevasse, une sorte de fissure par éclatement, ou bien
une petite excavation anfractueuse qui pénètre avec le tissu morbide
jusqu'à la couche spongieuse de l'os, dispositions qui dénotent alors
une altération un peu plus profonde du tissu osseux.

B. — *Tumeurs myéloplaxiques intra-osseuses.* — Cette forme comprend deux sous-variétés principales : tantôt, en effet, la substance
pathologique comprise dans l'épaisseur du tissu osseux est rassem-

blée, collectionnée, pour ainsi dire, en une seule masse, soit ferme et charnue, soit molle, pulpeuse ou diffluente, qui est interposée aux deux parois opposées de l'os et qui occupe ainsi la cavité d'une boîte ou coque osseuse plus ou moins régulière (voir obs. 1, 12, 18, 19, 20, 30, etc., et pl. I et III); tantôt cette substance se trouve disséminée d'une manière diffuse dans une foule de loges ou anfractuosités osseuses qui représentent les aréoles primitives du tissu spongieux, aréoles plus ou moins agrandies et dénaturées mais encore parfaitement reconnaissables (obs. 15, 33, 34, 44, etc.). On pourrait désigner la première variété sous le nom de forme *intra-osseuse circonscrite*, forme *interstitielle*, ou plutôt forme *enkystée* (1), pour rappeler à l'esprit la paroi osseuse enveloppante; quant à la seconde, nous l'appellerions assez volontiers forme *diffuse*, forme *infiltrée*, ou *aréolaire*.

a. — *Forme intra-osseuse enkystée* (ou plus exactement, *forme à coque osseuse ou à coque ostéo-fibreuse*). Nous étudierons successivement les caractères de l'enveloppe et de son contenu.

---

(1) Nous avons dit ailleurs (p. 256) que les tumeurs à myéloplaxes, pas plus que les tumeurs fibreuses, ne nous paraissaient mériter, dans aucun cas, le nom de *kystes osseux;* nous serons aussi le premier à reconnaître que l'expression de *tumeur enkystée*, qui en dérive, n'est pas non plus très-exacte. Si nous nous décidons à employer cette formule, c'est donc pour nous conformer à l'usage qui a prévalu d'assimiler, en quelque sorte, une coque osseuse à une membrane d'enveloppe; c'est surtout aussi pour attirer l'attention d'une manière spéciale sur cette coque osseuse protectrice, qui peut effectivement devenir la source d'indications pratiques très-utiles, indications quelquefois semblables à celles que fournit la poche membraneuse des kystes proprement dits; c'est encore pour faire ressortir l'analogie frappante qui rapproche les tumeurs à myéloplaxes ainsi disposées et les productions (histologiquement différentes) qu'on a coutume d'appeler tumeurs fibreuses *enkystées* des os; c'est, enfin, parce que nous n'en avons pas trouvé de plus convenable pour exprimer abréviativement la disposition importante dont nous voulons parler.

La coque osseuse est assez souvent complète, surtout lorsque la tumeur a débuté profondément et n'a pas encore acquis un très-grand volume. C'est la présence de cette enveloppe calcaire qui a fait donner autrefois à ces tumeurs, aussi bien qu'à d'autres de nature différente, le nom de *spina ventosa*. Sa paroi extérieure, toujours très-égale, très-régulière, se présente sous l'aspect d'une surface osseuse normale, et se trouve recouverte par un périoste parfaitement sain et adhérent. Sa paroi interne est quelquefois lisse, uniforme et régulière comme l'externe (forme enkystée *régulière* ou *énucléable*) (1). Mais très-souvent aussi elle est inégale et anfractueuse : elle est alors hérissée çà et là de crêtes, d'aspérités, de saillies anguleuses et de formes bizarres, qui pénètrent plus ou moins avant dans le tissu pathologique, et qui, comme autant de cloisons incomplètes, subdivisent grossièrement la périphérie de l'excavation osseuse ; elle affecte, en d'autres points, l'aspect d'un tissu aérolaire un peu plus régulier, mais à mailles ordinairement élargies, et dans lesquelles s'insinuent des prolongements de la substance morbide ; en un mot, cette surface interne peut offrir, en fait d'irrégularité, toutes les dispositions imaginables (forme enkystée *irrégulière, non énucléable*) (voir obs. 17, 48, etc.).—L'épaisseur des parois de la coque osseuse est d'autant moins considérable que la tumeur en est à une période plus éloignée de son début ; ces parois présentent presque toujours, dans quelques points, un certain degré de flexibilité qui les rend élastiques et dépressibles ; parfois elles peuvent même se trouver réduites à une minceur extrême comparable, en quelque sorte, à celle d'une feuille de papier, et alors elles se laissent entamer par le bistouri presque aussi facilement que le périoste qui les recouvre. Dans de pareilles conditions, et surtout lorsque, par dissection, cette doublure périostique a été

---

(1) On peut en voir un type bien caractérisé à la planche I (fig. 6, *d*).

36

supprimée, il arrive souvent que la coloration brunâtre du tissu sous-jacent devient appréciable dans toute sá netteté au travers de la légère pellicule osseuse restée adhérente, et il ne serait pas impossible alors que la présence de celle-ci pût échapper à une observation superficielle. Le tissu osseux, ainsi dilaté, refoulé, ou simplement excavé, a conservé partout sa structure et son aspect normal; seulement, dans les parties très-amincies, il paraît ordinairement un peu plus vasculaire que de coutume, il offre un aspect finement grenu, il est comme criblé d'une foule de petits pertuis appréciables à l'œil nu, qui livrent sans doute passage aux vaisseaux nutritifs de la tumeur, et par lesquels on fait suinter un liquide séro-sanguinolent lorsqu'on vient à comprimer toute la masse. C'est surtout dans les tumeurs interstitielles des maxillaires que nous avons été à même de bien étudier ces particularités minutieuses.

La coque osseuse est incomplète dans bon nombre de tumeurs. Cette disposition résulte le plus souvent d'une distension excessive: on l'observe particulièrement, mais non pas exclusivement, dans les tumeurs volumineuses, et surtout dans celles des extrémités articulaires du tibia et du fémur. Il peut se faire que cette coque présente seulement une ou plusieurs petites perforations dans les endroits qui ont été les plus amincis; dans d'autres cas, c'est une vaste échancrure qui correspond au tiers ou à la moitié de son pourtour; souvent, enfin, sa continuité est interrompue dans une foule de points différents, et elle se trouve alors subdivisée, sur toute sa périphérie, en un certain nombre de fragments écailleux, de lamelles irrégulières et écartées les unes des autres. Dans tous les cas, les diverses solutions de continuité sont comblées par une membrane fibreuse, ordinairement épaisse et résistante, quelquefois cependant amincie et éraillée dans quelques endroits, et qui fait suite au périoste, dont elle paraît n'être qu'une dépendance; cette membrane complète la cavité de réception de la tumeur, dont l'enveloppe est alors *ostéo-fibreuse,* au lieu d'être exclusivement osseuse.

Quand l'altération siége dans une portion articulaire, le cartilage d'encroûtement reste toujours intact, et concourt, pour sa part, à la constitution de l'enveloppe générale.

Passons à l'examen du contenu.

La substance charnue qui occupe l'intérieur de l'excavation osseuse est susceptible de présenter diverses nuances de coloration, suivant la variété à laquelle elle appartient (voir art. I, § 1 et 3). Nous avons vu qu'en général le tissu myéloplaxique se distingue par sa couleur rouge-brun, lorsqu'il est parfaitement pur : ce seul caractère suffit pour donner à la variété type de ces tumeurs une physionomie toute particulière, et, certes, il n'est pas surprenant qu'il ait pu faire naître dans l'esprit des observateurs qui en ont été frappés, l'idée invincible d'une production pathologique essentiellement vasculaire, essentiellement sanguine (voir p. 208 et suiv.). Très-souvent cette coloration spéciale du tissu myéloplaxique est uniforme dans toute l'étendue de la masse morbide (pl. I, fig. 4); cependant il n'est pas rare d'observer sur la coupe des tumeurs à myéloplaxes les plus franches de petites masses circonscrites, sous forme de taches, de mouchetures, de plaques, de traînées ou de marbrures irrégulières, qui offrent une coloration blanchâtre, crémeuse, grisâtre, jaunâtre, quelquefois même d'un jaune très-pur, et qui, par leur nuance claire, tranchent d'une manière très-remarquable sur le fond brunâtre général (voir pl. III, fig. 1); d'autres fois les différences sont moins brusques, moins accentuées, il n'y a, en quelque sorte, qu'une atténuation par place de la teinte rougeâtre fondamentale (pl. II, fig. 1). Il faut être averti que ces diverses apparences sont dues presque toujours à une accumulation partielle d'éléments fibreux, fibro-plastiques, fibro-cartilagineux, graisseux, ou bien à des amas de médullocelles, de matière amorphe ou de granulations moléculaires; il y a même des tumeurs dans lesquelles se rencontrent des ilots de substance cartilagineuse parfaitement reconnaissable à l'œil nu. A la rigueur, on pourrait regarder comme des tumeurs complexes les productions pathologiques ainsi constituées; mais, en général, ces dépôts hétérogènes n'ont qu'une importance fort médiocre quand ils sont ainsi enclavés, en petite quantité, au sein de la substance fondamentale, et ils ne méritent alors d'être considérés par le clinicien que comme des complications accessoires, secondaires, et la plupart du temps incapables de dénaturer le vrai caractère de la tumeur. La présence des éléments fibro-plastiques eux-mêmes peut être négligée sans inconvénient lorsqu'ils sont peu abondants; dans le cas contraire, il n'en serait plus de même, et ces éléments caractériseraient une variété mixte; mais, quoiqu'il devînt prudent alors de les tenir pour suspects, il serait encore possible, quelquefois, d'en rapporter la véritable origine moins à une perversion diathésique du mouvement nutritif, qu'à une cause locale et accidentelle, à un travail inflammatoire, je suppose, soit aigu, soit chronique, soit spontané, soit traumatique, dû lui-même à des violences physiques ou à des manœuvres opératoires antérieures : et l'on comprend aisément que, dans la pratique, toutes ces considérations, pesées et discutées, doivent être de la plus haute importance pour formuler un jugement. — Très-souvent on découvre, au sein même du tissu de la tumeur, des vestiges évidents de la trame osseuse qu'elle a primitivement envahie: tantôt ce sont des masses encore assez volumineuses de tissu spongieux à peu près sain ou tant soit peu raréfié, qui sont restées englobées dans la substance morbide, et lui adhèrent sous forme de noyaux durs, anguleux et d'un jaune rougeâtre plus ou moins foncé; tantôt ce sont de petits fragments disséminés, des écailles, des lamelles amincies et irrégulières, des aiguilles ou stalactites osseuses de dimensions et de formes variées, qui, pour la plupart, ont perdu aussi toute connexion avec le reste du tissu osseux, mais dont quelques-unes cependant se montrent encore en continuité de substance avec les parois de la coque extérieure; tantôt, enfin, c'est une sorte de gangue ou réseau osseux excessivement délicat, qui se trouve incorporé, pour ainsi dire, à la substance charnue, et qui échapperait certainement à l'observateur s'il n'y apportait la plus scrupuleuse attention; nous en avons déjà parlé en traitant des caractères extérieurs du tissu myéloplaxique (art. I, § 1). Partout où la substance morbide est en contact avec le tissu osseux, elle lui adhère de la manière que nous avons indiquée plus haut, en décrivant la variété sous-périostique; et lorsque la face interne de la coque osseuse est lisse et régulière, on peut assez facilement, en rompant ces adhérences, pratiquer l'énucléation complète de la tumeur.

Quelles que soient les dispositions générales, le mode de répartition, les connexions intrinsèques du tissu fondamental d'une tumeur à myéloplaxes, quelles que soient les diversités d'aspect et de structure intime sous lesquelles il se présente, sa consistance peut être très-variée : il y a des tumeurs volumineuses qui conservent encore dans toute leur étendue une certaine fermeté, et d'autres d'un très-petit volume qui sont entièrement ramollies; mais en général c'est le contraire que l'on observe. Dans une même tumeur, on constate parfois que certaines parties sont restées à l'état de crudité, tandis que les parties voisines sont passées à l'état pulpeux, et que d'autres sont presque liquéfiées ou, du moins, réduites en une bouillie plus ou moins sanieuse et grumeleuse. Les portions les plus consistantes occupent généralement la périphérie et adhèrent aux parois osseuses; les points ramollis avoisinent plutôt la partie centrale.

Il est assez fréquent de rencontrer au sein des tumeurs à myéloplaxes, et surtout dans celles qui sont intra-osseuses, des *cavités* diversement configurées. Dans certains cas, ce ne sont que des crevasses, des fissures, de petites cavernes irrégulières creusées au milieu d'un tissu en voie de ramollissement, ou bien ce sont de vastes excavations à parois anfractueuses, molles et déchiquetées, et renfermant, ainsi que les précédentes, du sang liquide ou coagulé, lequel est mélangé presque toujours aux débris ramollis et désagrégés du parenchyme de la tumeur (prétendus anévrysmes des os). Dans d'autres cas, la tumeur renferme une ou plusieurs cavités à surface lisse et régulière, qui ne sont pas précisément des kystes, mais qu'on pourrait appeler assez exactement *cavités kystiques* (pl. i, fig. 4 et 5); les plus petites sont rarement au-dessous du volume d'un pois ou d'un grain de chènevis; mais il est assez ordinaire d'en observer qui atteignent les dimensions d'une noisette, d'une noix, d'un œuf de pigeon; leur surface interne, parfaitement polie, à la manière d'une surface séreuse, fait quelquefois partie intégrante de la substance de la tumeur, c'est-à-dire qu'il est impossible de découvrir l'existence d'une paroi distincte : il semble alors que la cavité soit creusée dans le tissu morbide à la manière des yeux du fromage; d'autres fois on constate, au contraire, sur la coupe du tissu la présence d'une paroi blanchâtre ou grisâtre, sorte de fausse membrane de consistance coriace, pouvant avoir de 1 à 2 millimètres d'épaisseur, et qui se distingue du parenchyme fondamental par sa coloration différente et aussi par sa texture fibroïde ou fibro-granuleuse, mais qui, à l'inverse de la paroi des kystes proprement dits, ne se laisse presque jamais détacher de la substance sous-jacente avec laquelle elle paraît intimement confondue. Ces cavités kystiques à surface polie et régulière, et à parois plus ou moins distinctes mais bien rarement séparables, renferment quelquefois du sang pur ou des caillots sanguins, mais beaucoup plus souvent de la sérosité roussâtre ou légèrement sanguinolente : ce sont les cas de cette nature qui en imposent pour de véritables kystes des os (spécialement dans les maxillaires), lorsqu'on se laisse guider trop aveuglément par les résultats de la ponction exploratrice.

Lorsqu'une tumeur à myéloplaxes est enclavée dans l'épaisseur d'une extrémité épiphysaire, le tissu pathologique qu'elle renferme peut s'arrêter à l'entrée du canal médullaire, ou bien se prolonger à une certaine distance dans son intérieur; dans l'un comme dans l'autre cas, il existe presque toujours, à sa limite extrême, une ligne de démarcation bien tranchée qui le distingue du tissu médullaire voisin; quant à ce dernier, il n'est pas rare de le trouver un peu plus rouge qu'à l'état normal, ou même déjà visiblement altéré, et cela principalement dans la portion qui confine à la tumeur.

Considérée dans la région des maxillaires, l'étude anatomo-pathologique des tumeurs à myéloplaxes, et surtout de celles de la forme enkystée, nous a offert une particularité digne d'intérêt qu'il importe de mentionner ici. On voit quelquefois émaner de l'un des points du tissu morbide un ou plusieurs petits prolongements de sa substance qui, dépassant les limites naturelles de l'excavation osseuse, s'insinuent insidieusement entre les racines dentaires : chacun de ces prolongements cunéiformes occupe alors l'épaisseur même de la cloison osseuse qui sépare deux racines voisines, et cela, sans faire à l'extérieur aucune saillie appréciable. Il faut être bien prévenu de la possibilité de cette disposition, qui est peut-être plus fréquente qu'on ne serait disposé à le croire, et qui peut cacher le germe d'une reproduction imminente. Ces appendices représentent-ils la racine du mal, le point d'origine de la tumeur, ou n'en sont-ils, au contraire, qu'une expansion consécutive? Il serait difficile de répondre à cette question. Tout ce qu'on peut dire, c'est que leur présence ne paraît pas être incompatible avec un développement encore très-exigu de la tumeur (voir obs. 1).

b. — *Forme intra-osseuse infiltrée*, ou *aréolaire*. Lorsque l'on examine une tumeur appartenant à cette forme, on constate que la portion osseuse malade a augmenté de volume, et qu'elle se présente extérieurement à peu près sous le même aspect que les tumeurs de la forme enkystée ; mais si l'on vient à pratiquer une coupe pour étudier les détails de sa configuration intérieure, on ne reconnaît plus distinctement cette coque osseuse caractéristique qui établissait tout à l'heure dans la tumeur, entre la portion centrale et la portion périphérique, entre le tissu morbide et son enveloppe, entre le contenant et le contenu, une ligne de démarcation si tranchée. Ici, au lieu d'être largement et profondément excavé, le tissu osseux semble, au contraire, n'avoir subi dans sa partie altérée aucune perte de substance bien évidente ; il a conservé encore cet aspect régulièrement aréolaire qui caractérise le tissu spongieux normal ; seulement, les mailles de ce tissu (qu'elles aient été l'objet d'un travail de résorption interstitielle ou d'une simple dilatation mécanique) sont manifestement agrandies, et par cela même moins nombreuses ; en d'autres termes, il y a raréfaction de la substance osseuse ; de plus, les cellules osseuses, au lieu de renfermer le suc médullaire normal, contiennent de la substance myéloplaxique plus ou moins rouge, plus ou moins cohérente ; cette substance, quand elle est à l'état de crudité, remplit exactement, sans laisser aucun vide, toutes les cavités aréolaires, et se montre alors uniformément répartie dans toute l'étendue de la tumeur (c'est la forme *infiltrée* proprement dite) : une pareille disposition rappelle assez bien cette variété de tumeur fibreuse des os, dans laquelle on remarque entre les deux substances fibreuse et osseuse une espèce de pénétration réciproque. L'aspect aréolaire devient plus évident quand la substance myéloplaxique contenue dans les mailles osseuses, au lieu d'être ferme et charnue, est molle, pulpeuse, semi-liquide, comparable à la lie de vin ou à la boue splénique (obs. 15) : il peut se faire, en effet, qu'un certain nombre d'aréoles, évacuées ou non pendant la section de la tumeur, ne soient plus complétement remplies par cette matière au moment où on les examine ; il peut se faire même que quelques-unes en soient réduites à l'état de vacuoles ou de cavités presque vides, occupées seulement par du sang ou de la sérosité sanguinolente et à peine tapissées par une légère couche brunâtre pultacée, indice de leur contenu primitif (obs. 22, 34, etc.). Cet état de vacuité d'un certain nombre de cellules, combiné à l'aspect réticulaire de leurs parois, sur lesquelles se dessinent des brides ou faisceaux charnus entre-croisés eux-mêmes avec des colonnes osseuses et ostéo-fibreuses, tout cela donne assez fréquemment, à certaines parties de la tumeur, l'aspect particulier qui caractérise la face interne des ventricules du cœur (c'est la forme *aréolaire* proprement dite). Lorsque les cellules osseuses, à demi ou aux trois quarts dépourvues de leur contenu solide, et occupées seulement par du sang ou de la sérosité sanguinolente, se montrent démesurément agrandies, lorsque la substance osseuse a subi, en certains endroits, de notables solutions de continuité, qu'elle offre de larges échancrures, et qu'il existe çà et là de véritables excavations, alors la disposition anfractueuse se manifeste à son plus haut degré, et l'on conçoit très-bien qu'elle ait pu faire penser, dans quelques circonstances, à l'existence d'un kyste osseux multiloculaire, ou même (quand les cavités sont très-vastes et remplies de sang pur) à une altération anévrysmale de l'os. Enfin nous devons dire, en terminant, que dans certains cas, on distingue, sur les parois des cavités osseuses dont est criblé l'intérieur de la tumeur, la présence d'une membrane mince, d'une pellicule d'apparence fibreuse qui, sert d'intermédiaire entre la substance myéloplaxique et les parois osseuses qu'elle tapisse ; mais c'est là une disposition que nous croyons exceptionnelle, attendu que dans la plupart des cas, on trouve le produit pathologique en contact immédiat avec la substance osseuse.

§ 6. — *Mode d'évolution.*

Il n'est pas sans intérêt de chercher à pénétrer et à préciser, à la faveur des faits acquis, la série des phases ou des transformations que peuvent subir les tumeurs à myéloplaxes depuis leur période initiale jusqu'à leur complet développement, et avant qu'elles n'arrivent à constituer les diverses formes anatomo-pathologiques précédemment décrites. L'étude du développement de ces tumeurs devra porter à la fois sur les modifications que subit le tissu myéloplaxique lui-même, et sur celles qui se produisent dans le tissu osseux où il a pris naissance. — Ce que nous allons exposer ne s'appliquera rigoureusement qu'aux tumeurs à myéloplaxes qui appartiennent à la variété type, dont nous nous sommes particulièrement occupé, c'est-à-dire à celles dont le tissu est constitué exclusivement, ou à peu près exclusivement, par des plaques à noyaux multiples. Il est probable, cependant, que les choses se passent d'une manière analogue dans les cas où le tissu myéloplaxique, plus ou moins modifié dans son aspect extérieur par l'adjonction d'une proportion importante d'éléments graisseux, fibreux ou même fibroplastiques, a perdu quelques-uns de ses caractères les plus saillants; mais les observations recueillies jusqu'ici ne nous donnent, sur ce dernier point, qu'une expérience trop insuffisante pour nous permettre de rien affirmer.

A. — Lorsque la tumeur revêt la forme sous-périostique, il est clair qu'elle a dû débuter à la surface ou dans les couches les plus superficielles de l'os; mais il y a deux manières d'expliquer alors le mécanisme de son évolution. Si la lamelle de tissu compacte sur laquelle elle est implantée n'est perforée en aucun point, il y a tout lieu de supposer que la multiplication des éléments myéloplaxiques a eu son point de départ dans ceux des canalicules osseux, ou canalicules de Havers, qui s'abouchent à la surface même de l'os; canalicules dans lesquels on sait qu'à l'état normal ces éléments anatomiques se rencontrent constamment. Dans le cas contraire, on ne saurait méconnaître que le siége primitif de l'altération correspond au point même de la perforation ou excavation osseuse, si petite qu'elle soit: on constate presque toujours alors que la tumeur a pris son origine dans les aréoles spongieuses qui se rapprochent le plus de la surface, et que, n'ayant eu à rompre qu'une pellicule osseuse extrêmement mince, elle s'est épanouie presque immédiatement à l'extérieur. Dans l'un comme dans l'autre cas, la petite tumeur soulève presque aussitôt le périoste, s'étale plus ou moins à la surface du tissu osseux, en l'érodant quelquefois légèrement par compression, et enfin arrive de bonne heure à former une saillie très-appréciable; plus tard, le tissu qui la compose peut se ramollir; il peut même se creuser d'excavations, de cavités kystiques; mais ce dernier genre de modification nous paraît être moins fréquent ici que dans les formes intra-osseuses dont nous allons parler à l'instant.

B. — Lorsque la tumeur, au lieu d'être périphérique, prend naissance dans l'épaisseur même de l'os et à une certaine profondeur (forme intra-osseuse), les phénomènes de son développement peuvent se manifester de deux manières principales, et les différences sont surtout appréciables à une période voisine du début. Tantôt le vice de nutrition qui détermine l'hypergénèse des éléments myéloplaxiques concentre toute son influence sur un point très-limité du tissu osseux, comme serait, par exemple, une des aréoles du tissu spongieux ; tantôt, au contraire, il provoque un travail de même nature dans toutes ou presque toutes les cellules osseuses qui entrent dans la constitution d'un os ou d'une extrémité osseuse déterminée. En d'autres termes, l'altération débute dans un point très-circonscrit, ou bien d'une manière diffuse.

a. — Dans le premier cas (forme enkystée primitive), le tissu myéloplaxique, lorsqu'on parvient à le découvrir à la période de début, comme cela nous est arrivé dans un maxillaire supérieur, apparaît sous la forme d'une petite masse charnue, de 1 à 2 millim. de diam., rougeâtre ou gris rougeâtre, quelquefois demi-transparente, ordinairement arrondie ou ovoïde, moulée du reste sur les parois de l'aréole où elle a pris naissance, et lui adhérant légèrement (v. obs. 1). Cette production morbide s'accroît peu à peu en dilatant progressivement les parois de la petite loge osseuse qui la renferme ; lorsque la tumeur est arrivée au volume d'un pois ou à peu près, il est clair que les parois extrêmement amincies de l'aréole ne pourraient plus résister à elles seules à une distension plus considérable ; alors, de deux choses l'une : ou bien, en même temps que cette dilatation s'opère, toutes les cellules spongieuses adjacentes, comprimées par le produit nouveau, tendent à s'aplatir, à s'atrophier, leur cavité disparaît, de telle sorte que leurs parois opposées, arrivant au contact et s'amincissant à leur tour, s'adossent aux parois de la cellule

distendue, et concourent ainsi de proche en proche, et par leur annexion successive, à l'ampliation graduelle de cette cavité osseuse
qui représente le siége primitif du mal ; ou bien les lamelles et cloisons osseuses, continuellement pressées et amincies par le développement incessant du produit morbide, se résorbent, disparaissent
successivement à mesure que celui-ci envahit de nouveaux espaces ;
dans le premier cas, il y aurait simple distension ; et dans le second,
disparition réelle de la substance osseuse. Quoi qu'il en soit, ces
phénomènes de refoulement excentrique ou de résorption progressive s'opèrent généralement avec assez de régularité pour que la
paroi interne de l'enveloppe osseuse conserve dans toute son étendue l'aspect d'une surface égale et uniforme. Quand la tumeur, développée dans ces conditions, est parvenue à un certain volume,
elle ne tarde pas à atteindre la surface de l'os, et c'est alors seulement qu'elle commence à se manifester à l'extérieur ; elle continue
à agir par pression sur les couches osseuses superficielles de la même
manière qu'elle a agi sur les couches profondes, c'est-à-dire qu'elle
les repousse devant elle en les dilatant, en les amincissant, quelquefois même en les perforant : ainsi se trouve expliquée la formation
de ces tumeurs que l'on trouve renfermées dans une coque osseuse
à parois plus ou moins fragiles, plus ou moins dépressibles.

Nous avons supposé jusqu'ici, pour simplifier la description, que
la maladie avait pris son point de départ dans une seule des aréoles
du tissu osseux ; ce n'est peut-être pas là le cas le plus fréquent. Il
peut se faire, en effet, que la multiplication anormale des éléments
myéloplaxiques se produise simultanément dans un petit groupe de
cellules osseuses très-voisines les unes des autres ; mais, par suite
de la disparition des cloisons qui les séparent, ces cellules ne tardent pas à se réunir ; les petits dépôts de substance pathologique qui
d'abord les remplissaient isolément se rassemblent alors en une
seule masse charnue, laquelle continue ensuite à poursuivre sa
marche envahissante comme s'il s'agissait d'une tumeur primitivement unique. Du reste, qu'elle ait pris naissance dans une seule

aréole osseuse ou dans plusieurs aréoles très-rapprochées, la tumeur, une fois formée, reste rarement stationnaire : elle continue à s'accroître, et lorsque ses dimensions ont dépassé certaines limites, l'enveloppe calcaire, ne pouvant plus fournir à ce développement incessant, finit nécessairement par se rompre en divers endroits ; les fragments qui en résultent, en partie résorbés sous l'influence de la compression qu'ils continuent à subir, s'écartent les uns des autres, et ne sont plus maintenus que par la membrane périostique épaissie qui remplit leurs intervalles, et qui supplée par son extensibilité presque indéfinie à la disparition graduelle de la paroi-osseuse. Nous ne connaissons pas d'exemples de tumeurs à myéloplaxes qui aient dépassé cette période d'évolution, et qui soient arrivées à éroder les tissus environnants, et à ulcérer les téguments par excès de distension ; il ne serait cependant pas impossible que le cas pût se présenter quelquefois.

En même temps que ces changements s'opèrent dans le volume et la configuration générale de la tumeur, le tissu pathologique qui la compose subit aussi lui-même, dans un certain nombre de cas, des modifications importantes : ces modifications consistent presque toujours dans un ramollissement graduel ou rapide dont les divers degrés nous sont connus, et qui peut être partiel ou total, ou bien encore dans la formation de cavités kystiques ou d'excavations plus ou moins irrégulières et spacieuses, cavités dont la présence coïncide fréquemment avec le ramollissement, et sur lesquelles nous aurons à revenir un peu plus loin.

b. — Lorsque la multiplication exagérée des myéloplaxes, au lieu de s'être manifestée de prime abord dans la cavité d'une seule cellule osseuse ou dans un très-petit nombre de cellules contiguës, a envahi, au contraire, simultanément et d'une manière diffuse, comme cela paraît plus ordinaire, la plupart de celles qui entrent dans la constitution d'une portion osseuse déterminée, une épiphyse articulaire, par exemple, ou bien le diploé de l'un des maxillaires, lorsque, en d'autres termes, la substance myéloplaxique s'infiltre à la fois dans toutes les aréoles osseuses de la région affectée (forme diffuse, infiltrée ou aréolaire), voici ce que l'on observe :

Le tissu spongieux, au début de l'altération, présente, à la surface de la coupe et comparativement à celui d'un os voisin parfaitement sain, une coloration générale un peu plus rouge, qui a pu faire songer dans certains cas à la première période de l'ostéomyélite (voir obs. 33). Outre que le suc médullaire est plus rouge, il est en même temps un peu plus consistant ; les lamelles osseuses qui le circonscrivent ne tardent pas à se recouvrir d'un dépôt rougeâtre, d'aspect fibrineux, qui peut résister à l'action d'un filet d'eau fort et prolongé, et dont la présence correspond généralement à un premier degré de dilatation des aréoles osseuses ; à mesure que ce travail s'effectue, et que les plaques médullaires se multiplient sous forme de production charnue ou pulpeuse dans l'intérieur des aréoles, la portion osseuse qui est le siége de l'altération tend à augmenter de volume, à se boursoufler pour ainsi dire, et à former tumeur ; les cellules osseuses dont elle est composée s'accommodent par leur dilatation progressive au développement du dépôt qui les remplit ; elles deviennent plus spacieuses ; leurs parois s'amincissent ; leur nombre diminue par suite de la résorption de quelques-unes des cloisons incomplètes qui les séparent. Quand cette raréfaction du tissu osseux ne dépasse pas certaines limites, et que les aréoles plus ou moins agrandies, plus ou moins remplies de substance myéloplaxique, n'ont pas cessé cependant de rester distinctes les unes à à côté des autres, cela constitue ce que nous avons proposé d'appeler la forme infiltrée ou aréolaire des tumeurs à myéloplaxes. Mais cette forme n'est habituellement que transitoire : souvent il arrive en effet, surtout lorsque la tumeur a déjà acquis un certain volume, que le travail de résorption, continuant à éroder la substance osseuse, détruit la plupart des cloisons qui circonscrivaient les aréoles, et que les petits ilots de substance charnue qui restaient d'abord isolés ou à peu près isolés les uns des autres dans leurs loges respectives, arrivent ainsi au contact, s'agglomèrent et se conondent intimement, de manière à ne plus constituer en définitive qu'une seule et même tumeur (forme enkytée consécutive). Dans les cas de cette espèce, la tumeur, quoique primitivement diffuse, finit donc par se circonscrire et par se trouver enveloppée dans une coque osseuse ou ostéo-fibreuse périphérique, ce qui rappelle assez bien la disposition des tumeurs de la forme enkystée primitive, dont nous avons tout à l'heure exposé le mode de développement, mais avec cette différence, toutefois, qu'ici la coque osseuse, à sa surface interne, n'est pas toujours lisse et régulière, mais très-souvent, au contraire, anfractueuse, hérissée de stalactites, d'aspérités de toute espèce, avec cette autre différence encore que le tissu myéloplaxique, au lieu de se présenter sous forme d'une masse charnue, souple et homogène, parfaitement distincte de l'os qui la renferme, est au contraire presque toujours entremêlé de fragments osseux, qui le pénètrent de toutes parts, et qui représentent autant de noyaux irréguliers, de cloisons, d'aiguilles diversement entre-croisées ; ces fragments ont perdu presque toute connexion avec la coque osseuse, quoiqu'ils aient résisté comme elle au travail de résorption. — On voit, par ce que nous venons de dire, que dans les cas où l'on rencontre ainsi des portions osseuses d'un certain volume englobées dans l'épaisseur même de la substance charnue, il n'est nullement nécessaire d'admettre que ce soient des productions osseuses *de nouvelle formation*, comme on semble l'insinuer dans certaines observations (obs. 13, 32, etc.) : ce ne sont là évidemment que des débris, tantôt parfaitement sains, tantôt condensés, tantôt raréfiés, du tissu osseux primitif.

La forme *enkystée* des tumeurs à myéloplaxes peut donc, en résumé, procéder de deux manières fort différentes : tantôt de l'accroissement graduel d'un noyau central et originairement très-circonscrit du tissu morbide (forme enkystée *primitive*), tantôt de la réunion, de la fusion en une seule masse de tous les dépôts de substance myéloplaxique qui remplissaient primitivement, d'une manière diffuse et sous forme d'infiltration, les interstices du tissu spongieux (forme enkystée *consécutive*). Dans le premier cas, la forme enkystée se manifeste d'emblée; dans le second, elle succède à la forme infiltrée, à la faveur d'une véritable transformation.

Lorsqu'une tumeur à myéloplaxes a pris naissance dans l'épaisseur d'un os plat (voûte du crâne, maxillaire inférieur, etc.), soit sous la forme infiltrée, soit sous la forme enkystée, et que les deux tables de tissu compact, au lieu de se laisser distendre et transformer en coque protectrice, se laissent, au contraire, immédiatement éroder, perforer par l'altération organique, alors la tumeur se fait jour de très-bonne heure à leur surface. La perte de substance dont l'os est le siége, et qui est ordinairement semblable à celle que produirait un emporte-pièce, mériterait peut-être de faire donner à cette forme (qui est à la fois intra et extra-osseuse) un nom particulier, celui de *forme perforante,* par exemple. Quoi qu'il en soit, les limites du tissu osseux une fois franchies, la portion excédante se comporte à la manière des tumeurs sous-périostiques. La perforation peut s'effectuer vers la face profonde aussi bien que vers la face superficielle de l'os : aussi la pénétration dans la cavité crânienne (lorsque le tissu morbide est né dans les pariétaux, le frontal, etc.) doit-elle avoir lieu fréquemment, et nous ne doutons pas que des tumeurs myéloplaxiques développées dans ces conditions n'aient dû plus d'une fois figurer parmi celles que l'on a désignées sous les noms de fongus du crâne, fongus de la dure-mère, etc.

C. — Pour terminer ce qui se rapporte à l'évolution, essayons d'aborder le mécanisme de la formation de ces cavités accidentelles plus ou moins régulières que l'on rencontre si souvent dans l'intérieur des tumeurs à myéloplaxes, quel qu'ait été, du reste, leur mode d'origine, à quelque forme, à quelque variété qu'elles appartiennent. Voici comment nous serions disposé à expliquer leur mode de développement, leur fréquence et leurs diverses variétés.

La solution de continuité initiale peut procéder de plusieurs manières différentes. Tantôt il s'opère d'emblée et spontanément, en un point quelconque de la substance charnue, que nous supposons être à l'état de crudité, un travail de résorption dont la cause première nous échappe, et qui ne tarde pas à occasionner une perte de substance, laquelle s'agrandit de jour en jour sans qu'il reste le moindre détritus, le moindre vestige de la portion disparue; tantôt, en vertu d'une modification nutritive qui désagrége les éléments anatomiques, le tissu de la tumeur, dans les parties qui devront disparaître, commence par se ramollir considérablement avant d'être définitivement résorbé; tantôt l'impulsion naturelle du sang, transmise elle-même aux vaisseaux capillaires, et agissant au sein d'un tissu peu cohérent ou même déjà en voie de ramollissement, y détermine subitement une rupture et la formation spontanée d'un ou de plusieurs foyers hémorrhagiques, foyers dans lesquels le sang liquide ou coagulé se trouve presque toujours mêlé, confondu avec les détritus du tissu primitif; tantôt, enfin, une violence extérieure, de la nature de celles qui sont signalées dans presque toutes les observations, produit au sein du tissu morbide une déchirure, une attrition, un écrasement plus ou moins circonscrit, en un mot une véritable contusion profonde, accompagnée ou non de suffusion sanguine. Dans tous les cas, que la solution de continuité se soit produite spontanément, ou qu'elle reconnaisse pour cause un traumatisme, que la cavité ainsi formée renferme du sang, des caillots sanguins ou de la substance myéloplaxique désagrégée, que les matériaux solides contenus dans cette cavité soient consécutivement résorbés à titre de corps étrangers, de manière à ne plus laisser à leur place qu'un espace libre (c'est-à-dire occupé seulement par une substance fluide), ou bien, au contraire, que ces matériaux solides et demi-solides séjournent là d'une manière en quelque sorte indéfinie, peu nous importe : le mode de production des cavités creusées dans le parenchyme de la tumeur ne nous en est pas moins facile à comprendre, et il ne nous reste plus qu'à chercher une explication des diverses particularités qu'elles nous présentent dans les pièces pathologiques. — Tout d'abord, il y aurait lieu de se demander pourquoi ces cavités se rencontrent plus fréquemment dans les tumeurs charnues des os que dans celles de toute autre région. La question est facile à résoudre; il suffit pour cela de remarquer que les tumeurs des parties molles n'éprouvent presque aucun obstacle pour obéir à l'élasticité naturelle de leur tissu, élasticité en vertu de laquelle les parois opposées d'une cavité accidentellement produite tendent incessamment à se rapprocher et à combler ainsi l'espace qui les sépare l'une de l'autre; tandis que, dans une tumeur intra-osseuse, il en est tout autrement : les parois opposées, entravées dans leur mouvement de retrait par la rigidité de la coque osseuse, ou des cloisons stalactiformes qui la subdivisent, sont forcément maintenues à distance, et il est clair que, dans de telles conditions, la perte de substance, une fois consommée, ne peut plus se réparer, ni même se dissimuler. — Supposons maintenant que, dans une tumeur à myéloplaxes, la formation spontanée ou traumatique d'une cavité quelconque, par l'un des mécanismes précédemment exposés, soit accompagnée ou suivie d'un léger degré d'inflammation plastique, il arrivera, en vertu de cette tendance à la réparation, que sa paroi interne se raffermira, se régularisera, se cicatrisera, pour ainsi dire, en se recouvrant d'une pellicule presque insaisissable, ou bien d'une pseudo-membrane fibro-granuleuse d'une certaine épaisseur et plus ou moins distincte du parenchyme fondamental; cette surface de nouvelle formation deviendra dès lors le siége habituel d'une exhalation ou transsudation séreuse ou séro-sanguine, capable de favoriser et d'activer la résorption des caillots et des détritus organiques : ainsi se trouveront constituées ces cavités kystiques à parois lisses et régulières, remplies de sérosité sanguinolente, que nous avons plus d'une fois mentionnées. Si au contraire il ne se produit aucun travail de réparation à la surface de la solution de continuité, si surtout celle-ci tend à s'agrandir de plus en plus sous l'influence

persistante ou renouvelée de la même cause qui lui a donné naissance, alors ce ne sera plus une cavité close et bien limitée, mais
une véritable caverne ou excavation, dont les parois resteront indéfiniment (qu'on nous passe l'expression) à l'état de surfaces saignantes ; les vaisseaux capillaires, toujours béants, verseront incessamment du sang dans cette cavité, qui, par là même, se trouvera en
communication libre, facile et constante, avec l'ensemble du système
circulatoire : et ainsi se trouveront constituées la plupart des tumeurs pulsatiles qu'on a appelées anévrysmes des os (voir p. 208).

Dans les descriptions anatomo-pathologiques de nos observations
et de celles des auteurs qui se sont occupés des tumeurs dites *sanguines des os,* on trouve des exemples de presque toutes ces variétés
ou phases de développement que nous avons essayé de passer en
revue ; et c'est à la faveur de ces exemples méthodiquement co-
ordonnés que l'esprit peut arriver à concevoir et à suivre, presque
sans interruption, toute la série des modifications qui ont dû s'opérer dans chacune des tumeurs prises en particulier. Ainsi, le tissu
morbide était rouge, mais ferme et à l'état de crudité dans la plupart des tumeurs dont nous avons rapporté l'histoire ; dans quelques-unes, il était creusé de cavités kystiques très-régulières ; ailleurs, il était crevassé, partiellement ramolli ; dans d'autres tumeurs,
ce tissu a été trouvé largement déchiré, ou criblé de cavernes anfractueuses, remplies de sang ; dans d'autres, il était ramolli dans sa
totalité, réduit à l'état d'une espèce de bouillie rougeâtre, mêlée à
du sang ; dans d'autres encore, ces vestiges du tissu primitif (sans
doute liquéfiés d'abord, et résorbés ensuite) avaient presque entièrement disparu, et la production charnue ne se révélait à l'observateur que par les débris restés accolés aux parois de la coque osseuse
sous forme de couche pulpeuse, ou de fragments déchiquetés et
mollasses, lesquels ont été souvent comparés à la substance d'une
rate ou d'un placenta ; enfin il peut se faire encore que le ramollissement et la résorption aient fait disparaître jusqu'à ces derniers
vestiges du parenchyme primitif, et qu'il ne reste plus alors qu'une

vaste poche ostéo-fibreuse, dans l'intérieur de laquelle l'observateur le plus attentif ne puisse découvrir autre chose que du sang, liquide ou coagulé : ce sont très-probablement ces cas extrêmes et relativement fort rares que l'on a considérés jusqu'ici comme des types d'anévrysmes des os ; mais nous doutons qu'une inspection microscopique bien dirigée ne parvienne pas, dans des circonstances semblables, à découvrir encore dans les derniers recoins de la caverne ostéo-fibreuse quelques débris accusateurs d'une altération de nature étrangère ; et, à supposer même que l'on obtînt dans ce cas un résultat négatif, il resterait toujours à démontrer, avant d'admettre légitimement l'anévrysme des os comme maladie distincte, il resterait toujours à démontrer, par des faits concluants, que la poche anévrysmale puisse se produire d'emblée, dès l'origine, et qu'elle soit réellement autre chose que le dernier degré d'évolution d'une tumeur primitivement charnue. Toujours est-il qu'entre les tumeurs à myéloplaxes à l'état de crudité et les poches anévrysmales des os les mieux accusées, il existe une série de nuances intermédiaires, de dégradations insensibles qui conduisent des unes aux autres par la voie la plus naturelle, et c'est ce qui nous autorise de plus en plus à accepter qu'il puisse y avoir fort souvent identité de nature intime entre les altérations osseuses en apparences les plus dissemblables.

§ 7. — *État des parties voisines.*

Les modifications survenues dans les parties qui environnent la tumeur sont généralement en rapport avec le volume de celle-ci. Elles paraissent résulter presque toutes, et à peu près uniquement, de la compression mécanique exercée par sa présence. Les organes et les tissus soumis à cette compression sont aplatis, déformés, obstrués ou déplacés, mais rarement détruits ou altérés dans leur texture.

Nous avons vu que le tissu osseux, lorsqu'il fait partie intégrante de la tumeur, subit lui-même les effets de cette compression incessante, en se résorbant quelquefois, mais plus souvent en se dilatant et s'amincissant au devant du tissu morbide ; que le périoste aussi se prête à cette ampliation, mais sans perdre sensiblement de son épaisseur ; il va sans dire que les aponévroses, les muscles, les téguments, etc., concourent de même, mais d'une manière moins immédiate, à envelopper la tumeur en s'étalant à sa surface. — Les tendons échappent presque toujours aux effets de la compression, et cela en vertu de leur mobilité ou bien de la disposition particulière des coulisses ostéo-fibreuses qui les protégent : on les a vus conserver autour du poignet toute leur intégrité et toute l'agilité de leurs mouvements, malgré le développement énorme de l'extrémité inférieure du radius ; leurs gaînes ostéo-fibreuses, dans le cas auquel nous faisons allusion, quoique plus ou moins modifiées et déformées par l'expansion considérable du tissu osseux, avaient persisté cependant à les protéger et à les maintenir dans leurs rapports réciproques (voir obs. 44). — Tandis que le tissu osseux se laisse facilement dilater, amincir et quelquefois même détruire par érosion, il est bien curieux de remarquer que les cartilages, au contraire, résistent énergiquement à ce genre d'influence, et opposent une barrière presque infranchissable à l'extension du mal ; cela est surtout manifeste pour les cartilages d'encroûtement qui revêtent les épiphyses articulaires : malgré les progrès de la tumeur, ils conservent une intégrité presque parfaite, en vertu de laquelle l'articulation se trouve préservée de tout envahissement. Cependant, s'il est vrai de dire que dans ces circonstances l'articulation reste saine, en ce sens que le tissu myéloplaxique ne fait point irruption dans son intérieur, il faut reconnaître toutefois qu'il se produit dans un certain nombre de cas, entre les surfaces contiguës, et sous l'influence soit de l'immobilité, soit peut-être d'un travail subinflammatoire, quelques adhérences fibreuses ou fibro - cellulouses plus ou moins lâches qui sont capables, par elles-mêmes, de compromettre sensiblement l'intégrité des mouvements de la jointure.

Lorsque la tumeur est en connexion immédiate avec le canal médullaire d'un os long, il n'est pas rare, ainsi que nous avons déjà eu occasion de le dire, de voir la substance médullaire qui remplit ce canal présenter dans une certaine étendue, et surtout dans la portion qui confine à la tumeur, une légère altération consistant principalement en une coloration plus rouge que de coutume, et que l'on peut attribuer, au début, soit à une augmentation de vascularité, soit à un commencement d'hypergénèse des plaques à noyaux multiples, soit même à tous les deux simultanément. S'il s'agit d'une tumeur développée dans la substance spongieuse d'un os court ou dans le diploé d'un os plat, au sein des os maxillaires, par exemple, le même phénomène peut être observé dans les aréoles osseuses qui circonscrivent les limites naturelles du produit pathologique, c'est-à-dire que le suc médullaire dont elles sont remplies est presque toujours plus rouge que de coutume, et ne tarde guère à devenir aussi plus charnu. — La richesse vasculaire des tissus qui entourent immédiatement le produit morbide, celle du tissu osseux en particulier, dont il tire ses principaux moyens de nutrition, est notablement augmentée, ainsi que l'atteste spécialement cette espèce de pluie sanguine, parfois inquiétante, que l'on voit sourdre de tous les recoins de la plaie aussitôt après l'éradication du mal : en cela du reste les tumeurs à myéloplaxes ne diffèrent pas sensiblement de toute autre tumeur tant soit peu vasculaire. — Les ganglions lymphatiques voisins de l'altération sont ordinairement intacts, à moins que des causes d'irritation, ayant longtemps ou fréquemment agi sur la tumeur, ne les aient, par contre-coup, légèrement engorgés. Quant aux cas de répétition de la maladie dans les viscères, d'apparition ou de propagation dans des tissus autres que le système osseux, nous nous croyons en droit d'affirmer que, s'il en existe réellement des exemples, ils doivent être fort rares (voir le pronostic; voir aussi le § 1er du présent article).

Les tumeurs à myéloplaxes développées aux dépens des os maxillaires présentent, relativement à l'état et à la disposition des parties environnantes, certaines particularités qui méritent de nous arrêter quelques instants.

Par suite de l'amincissement et souvent de la destruction partielle de leurs alvéoles, les dents qui correspondent au siége de l'affection sont ébranlées de bonne heure, déviées, vacillantes, et quelquefois graduellement expulsées; leurs racines, ne se prêtant nullement à l'aplatissement, à la déformation, portent parfois des traces de destruction manifeste : le tissu pathologique, après avoir, par ses envahissements successifs, déterminé la perforation ou la résorption du tissu osseux de l'alvéole, a fini par corroder l'ivoire de la racine; il remplit exactement l'espace représenté par cette perte de substance, et, en continuant à se substituer à l'ivoire de la dent, il peut en venir à affecter avec la pulpe ou le cordon dentaire des rapports si intimes, une adhérence si exacte, que l'on croirait à une véritable continuité de substance (v. obs. 1 et 6). Il peut arriver aussi, dans d'autres cas, que le tissu morbide, au lieu d'éroder la substance de la racine dentaire, reste simplement appliqué à sa surface ou enchâssé entre ses branches de bifurcation, et qu'il contracte de bonne heure avec son périodonte une adhérence plus intime qu'avec le tissu osseux lui-même : c'est grâce à une pareille adhérence qu'on a pu quelquefois obtenir l'éradication instantanée de la tumeur par la simple avulsion d'une dent, qui l'entraînait alors avec elle (v. obs. 10). — Les nerfs et filets nerveux englobés dans la tumeur ou en contact avec elle paraissent résister fort longtemps à la destruction et même à la compression qu'on pourrait redouter d'un pareil voisinage : on sait que les nerfs dentaire supérieur et dentaire inférieur étaient parfaitement intacts dans les tumeurs de nos observations 1 et 16 par exemple. C'est en grande partie sans doute, mais non pas uniquement, à leur conduit osseux protecteur qu'ils doivent cette immunité; car si le canal dentaire inférieur était totalement respecté dans la tumeur de l'observation 16, d'un autre côté, dans celle de l'observation 1, le conduit dentaire supérieur était au contraire fragmenté et gravement compromis.

A la mâchoire supérieure, le sinus maxillaire est exposé à de notables déformations. Si la tumeur est sous-périostique et qu'elle tende principalement à proéminer à l'extérieur, il peut, à la rigueur, échapper à toute compression ou ne subir qu'un très-léger aplatissement. Mais si la tumeur est interstitielle, si elle affecte la forme enkystée, elle dédouble en se développant la paroi du sinus dans laquelle elle a pris naissance ; les deux lamelles osseuses qui résultent de ce dédoublement sont graduellement refoulées, l'une vers l'extérieur pour former la partie accessible de la coque osseuse, l'autre vers l'intérieur du sinus où elle échappe à toute exploration. Lorsque cette lamelle profonde, obéissant à la distension dont elle est l'objet, résiste longtemps au travail de résorption qui la menace, le sinus se trouve par là même préservé de l'envahissement de la tumeur ; mais il vient un moment où la cavité de ce sinus, incessamment refoulée, s'efface complétement par l'adossement de ses deux parois opposées, en sorte que le tissu morbide arrive à occuper ainsi en réalité l'emplacement qui était destiné au sinus, sans cependant avoir pénétré dans son intérieur. Cette disposition singulière était très-manifeste sur la pièce anatomique de notre observation 1 ; elle peut prêter à l'illusion lorsqu'on n'en est pas averti.

La compression, la déformation, l'effacement du canal nasal, de légères exulcérations de la muqueuse buccale sur des points très-distendus, telles sont encore les altérations anatomiques qui peuvent être le résultat de tumeurs développées dans les maxillaires ; mais ces altérations n'ayant rien de spécial, il suffit de les avoir mentionnées.

§ 8. — *Formes et variétés des tumeurs à myéloplaxes.*

Ce paragraphe est destiné à résumer dans un court aperçu les principales différences que peuvent présenter, dans leurs caractères anatomo-pathologiques, les tumeurs en question.

D'après l'étude que nous en avons déjà faite, on sait que, sous le rapport du nombre, elles peuvent être *uniques* ou *multiples ;* que, sous le rapport du siége, il est important de les distinguer en deux catégories : les tumeurs myéloplaxiques *péri-osseuses* ou *sous-périostiques*, et les tumeurs myéloplaxiques *intra-osseuses*, ces dernières pouvant elles-mêmes affecter soit la forme *circonscrite, interstitielle, enkystée* (régulière ou irrégulière), soit la forme *diffuse, infiltrée, aréolaire*, soit enfin la forme *perforante*.— Ces différences de situation ou de configuration intérieure, qui sont tout à fait insignifiantes, il faut l'avouer, au point de vue de la nature intime du mal, ne le sont point sous d'autres rapports, et c'est surtout lorsqu'il s'agit de fixer le choix du procédé opératoire qu'elles acquièrent un véritable intérêt. Mais ce serait une erreur de croire que les diverses formes dont nous avons essayé de donner une idée soient toujours très-bien caractérisées, parfaitement distinctes les unes des autres dans les cas que nous présente la nature; il faut bien savoir au contraire qu'elles peuvent se combiner, se modifier de mille manières, se transformer les unes dans les autres par transitions insensibles. Ainsi, les tumeurs des observations 16 et 17, par exemple, nous paraissent réaliser une disposition en quelque sorte *intermédiaire* à celle des formes infiltrées et enkystées. D'un autre côté, il est fréquent d'observer des dispositions très-différentes entre elles, suivant qu'on examine tel ou tel point d'une même pièce pathologique ; de voir, par exemple, dans une tumeur intra-osseuse les formes *aréolaire* ou *enkystée* coïncider avec la forme *infiltrée* proprement dite, dont elles ne constituent bien souvent qu'une période d'évolution plus avancée. Remarquons encore qu'une tumeur primitivement *sous-périostique* qui se serait développée principalement du côté de sa face profonde et qui, en conséquence, aurait érodé la substance osseuse au point de s'y creuser une véritable loge, ressemblerait beaucoup à une tumeur *interstitielle* qui commencerait à se faire jour à l'extérieur. De même, une tumeur primitivement *interstitielle*, mais qui aurait débuté dans un point assez voisin de la surface de l'os, si elle venait à perforer prématurément, au lieu de la dilater, la légère couche osseuse qui la recouvre, ne tarderait pas à se développer extérieurement, à refouler le périoste en s'en formant une enveloppe, et à se rapprocher ainsi de la forme *péri-osseuse*. Enfin les tumeurs intra-osseuses *infiltrées*, quand elles sont arrivées à faire disparaître par résorption la trame calcaire résistante qui les pénétrait de toutes parts, ou du moins à lui faire perdre toutes ses connexions avec les couches osseuses périphériques, revêtent alors les caractères de la forme *enkystée consécutive* qui, elle-même, lorsqu'elle affecte une certaine régularité, ressemble beaucoup à la forme *enkystée primitive*. Malgré cela, les principaux types de conformation que nous avons été conduit à admettre n'en sont pas moins fort utiles à connaître et à préciser : car, outre que ces divisions méthodiques facilitent l'étude et la description anatomo-pathologique, nous verrons encore qu'elles se prêtent à des considérations pratiques d'une certaine importance (v. le traitement).

Au point de vue de la structure intime, les tumeurs à myéloplaxes présentent, ainsi que nous l'avons exposé plus haut, des différences d'un très-grand intérêt, et ce n'est pas sans raison que nous avons admis, à cet égard, trois variétés, savoir : d'abord la *variété type* ou *variété franche*, qui mériterait peut-être seule, à proprement parler, le nom de tumeur à myéloplaxes ; puis la *variété graisseuse* et la *variété fibroïde*, qui sont, à vrai dire, constituées l'une et l'autre par un tissu plus ou moins complexe, mais que cependant, et jusqu'à nouvel ordre, nous croyons devoir rapprocher des précédentes, puisqu'elles paraissent dans bien des cas se comporter cliniquement de la même manière.

Sous le rapport de la période d'évolution à laquelle est arrivé le tissu pathologique, on doit encore distinguer les tumeurs à myéloplaxes à l'état de *crudité* de celles qui se présentent à l'état de *ramollissement*. Nous n'en connaissons point d'exemples où elles soient parvenues à la période d'ulcération véritable.

Enfin, si l'on voulait établir encore quelques distinctions utiles, on pourrait appeler tumeurs myéloplaxiques *simples* celles qui, appartenant à l'une des variétés précédentes, sont formées dans toute leur étendue par un tissu homogène, c'est-à-dire d'une texture partout uniforme, et tumeurs myéloplaxiques *complexes* ou *composées* celles qui, sans cesser d'être principalement formées de tissu myéloplaxique, sont cependant mélangées en certains points à des productions de nature étrangère (amas de substance cartilagineuse, graisseuse, fibroïde, granuleuse, etc.), et aussi à celles qui sont creusées de cavités kystiques, d'excavations anfractueuses, à celles qui sont le siége de foyers hémorrhagiques, de suffusions sanguines, etc. La valeur de ces complications devra nécessairement varier suivant leur nature, suivant leur étendue, leur diffusion ou leur circonscription, et il est évident que leur degré d'importance dans chaque cas particulier ne pourra être sainement apprécié que par le clinicien.

SYMPTOMATOLOGIE.

Le soin particulier avec lequel nous avons traité l'anatomie pathologique nous dispensera d'entrer dans de très-longs détails sur les symptômes ; ceux-ci ne sont, en effet, la plupart du temps, que des conséquences naturelles soit des caractères anatomiques, soit du siége, soit des connexions spéciales du tissu morbide ; et du reste, pour ces sortes de tumeurs, il faut avouer qu'ils n'offrent rien de bien particulier.

Les tumeurs à myéloplaxes, en règle générale, et c'est là l'un des caractères séméiologiques qu'il importe le plus de mentionner, sont *indolentes* de leur nature; de sorte qu'elles peuvent arriver à un certain volume avant que le malade ait été averti de leur présence : c'est ainsi qu'on peut expliquer comment une violence mécanique éventuelle, en attirant l'attention sur un point déterminé et déjà tuméfié depuis quelque temps, à l'insu du malade, a pu faire croire que la tumeur avait été la conséquence directe et immédiate du traumatisme. — Si l'analyse de tous les faits que nous possédons nous démontre qu'un certain nombre de tumeurs à myéloplaxes peuvent être le siége de douleurs, et de douleurs intenses, soit spontanément, soit surtout à la pression, d'un autre côté, il est presque toujours possible aussi d'en découvrir, en pareil cas, la cause accidentelle : on reconnaît aisément qu'elle est due, tantôt à une attrition de tissu ou à un état subinflammatoire, occasionné par des tentatives d'opération ou d'exploration, par des pressions, des contusions violentes ou réitérées; tantôt à des fractures spontanées du tissu osseux sourdement miné; tantôt enfin à l'irritation déterminée par la fatigue, par les mouvements fréquents ou inconsidérés qu'on imprime à la partie malade, ainsi que cela a lieu le plus souvent, par exemple, pour les leviers osseux des membres inférieurs, appelés à supporter dans la marche tout le poids du corps; que le malade, en effet, se décide à garder le repos, les douleurs ne tardent pas à disparaître. Dans les cas assez rares où des douleurs spontanées se manifestent malgré une immobilité absolue, il est permis d'attribuer ce symptôme exceptionnel moins à la présence même du tissu myéloplaxique qu'à la compression d'un nerf ou d'un filet nerveux du voisinage; tels seraient, dans les maxillaires, les nerfs dentaires ou quelques-unes de leurs ramifications intra-osseuses (voir obs. 22).

Les résultats fournis par la *palpation* diffèrent singulièrement suivant que la tumeur est ou non circonscrite par une enveloppe calcaire. — En l'absence de coque osseuse, la résistance varie encore beaucoup suivant que le tissu pathologique est passé à l'état de ramollissement ou qu'il reste à l'état de crudité. Dans le premier cas,

la mollesse est excessive, la fluctuation manifeste : il est impossible
de distinguer, au toucher, la substance myéloplaxique ramollie
d'une véritable collection de liquide. Dans le second cas, la consistance de la tumeur se rapproche plus ou moins de celle des tumeurs
fibreuses ; si la tumeur à myéloplaxes est encore récente et de petit
volume, comme on a principalement occasion d'en voir sous forme
d'épulis, si surtout elle appartient à la variété fibroïde, elle peut
affecter toute la dureté, toute l'incompressibilité d'un produit fibro-
cartilagineux ; mais il est beaucoup plus ordinaire d'en rencontrer
ayant une consistance charnue inférieure à celle d'une production
fibreuse ; très-souvent, par exemple, et sans que le tissu ait cessé de
rester à l'état de crudité, on perçoit facilement, par la palpation,
une sensation d'élasticité, de rénitence, ou même une fluctuation
profonde et très-distincte, capable d'en imposer au plus habile : on
dirait une collection liquide renfermée sous une paroi très-épaisse
et fortement distendue ; nous avons plusieurs fois constaté cet insi-
dieux phénomène, particulièrement sur les tumeurs des maxillaires.
— Lorsque le produit morbide est protégé par une coque osseuse,
cette paroi rigide peut bien, au début, et lorsqu'elle conserve encore une épaisseur notable, masquer par sa dureté la consistance
propre du tissu charnu ; mais, à mesure que celui-ci se développe,
elle ne tarde pas à s'amincir et à fléchir sous la pression du doigt
(comme dans les kystes osseux), en faisant éprouver cette sensation
particulière que tout le monde connaît aujourd'hui et que l'on a
comparée à celle qui résulte de la dépression d'une plaque de carton
ou de fer-blanc, ou encore au brisement d'une coquille d'œuf, à la
crépitation du parchemin, etc. ; quand la minceur de la lamelle osseuse qui recouvre le tissu myéloplaxique devient excessive, alors sa
souplesse finit par la dérober à l'exploration, et, dans cet état de
ténuité, elle ne s'oppose plus aucunement à la perception du phénomène de fluctuation charnue dont nous parlions il n'y a qu'un
instant.

La surface de la tumeur, dans sa portion accessible à l'exploration, est, en général, lisse et régulière, non ulcérée, de forme arrondie ou ovoïde, et parfois elle présente, en outre, une *nuance rougeâtre* ou légèrement *brunâtre* sur laquelle nous aurons à revenir. Sa base, immobile, perdue dans le tissu de l'os et lui adhérant intimement, se confond avec celle de la coque osseuse, lorsqu'il y en a une; dans d'autres cas, elle est environnée d'un léger relief ou bourrelet osseux, dernier indice d'une enveloppe calcaire prématurément détruite. Cette base est ordinairement large et diffuse; mais dans la région des gencives, il n'est pas rare d'observer des épulis dont la base, sans être précisément étranglée et allongée en forme de pédicule, présente néanmoins une certaine étroitesse, permettant d'imprimer à la tumeur des mouvements d'inclinaison latérale qu'il faudrait bien se garder de confondre avec un véritable mouvement de glissement sur le tissu osseux.

Dans la prévision d'un kyste, on a plus d'une fois pratiqué des *ponctions exploratrices* au sein des tumeurs à myéloplaxes. Si la tumeur est très-vasculaire, si surtout elle est pulsatile, ou seulement dans un état de ramollissement avancé, on peut voir s'écouler par la canule du sang pur et en grande abondance, quelquefois même indéfiniment; mais, dans l'immense majorité des cas, le résultat s'est borné à l'issue de quelques gouttes de sang très-fluide ou plutôt de sérosité sanguinolente. Parfois la quantité de liquide ainsi obtenue a été un peu plus considérable et s'est élevée à la valeur d'une ou plusieurs cuillerées à café; ce dernier résultat a toujours coïncidé avec la présence d'une ou de plusieurs excavations ou cavités kystiques creusées dans le parenchyme de la tumeur.

Les tumeurs à myéloplaxes suivent dans leur développement une *marche graduelle,* mais assez rapide, surtout au début; elles restent rarement stationnaires; il est presque inouï qu'elles disparaissent spontanément. En quelques semaines, quelques mois à peine, elles acquièrent, même lorsqu'elles sont intra-osseuses, des dimensions notables; ces dimensions varient nécessairement suivant les régions où elles ont pris naissance : dans les épiphyses des os longs, par exemple, elles peuvent atteindre dans un pareil laps de temps le volume d'une pomme, d'une orange, et au delà ; dans les maxillaires, celui d'une noix, d'un marron, d'un œuf de poule. Lorsqu'on les abandonne ensuite à elles-mêmes, leur accroissement ne reconnaît pour ainsi dire plus de bornes : celle qui occupait l'extrémité inférieure du radius, et dont nous devons la relation à M. H. Larrey (obs. 44), avait acquis en dix ans le volume d'une tête d'enfant.

Plusieurs de ces tumeurs, mais nous ne saurions dire au juste dans quelle proportion, présentent dès leur début, ou seulement à une certaine période de leur évolution, des *pulsations* accompagnées ou non d'un bruit de *souffle,* phénomènes qui indiquent tout simplement un développement notable de leur système vasculaire, mais qui ont à tort servi de prétexte pour instituer la classe encore douteuse aujourd'hui des anévrysmes et tumeurs érectiles des os. Ces phénomènes ne sont pour nous que secondaires ; nous avons eu occasion de nous en expliquer.

Les tumeurs intra-osseuses, lorsqu'elles ont acquis un certain volume, déterminent, soit spontanément, soit à l'occasion du moindre effort, des solutions de continuité dans l'os aux dépens duquel elles se sont développées. Plus d'une fois on a pu constater une mobilité manifeste entre les deux fragments d'un maxillaire inférieur envahi par une tumeur à myéloplaxes, bien que celle-ci ne dépassât guère le volume d'un petit œuf de poule.

Les téguments, distendus par l'accroissement du produit pathologique, s'amincissent de plus en plus, mais ne subissent guère d'autre altération ; ils conservent ordinairement leur texture, leur souplesse et leur mobilité naturelles. — Cependant, dans la région des maxillaires, la muqueuse buccale, soulevée par la tumeur, présente quelquefois une certaine tendance à se confondre avec elle, puis à s'excorier légèrement, à s'exulcérer, surtout dans les points soumis à la pression des dents ; cette altération paraît être presque exclusivement mécanique. Parfois aussi la membrane gingivale, toujours plus adhérente que la muqueuse voisine, s'épaissit au lieu de s'amincir, et devient alors dense, coriace, grenue, livide, ou bien mollasse, fongueuse et saignante. — Lorsqu'une tumeur à myéloplaxes de la variété type, et tant soit peu ramollie, ne se trouve plus recouverte que par la muqueuse buccale très-amincie, celle-ci se présente presque toujours à ce niveau sous l'aspect d'une surface lisse, offrant une coloration brunâtre, rougeâtre ou violacée. Cette nuance, qui se rapproche plus ou moins de l'aspect de la *lie de vin,* et qui n'est autre en définitive que celle de la substance morbide sous-jacente, atténuée seulement par la présence de l'enveloppe tégumentaire à demi transparente, cette coloration, disons-nous, dans les cas où elle se manifeste, est un des signes les plus précieux de l'affection qui nous occupe, et presque le seul qui puisse, par sa coïncidence avec l'irréductibilité, servir de base à un diagnostic assuré : c'est pour cela que nous y insistons spécialement. Certaines épulis à myéloplaxes, au lieu de cette couleur sombre, offrent une surface d'un rouge vif, et ressemblent alors soit à une cerise, soit à la langue dépouillée de son épithélium.

D'autres particularités, d'un intérêt beaucoup moindre en ce qu'elles appartiennent indifféremment à la plupart des tumeurs, et surtout des tumeurs bénignes, quelle qu'en soit la nature, peuvent encore signaler la présence de celles qui font l'objet de ce travail ; il nous suffira de les mentionner rapidement.

L'importance et la nature des *troubles fonctionnels,* lorsqu'il n'y a point de douleur (ce qui est le plus ordinaire), ne sont en rapport qu'avec le siége de la tumeur, son volume, et l'étendue de la destruction que le tissu osseux a subi dans sa continuité. — Lorsque l'altération occupe une épiphyse articulaire, la jointure adjacente, gravement compromise par ce voisinage, n'en conserve pas moins d'ordinaire une certaine liberté pour l'accomplissement de la plupart des mouvements et surtout des mouvements passifs. Si le mal a pour siége les membres inférieurs, dont les os ont besoin de toute leur force de résistance, la marche est d'abord pénible, douloureuse, plus tard elle devient complétement impossible ; il est souvent arrivé qu'une douleur vive et subite, survenue en pleine santé pendant la marche, la course, un faux pas ou un exercice violent, a marqué le début de tumeurs ainsi placées et qui n'étaient point encore visibles à l'extérieur. Aux membres supérieurs, au contraire, les mouvements peuvent s'exécuter fort longtemps sans douleur et sans entraves : témoin le fait de ce musicien porteur d'une énorme tumeur du poignet que nous rappelions tout à l'heure, et qui continuait encore, malgré cela, à mouvoir ses doigts avec agilité, à toucher du piano comme si de rien n'était. — Aux maxillaires, les tumeurs à myéloplaxes commencent presque toujours par faire saillie à l'intérieur de la bouche, et produisent tout d'abord l'ébranlement des dents qui leur correspondent ; plus tard, ces ostéides sont déjetés d'un côté ou de l'autre, ou même complétement expulsés de leurs alvéoles ; il peut arriver aussi qu'il se manifeste, aux dépens de la gencive et peut-être aussi de la cavité alvéolaire compromise, un suintement sanguin ou de petites hémorrhagies plus ou moins spontanées et qui paraissent, dans quelques cas, affecter une sorte de périodicité ; la parole est altérée à un certain degré ; la mastication peut être gravement entravée, surtout dans les cas où la continuité de l'os se trouve interrompue. Si la tumeur appartient à la variété intra-osseuse et qu'elle siége dans le maxillaire supérieur, elle fait d'abord saillie en avant, sur la paroi antérieure de l'os, en effaçant plus ou moins par son relief le cul-de-sac muqueux gingivolabial correspondant ; en même temps, elle repousse l'aile du nez dans le même sens, et produit ainsi une déformation spéciale du visage ; puis elle fait saillie à l'entrée de la fosse nasale ; ce n'est que tardivement qu'on la voit proéminer à la voûte palatine ; arrivée à un certain degré de développement, elle pourrait envahir une partie de la bouche, obstruer complétement les fosses nasales, se prolonger du côté des arrière-narines, vers le pharynx, compromettre l'intégrité de la respiration, déterminer l'épiphora, l'exophthalmie, etc. Lors-

que ces mêmes tumeurs intra-osseuses prennent naissance dans l'épaisseur du maxillaire inférieur, c'est ordinairement dans l'intervalle
qui sépare la symphyse de l'insertion du masséter qu'on les voit apparaître ; elles font saillie à peu près indifféremment vers la face
externe ou vers la face interne de l'os, et souvent vers les deux à
la fois ou successivement : elles écartent alors l'une de l'autre, en
les dilatant, les deux lames de tissu compacte, et réprésentent
ainsi des types de cette disposition que l'on a appelée le *spina ventosa*.

Chez la plupart des malades, les ganglions lymphatiques restent
sains ; lorsqu'ils sont le siége d'un léger engorgement, il est presque toujours possible d'en faire remonter le début à une cause
d'irritation purement accidentelle.

La santé générale se conserve intacte malgré la présence d'une
tumeur à myéloplaxes, même volumineuse, tant que celle-ci reste
indolente et qu'elle ne s'oppose pas mécaniquement à l'exercice des
fonctions nutritives. Jamais nous n'avons observé de dépérissement
par le seul fait de la présence de la tumeur et de son évolution naturelle.

ÉTIOLOGIE.

Les tumeurs à myéloplaxes se développent à peu près indifféremment sur les deux sexes. Le tempérament ne nous a paru jouer non
plus aucun rôle appréciable, comme cause prédisposante. Il n'en
est pas de même de l'âge : c'est dans la première période de la vie,
c'est dans l'enfance, et surtout dans la jeunesse, principalement de
15 à 25 ans, que se montrent le plus ordinairement ces tumeurs ;
nos observations nous permettent même d'affirmèr qu'après 30 ou
35 ans il est rare d'en observer des types bien caractérisés. Il n'est
pas sans intérêt de rappeler ici que c'est également dans l'enfance
et la jeunesse que les myéloplaxes du tissu médullaire normal sont,

en vertu sans doute de leur abondance relative, le plus faciles à découvrir et à démontrer.

Des pressions énergiques, des chutes, des efforts, des mouvements brusques et irréguliers, des contusions violentes ou réitérées, ont été fort souvent signalés par les malades comme ayant précédé le début de leur mal ; fréquemment aussi l'avulsion d'une dent, et surtout la carie dentaire accompagnée ou non d'un travail phlegmasique ou fluxionnaire, a coïncidé avec le développement d'une tumeur à myéloplaxes au niveau même des dents altérées.

La question des causes traumatiques suscite naturellement quelques explications, par lesquelles nous allons terminer ce court chapitre de l'étiologie.

On connaît l'extrême propension des malades à rattacher toujours leur mal à des violences extérieures, et à en alléguer à tout propos, sans le moindre discernement, et à l'occasion des maladies les plus diverses : aussi le chirurgien, de son côté, ne saurait-il garder trop de réserve lorsqu'il s'agit d'accepter la réalité de leur action dans chacun des cas soumis à son appréciation. Toutefois, quelque secondaires que puissent paraître aux yeux de l'homme de l'art ces causes purement physiques, il ne serait sans doute pas juste de leur dénier, en principe, toute espèce d'influence. S'il est vrai que la cause qui préside au développement du tissu myéloplaxique, comme à celui de la plupart des autres tissus morbides, consiste essentiellement, souvent même uniquement, dans un vice intime de nutrition dont la raison première nous échappe, ne peut-on pas accepter aussi, très-raisonnablement, que cette cause interne, tout obscure qu'elle est de sa nature, puisse être quelquefois provoquée, ou seulement aidée dans la manifestation de ses effets, par certaines circonstances extérieures abordables à nos moyens d'observation ? Nous ne serions pas éloigné de le croire ; et, tout en accordant à cette influence occulte et ordinairement spontanée que nous appelons *perversion nutritive* le rôle principal dans la production du mal, nous pensons cependant que des excitations durables ou passagères, déterminées dans le tissu osseux soit par le voisinage d'un travail inflammatoire, soit par une carie dentaire, soit par une violence traumatique, sont de nature à déranger par elles-mêmes l'équilibre des phénomènes intimes de la nutrition, et à donner en quelque sorte l'occasion et le signal de se manifester à la disposition interne, qui aurait pu sans cela fort longtemps sommeiller.

DIAGNOSTIC.

§ 1er.

Il est assez rare que les tumeurs à myéloplaxes soient susceptibles, par la seule considération des symptômes, d'un diagnostic précis et absolu. Dans la plupart des cas, ce n'est que pendant ou après l'opération, c'est-à-dire lorsque l'on possède en main des fragments de leur substance, que l'on peut statuer sur leur nature. Néanmoins il ne faudrait pas considérer comme dénuée de toute espèce de valeur cette sorte de diagnostic *post operationem* : car, c'est précisément à l'impossibilité où l'on s'est trouvé si longtemps de l'établir d'une manière précise et fructueuse, que l'on doit attribuer l'abandon d'un grand nombre de malades injustement réputés cancéreux ; de même que, de tout temps, c'est grâce aussi à cette dernière ressource du diagnostic, qui consiste dans l'inspection de fragments plus ou moins considérables de la tumeur, que l'on devra de pouvoir, à son gré, poursuivre ou modifier, séance tenante, suivant les circonstances et l'intérêt du malade, le plan opératoire que l'on se serait d'abord tracé.

Résumons donc les caractères distinctifs que l'on retire de l'examen du tissu pathologique.

Les caractères physiques appréciables à l'œil nu sont les seuls qui puissent apporter quelque lumière au chirurgien pendant le cours d'une opération. Ils ne sont pas tous caractéristiques, et il n'y en a réellement qu'un qui mérite de nous occuper ici, à titre de signe pour ainsi dire *pathognomonique* : nous voulons parler, bien entendu, de cette coloration rougeâtre, brunâtre ou lie de vin, qui se rapproche plus ou moins de celle du sang ou de la chair musculaire, et dont nous avons énuméré toutes les variétés au chapitre de l'anatomie pathologique (art. I, § 1). Lorsque cette nuance apparaît aux yeux de l'opérateur qui vient d'entamer une tumeur charnue dépendant du système osseux, il peut être certain de sa nature, et cette certitude sera bien rarement démentie. Un tissu véritablement érectile ou caverneux (si tant est qu'il puisse s'en former dans le tissu des os) perdrait une grande partie de sa coloration aussitôt qu'il aurait été séparé de ses connexions vasculaires, et une pression soutenue exercée sur lui parviendrait sans doute à le vider de tout le sang qu'il contient. Une infiltration sanguine, des caillots sanguins, pourraient bien faire un instant illusion ; mais il suffit certainement d'être prévenu de cette cause d'erreur pour l'éviter ; à supposer, du reste, qu'il subsistât encore le moindre doute dans l'esprit du chirurgien, le recours à un examen plus approfondi de la structure intime serait toujours là pour le dissiper. — Lorsque les indices qui résultent de la coloration, au lieu d'être frappants et palpables, sont, au contraire, faiblement accusés ou même complétement nuls (et nous avons vu que le cas peut fort bien se présenter pour les tumeurs de la variété fibroïde, et surtout de la variété graisseuse, lesquelles se montrent souvent pâles, d'un gris rosé, et même tout à fait blanchâtres ou jaunâtres), il n'y a vraiment à tirer de ce caractère négatif aucune conclusion valable, si ce n'est que l'examen microscopique est alors à peu près le seul et unique moyen d'éclairer la question de texture.

Le caractère histologique distinctif, et en même temps fondamental, que fournit l'inspection microscopique, consiste, comme on le sait, dans la grande abondance, la prédominance manifeste des plaques à noyaux multiples comparativement aux autres éléments. Les myéloplaxes, ainsi que nous le disions dans notre première partie, sont toujours facilement reconnaissables dès que l'on sait tenir compte de l'ensemble de leurs nombreux caractères : forme généralement aplatie, mais à contours variés et quelquefois bizarres ; volume susceptible d'atteindre de très-grandes dimensions (jusqu'à 1 tiers de millimètre) ; fond uniformément et finement granuleux ; multiplicité habituelle des noyaux, lesquels sont ovoïdes et en nombre souvent considérable ; etc., etc. — Le seul élément histologique capable, au foyer du microscope, de simuler jusqu'à un certain point la présence d'une large plaque à noyaux multiples, ce serait un cul-de-sac glandulaire pathologiquement réduit à son épithélium nucléaire, et qui aurait accidentellement perdu ses connexions avec les culs-de-sac voisins ; mais l'illusion produite par cette grande accumulation de noyaux sur un espace limité ne serait pas de longue durée pour un observateur attentif : il ne tarderait pas à reconnaître au niveau du point où ce cul-de-sac aurait été brisé l'interruption manifeste de son contour naturel ; et d'ailleurs le renouvellement du champ microscopique lui montrerait bientôt des acini ou groupes de culs-de-sac parfaitement bien accusés. — Certaines myéloplaxes, celles qui, par exception, sont de forme globuleuse ou polyédrique et ne renferment qu'un seul ou même point de noyau, pourraient être plus facilement confondues, si l'on n'y prenait garde, avec des cellules épithéliales ou des médullocelles ; nous avons énuméré précédemment les caractères qui servent à les distinguer (voir Ire partie, § 2). — On ne s'attendra pas, d'après ce que nous avons dit dans nos considérations préliminaires, à nous voir établir ici un diagnostic différentiel entre les myéloplaxes et les cellules dites *cancéreuses* (thnétoblastes, macrocytes, etc.) ; cellules auxquelles on a attribué, sous le rapport anatomique, un caractère assez vague de sa nature à savoir, les grandes dimensions de leurs noyaux et de leurs nucléoles, et, sous le rapport physiologique, une influence pernicieuse fort contestée ; cellules dont nous ne reconnaissons nullement la spécificité, et que nous considérons au contraire comme le simple résultat, dans la plupart des cas, d'une modification, et surtout d'un développement hypertrophique de quelques-uns des éléments cellulaires et nucléaires normaux de l'économie, et particulièrement de ceux qui composent les épithéliums glandulaires. Nous entrerons d'autant moins volontiers dans la voie d'une comparaison inacceptable, que les myéloplaxes, avant que l'on connût leur nature, et que l'on en formât un groupe naturel d'éléments anatomiques, ont été, sous le nom de *cellules mères*, précisément comprises, ainsi que nous l'avons démontré, parmi ces mêmes cellules réputées *cancéreuses*, dont le champ vaguement ou artificiellement déterminé tend à se restreindre chaque jour davantage.

<h2 style="text-align:center">§ 2.</h2>

Est-il possible, avant l'opération, de distinguer avec certitude une tumeur à myéloplaxes de toute autre tumeur des os? Oui, cela est possible à la rigueur, mais seulement, comme nous l'avons dit, dans un petit nombre de cas.

Quand, par exemple, la coloration intrinsèque du tissu morbide devient perceptible au travers d'une mince pellicule tégumentaire, ainsi que cela peut se présenter pour les tumeurs des maxillaires, et particulièrement pour celles qui, sous le nom d'*épulis*, se développent dans la région alvéolaire au-dessous ou au voisinage des geneives, lorsque, en un mot, la production mollasse ou charnue, émanée de l'os, et qui soulève et distend la muqueuse buccale, apparaît sous l'aspect d'une tumeur brunâtre, rouge obscur, purpurine, livide ou violacée, le diagnostic est alors aussi assuré que possible, et susceptible d'une grande précision. Il n'y aurait guère, en effet, que des tumeurs érectiles ou bien des tumeurs hématiques qui pussent présenter le même symptôme; mais, d'une part l'irréductibilité, d'autre part le développement graduel et spontané de l'intumescence, seraient de nature à éloigner toute espèce d'hésitation.

La ponction exploratrice, sans être d'une ressource capitale, est appelée cependant à rendre aussi quelques services au diagnostic.— Si l'on a affaire à une tumeur des os ramollie, ou seulement fluctuante (et l'on sait que les tumeurs à myéloplaxes, même à l'état de crudité, peuvent fort bien présenter ce dernier phénomène), on s'assure facilement, au moyen de la ponction, qu'il ne s'agit ni d'un simple épanchement sanguin, ni d'un dépôt purulent, ni d'un kyste osseux séreux ou hydatique, qu'il ne s'agit point, enfin, d'une collection fluide de quelque nature qu'on la suppose. — L'issue d'une petite quantité de liquide plus ou moins séreux ne serait point une raison suffisante pour faire admettre l'existence d'un kyste pur et simple, et pour faire éliminer complétement la possibilité d'une tumeur charnue : nous avons vu, en effet, que les tumeurs à myéloplaxes renferment souvent dans leur substance des cavités qui sont remplies de sang ou de sérosité roussâtre, et qui peuvent prêter à l'illusion ; il faudrait donc, pour qu'on fût admis à s'arrêter définitivement à l'idée d'un kyste, que le résultat de la ponction eût déterminé l'affaissement, la disparition complète de la tumeur, ou que du moins la quantité de liquide évacuée fût parfaitement en rapport avec le volume de celle-ci. — L'issue de quelques gouttes de sang ou de sérosité sanguinolente par la canule du trois-quarts, quelle qu'en puisse être la cause, est un phénomène qui se produit bien plus souvent après la ponction du tissu myéloplaxique qu'après celle des fibromes, par exemple, ou des enchondromes à l'état de crudité : c'est donc là une considération dont, à l'occasion, on pourrait tenir compte, comme caractère différentiel.

Une consistance médiocre, une simple rénitence élastique perçue par la palpitation, peut servir aussi, dans quelques cas, à soupçonner fortement la présence d'une tumeur myéloplaxique plutôt que celle d'une production franchement fibreuse ou cartilagineuse : car ces derniers produits sont ordinairement plus fermes, plus compacts, ou même tout à fait incompressibles. Mais ce caractère perd beaucoup de sa faible valeur lorsque la tumeur est intra-osseuse.

Quand la maladie a pris naissance dans la profondeur d'un os et qu'elle n'en est encore qu'à une période voisine de son début, il est souvent presque impossible, si ce n'est en s'appuyant sur les commémoratifs, de la distinguer d'un ostéophyte, d'une exostose simple ou syphilitique; plus tard, cela devient facile, car, dans le premier cas, la dureté éburnée ne persiste guère plus de quelques semaines ou de quelques mois, tandis que dans les autres elle persiste indéfiniment. On peut aussi, à une certaine époque, se guider avantageusement sur la possibilité de faire pénétrer la pointe d'une aiguille ou d'une épingle à insectes dans l'épaisseur de la tumeur, ce qui dénote que la substance calcaire, si elle existe encore, est du moins réduite en cet endroit à une simple lamelle osseuse enveloppante. Ce mode d'exploration, qui n'offre en soi aucun inconvénient sérieux, permet en outre de reconnaître, à n'en point douter, si la portion centrale de l'os a résisté ou non au travail destructeur; et cela, suivant que l'on sent l'aiguille arrêtée à une certaine profondeur par une résistance infranchissable, ou que l'on arrive, au contraire, à la faire traverser de part en part.

Dans les cas où l'altération s'est développée dans une épiphyse articulaire, elle peut être confondue au premier abord avec une tumeur blanche (voir obs. 30); cependant un examen attentif fera presque toujours reconnaître, à l'intégrité des mouvements de la jointure, que les cartilages sont intacts, et que la tuméfaction ne dépend que d'un seul des os qui participent à cette articulation.

Des tumeurs myéloplaxiques sous-gingivales, ramollies et fluctuantes, ont été quelquefois prises pour des abcès dentaires; mais la moindre attention suffit pour éviter l'erreur.

La distinction d'avec un épanchement sanguin sous-périostique serait plus difficile, dans les cas où le malade accuse un traumatisme; la difficulté serait surtout réelle, si l'on était mal renseigné sur le début et le mode d'apparition de la tumeur; mais, en définitive, le résultat de l'expectation, ou bien encore la ponction, l'incision, l'examen microscopique du liquide ou des grumeaux obtenus, ne tarderaient pas à venir éclairer le chirurgien.

Le jeune âge, l'absence de douleur, d'ulcération, d'engorgement ganglionnaire, d'altération constitutionnelle, etc., concourent pour leur part à établir, dans un cas donné, une forte présomption en faveur de l'existence d'une tumeur myéloplaxique, et la font distinguer des tumeurs réellement malignes ou diathésiques, lesquelles sont presque toujours constituées, dans les os, par du tissu fibro-plastique.

Nous ne chercherons pas à établir de diagnostic différentiel avec les tumeurs dites *fibrineuses* et les tumeurs dites *sanguines* des os, la réalité de l'existence de celles-ci étant encore un objet de sérieuse contestation (voir p. 208 et suiv., p. 299 et 300).

On conçoit également que nous n'ayons aucune comparaison à établir avec les tumeurs qu'on a appelées *ostéosarcomes*, puisque ce n'est là qu'une dénomination vague qui s'applique à un groupe confus de tumeurs des os, comprenant toutes celles qui ont une consistance charnue, comprenant par conséquent les tumeurs myéloplaxiques elles-mêmes.

La grande fréquence, surtout dans la première moitié de la vie, des tumeurs composées de myéloplaxes, autorise à les diagnostiquer, d'une manière probable sinon certaine, toutes les fois que dans la pratique on se trouvera placé en présence de tumeurs indolentes par elles-mêmes, de consistance charnue ou pulpeuse, ayant pris naissance à la surface ou dans l'épaisseur d'un os, n'offrant aucune tendance à l'ulcération, n'ayant point donné par la ponction de résultat caractéristique, et ne s'accompagnant du reste d'aucune trace de syphilis ni d'aucune altération importante de la santé générale, lorsque surtout de pareilles tumeurs se seront développées dans la jeunesse, et qu'elles auront pour siége les maxillaires ou même les os courts et les épiphyses des os longs.

L'observation clinique nous a cependant appris qu'il y a des circonstances qui commandent la plus grande réserve, et où, malgré la plus sérieuse attention, l'examen le plus approfondi, l'exploration la plus complète, malgré l'investigation la plus minutieuse, l'esprit ne peut s'empêcher de rester indéfiniment en suspends, et se voit obligé de renoncer, faute de signes différentiels, à une conclusion absolue. Sans parler des tumeurs à médullocelles, que nous croyons peu fréquentes et dont l'histoire est encore complétement à faire, n'avons-nous pas en outre les tumeurs fibreuses, les enchondromes en voie de ramollissement, et même les tumeurs fibroplastiques, qui figurent parmi les altérations fréquentes du système osseux, et qui peuvent offrir dans certaines occasions des symptômes absolument semblables à ceux des tumeurs à myéloplaxes ? La présence d'un tubercule enkysté, d'une nécrose, d'un séquestre invaginé, ou quelque autre disposition inattendue, ne peut-elle pas venir aussi, quoique plus rarement peut-être, déjouer les conjectures les mieux fondées ? Une tumeur étrangère au tissu osseux, mais lui adhérant accidentellement à une certaine période de son développement ; une production épithéliale, glanduleuse ou autre, développée, par exemple, aux dépens de la muqueuse du sinus maxillaire et ayant dilaté ou perforé quelqu'une des parois de cette cavité, ne peut-elle pas extérieurement simuler une tumeur née dans le tissu osseux lui-même ?

Un chirurgien circonspect doit donc savoir se résigner devant ces cas insolubles, lorsqu'ils se présentent. Il doit, en pareille circonstance, se borner à évaluer *cliniquement* les chances plus ou moins probables de malignité ou de bénignité, et à formuler *anatomiquement,* par voie d'élimination, un diagnostic qui ne pourra être nécessairement qu'approximatif, mais qui en général ne laissera subsister d'hésitation qu'entre un fort petit nombre de productions morbides déterminées. Beaucoup de tumeurs des os étant de nature à comporter l'extirpation, le dommage attaché à cette incertitude sera presque toujours léger ; dans tous les cas, ce diagnostic pra-

tique suffira pour diriger convenablement les ressources de la thérapeutique, et pour faire accorder la préférence à un plan d'opération qui soit susceptible de s'adapter à la fois à toutes les éventualités
prévues.

En terminant, et comme exemple de la difficulté, pour ne pas dire
de l'impossibilité que peut présenter quelquefois le diagnostic différentiel, nous allons rapporter deux observations que nous avons
recueillies il y a quelques années. — La première est relative à un
type de *tumeur à médullocelles*, et non pas à une *tumeur myéloplaxique* de la cuisse, comme on l'a imprimé par erreur dans la table
des *Bulletins de la Société anatomique*, à laquelle nous avions présenté ce beau spécimen (mars 1856). Notre travail, il est vrai, n'est
nullement destiné à l'étude de cette espèce particulière de tumeur
des os; mais, comme les tumeurs à médullocelles bien franches sont
probablement très-rares, et que certainement elles sont fort peu connues; comme le cas que nous allons citer est encore unique dans la
science au point de vue de l'examen microscopique et de l'interprétation histologique qui en découle; comme, d'un autre côté, il peut
servir utilement de point de comparaison entre les tumeurs à myéloplaxes et les tumeurs à médullocelles; comme cette observation
peut contribuer à empêcher que l'on ne confonde désormais sous le
nom de *tumeurs myéloïdes* ces deux espèces anatomiquement fort
distinctes, nous n'hésitons pas à en donner connaissance au lecteur. — La seconde, communiquée également la même année à la
Société anatomique, est un exemple de *kyste osseux* développé dans
le maxillaire supérieur, précisément au siége d'élection des tumeurs
myéloplaxiques, kyste osseux dans lequel était renfermée une dent,
qui était contenue elle-même dans un sac membraneux à parois
épaisses et mollasses, et accompagnée d'une certaine quantité de
matière pâteuse, demi-concrète, incapable de s'écouler par la canule
d'un trois-quarts.

OBSERVATION XLIX.

Tumeur à médullocelles de la diaphyse du fémur droit.

Dans les premiers jours de mars 1856, une jeune femme de 32 ans, bien constituée, bien portante jusque-là, vient à Paris pour se faire traiter d'une tumeur volumineuse de la cuisse droite, qu'elle a vue débuter par la partie antérieure du membre il y a à peine deux mois et demi. Depuis lors, cette tumeur prit un développement rapide, mais sans jamais causer aucune douleur.

Elle s'étend depuis les condyles exclusivement jusqu'à la partie moyenne du fémur, auquel elle paraît adhérer intimement; elle soulève les parties molles sur presque toute la circonférence du membre, qui présente ainsi à ce niveau un renflement fusiforme et rénitent de 18 centimètres de diamètre; on sent même à la partie antérieure une fluctuation vague et profonde; une ponction exploratrice ne donne issue qu'à quelques gouttes de sang; les téguments sont encore sains, mais légèrement distendus, et laissent voir au-dessous d'eux quelques veines dilatées.

M. Nélaton diagnostiqua une tumeur cancéreuse, et pratiqua, le 6 mars, l'amputation de la cuisse.

Cette tumeur fut présentée, peu de jours après, à la Société anatomique; elle offrait à la coupe un aspect parfaitement homogène, une coloration uniforme, d'un gris rosé très-pâle, qui était en quelque sorte intermédiaire à celle de la substance blanche et de la substance grise du cerveau; sa consistance, un peu supérieure à celle du tissu médullaire normal, était cependant assez faible pour que le tissu morbide fût friable et se réduisît en fragment ou en pulpe par la pression ou la malaxation. La tumeur se trouvait entourée de tous côtés par les muscles de la cuisse, refoulés vers la périphérie; non adhérente à ces muscles, elle adhérait au contraire, quoique assez légèrement, à la surface extérieure de la diaphyse fémorale; cette diaphyse elle-même conservait son épaisseur et sa structure normales, mais offrait, en bas et en avant, une perforation de 2 à 3 centimètres de diamètre; au travers de celle-ci, le tissu accidentel pénétrait dans le canal médullaire, canal dans l'intérieur duquel il était facile de distinguer la limite supérieure du mal, qui s'arrêtait vers la partie moyenne de l'os, en deçà du point où avait porté le trait de scie. Cette perforation circonscrite de la diaphyse semble bien indiquer que la tumeur a pris naissance dans le canal médullaire pour s'épanouir ensuite au dehors.

L'inspection du tissu pathologique rappelait clairement à l'œil nu tous les caractères anatomiques attribués à l'encéphaloïde ; elle inspira cependant à M. Nélaton un grand espoir d'obtenir une guérison radicale : il se souvenait, en effet, d'avoir amputé la cuisse, depuis un grand nombre d'années, à un médecin de province pour une altération tout à fait identique, sans qu'il fût jamais survenu l'ombre d'une récidive.

Malheureusement la jeune femme qu'il venait d'amputer mourut en quelques jonrs des suites de l'opération.

Structure intime. — La pièce anatomique fut examinée au microscope par M. Ch. Robin, qui rédigea à ce sujet la note suivante :

« Ce tissu était remarquable par l'uniformité et la simplicité de sa constitution anatomique. Des éléments de la moelle dits *médullocelles,* une assez grande quantité de matière amorphe finement granuleuse et des capillaires, tels étaient les éléments qu'on y trouvait. L'arrangement réciproque de ces derniers était des plus simples, comme le fait prévoir leur énumération succincte. Les médullocelles étaient accumulées les unes contre les autres, maintenues à la fois réunies et séparées par la matière amorphe assez ferme mentionnée plus haut. Les vaisseaux étaient tous capillaires et formaient des mailles polygonales qui ne différaient de celles qu'on observe dans la moelle normale qu'en ce que, par place, elles étaient irrégulières, nombreuses, donnant au tissu une coloration rouge plus prononcée qu'ailleurs.

« Quant aux médullocelles, la plupart appartenaient à la variété noyaux libres, et un petit nombre seulement à la variété cellule complète.

« Ces noyaux libres étaient semblables à ceux qu'on trouve dans le tissu normal de la moelle ; toutefois ils en différaient en quelques points secondaires. Ils étaient sphériques, à contours plus réguliers qu'à l'état sain, et la plupart avaient un diamètre de 6 à 7 millièmes de millimètre, c'est-à-dire supérieur environ d'un millième de millimètre à la plupart de ceux de la moelle saine. Ils offraient aussi un aspect plus régulièrement globuleux. Leurs granulations intérieures étaient telles qu'on les trouve normalement, et aucun de ces noyaux ne possédait de nucléole, bien que quelquefois, dans des tumeurs analogues, quelques-uns de ces noyaux en présentent un ou deux petits et brillants.

« Quant aux médullocelles de la variété cellule, elles étaient fort peu nombreuses, ainsi qu'il a été dit, et n'offraient aucune particularité digne d'être notée. Chacune contenait un ou quelquefois deux noyaux semblables aux noyaux libres. »

Dans le cours de nos recherches, nous n'avons jamais rencontré de tumeur appartenant à la diaphyse d'un os long qui pût être vraisemblablement rapportée à la production d'un tissu myélo-plaxique. Cette particularité de siége, signalée dans l'observation ci-dessus, serait-elle donc par hasard un caractère distinctif? Nos conjectures ne vont pas jusque-là; mais, sans lui assigner une pareille valeur, il ne serait nullemement déraisonnable d'admettre qu'elle puisse contribuer à éclairer le diagnostic à titre de forte présomption.

OBSERVATION L.

Kyste dentaire du maxillaire supérieur droit.

La nommée Devaux, jeune fille de 16 ans, entre à l'hôpital des Cliniques le 27 novembre 1856.

Elle porte au devant du maxillaire supérieur droit, et faisant corps avec lui, une tumeur arrondie, grosse comme un petit œuf de pigeon, située précisément à la partie inférieure et interne de la fosse canine. Cette tumeur est recouverte de téguments parfaitement sains et mobiles; elle est indolente, elle repousse l'aile du nez en avant, et fait saillie dans le cul-de-sac supérieur de la muqueuse buccale, ainsi qu'à la joue correspondante, mais nullement dans la fosse nasale; sa dureté est osseuse à la base, mais le sommet, que l'on peut atteindre en explorant par la muqueuse, est un peu moins résistant et se laisse quelque peu déprimer en donnant la sensation du craquement de parchemin.

Cette tumeur a débuté, dit la malade, il y a dix-huit mois, après l'avulsion de la dent canine, alors douloureuse. Toutes les autres dents existent à leur place ordinaire; seulement les deux petites molaires droites sont cariées. On en fait l'extraction, ainsi que de la seconde incisive, avant de pratiquer l'opération.

La gencive dépourvue de la dent canine forme à ce niveau un bourrelet assez volumineux et très-dur, simulant une exostose du bord alvéolaire, et paraissant se continuer avec le reste de la tumeur située au-dessus.

Le 5 décembre 1856, M. Nélaton, pensant bien avoir affaire à une tumeur de même nature que celle qu'il venait d'opérer deux jours auparavant (obs. 1), se proposait d'en pratiquer l'énucléation, démontrée possible par l'examen de la pièce anatomique; et pour arriver à le faire à ciel ouvert, d'une manière complète et fructueuse, il pratiqua le résection d'une petite partie du maxillaire, comprise dans l'intervalle de la première incisive droite et de la seconde fausse molaire. Il enleva de cette façon une bonne portion de la loge osseuse, ainsi que la tumeur qu'elle renfermait, et qu'il entraîna facilement avec elle ; les manœuvres d'énucléation ne furent nullement nécessaires. Le reste de la coque osseuse se trouvait donc complétement évacué ; il n'y restait aucune parcelle de tissu altéré.

Examen de la pièce. — La tumeur, encore adhérente à la portion osseuse enlevée, fut soumise à une dissection minutieuse.

Au centre, est une substance toute particulière, d'un gris jaunâtre, granuleuse, molle, sans aucune cohésion, qui compose à peine la moitié de la masse de la tumeur. Cette substance est formée par une multitude de petits grains visibles à l'œil nu, et qu'on ne saurait mieux comparer qu'à une agglomération de très-petits œufs de poisson en partie désagrégés ; cette matière, constituée microscopiquement par une accumulation de petites cellules d'épithélium polyédrique à noyau, se trouve enveloppée, enkystée, dans une poche cellulo-vasculaire, molle, flasque, infiltrée de sérosité sanguinolente, d'une épaisseur de 1 à 3 millimètres, suivant le point que l'on considère, et composant au moins la moitié de la masse de la tumeur ; la matière grenue adhère à peine à la face interne et tomenteuse de cette enveloppe. Dans l'épaisseur des parois de cette même enveloppe, qui adhère elle-même très-faiblement à la cavité osseuse, et qui se continue en bas avec le tissu gingival ; dans son épaisseur, dis-je, mais très-près de sa surface externe, on parvient à disséquer et à suivre huit petits cordons, plus résistants, jaunâtres, cylindriques, de 1 à 3 millimètres d'épaisseur, dirigés de haut en bas, renflés vers le milieu de leur longueur, renfermant même quelquefois de petites concrétions ossiformes. Ces petits cordons dérivent tous d'un pédicule commun, et, comme une sorte de bouquet, s'épanouissent en divergeant autour du kyste membraneux. Ils ont tout à fait l'apparence des follicules dentaires en voie de développement, et ce qui donne encore plus de poids à cette interprétation, c'est la présence d'une dent canine, très-bien conformée et de volume normal, renfermée tout entière dans la paroi postérieure du kyste membraneux, canine dont la couronne se trouve logée dans une petite cavité séreuse spéciale, tandis que sa racine se continue avec trois de ces organes cylindroïdes, que nous croyons pouvoir regarder à bon droit comme des cordons dentaires ; les cinq autres cordons se continuent, en bas, avec un petit filament fibreux qui va se perdre dans le tissu gingival, et représente très-bien le *gubernaculum dentis* de M. Serres.

La coque osseuse qui renferme la tumeur est parfaitement indépendante du sinus maxillaire, dont elle a refoulé la paroi, comme il a été facile de le constater pendant l'opération. Sa partie la plus déclive est ouverte à la manière d'un alvéole : c'est par cette voie que la membrane du kyste se continue insensiblement avec la gencive ; sa partie la plus amincie est en avant, et offre à peine un demi-millimètre d'épaisseur : c'est elle qui, même avant l'opération, pouvait être affaissée par la pression du doigt.

Le tissu de la gencive est épaissi, induré, mais ne recouvre aucune trace d'exostose.

Cette tumeur paraît donc être un kyste *dentaire*, c'est-à-dire formé par le développement exagéré de la cavité d'un follicule dentaire qui se serait rempli de cellules épithéliales sécrétées incessamment à sa face interne.

Il resterait à donner une interprétation de ce grand nombre de petits follicules dentaires en voie de développement, que l'on observe dans la même cavité osseuse et autour de l'organe hypertrophié. Est-ce là un cas de dentition multiple dans un même alvéole, alvéole qui se serait agrandi considérablement par suite du développement de son contenu, de manière à constituer ainsi par lui-même la coque osseuse, ouverte en bas, où se trouve enfermée aujourd'hui la tumeur ? Nous sommes très-disposé à le croire.

Résultat de l'opération. — La guérison fut rapide ; en quelques jours, la suppuration avait complétement céssé, et cette jeune fille retournait dans son pays. Deux ans après, nous avons eu de ses nouvelles : la guérison ne s'est pas un instant démentie.

Une seule circonstance commémorative aurait peut-être été de nature à mettre sur la voie d'un diagnostic rigoureux, c'est que la dent canine extraite depuis dix-huit mois appartenait encore, au dire de la malade, aux dents de la première dentition, qui toutes avaient très-tardivement persisté ; mais cette circonstance n'a été révélée que quelques jours après l'opération.

PRONOSTIC.

Nous voici arrivé à la grande question de bénignité ou de malignité, à laquelle s'attache le principal intérêt de nos études.

Les tumeurs à myéloplaxes exposent-elles par elles-mêmes, à la manière des tumeurs diathésiques dites *cancéreuses*, à la généralisation, à la cachexie, ou bien à des récidives opiniâtres, même dans

42

les cas où elles ont été radicalement extirpées? Nous croyons cette question amplement résolue par l'ensemble de ce travail. Il a suffi de le lire avec une certaine attention pour constater : 1° que sur une cinquantaine d'observations régulières, présentées par nous sans autre choix que celui d'un diagnostic aussi assuré que possible, nous n'avons pu reconnaître aucun cas de généralisation bien évidente, aucun cas où la mort ait pu être attribuée à la nature intime du mal, et non pas à son siége spécial ou à des complications éventuelles ; 2° que dans tous les cas où la nature du tissu a été parfaitement établie, et où l'opération a pu être convenablement pratiquée, la guérison radicale a été obtenue ; 3° que cette guérison a été constatée et confirmée de la manière la plus formelle et la plus concluante chez tous les malades qu'il a été possible de revoir après une ou plusieurs années, c'est-à-dire dans plus d'une vingtaine de cas ; 4° qu'aucun malade ne s'est représenté pour une nouvelle opération, lorsqu'on a eu la certitude d'avoir enlevé la totalité de la tumeur et de ses points d'implantation ; 5° que chez les individus qui sont revenus trouver le chirurgien pour une récidive, celle-ci a toujours été immédiate et n'était, en réalité, que la continuation du mal, continuation dont on pouvait trouver dans une extirpation incomplète la véritable raison ; 6° que ces tumeurs ont pu, dans certains cas, persister pendant des années entières, sans entraîner de graves conséquences ; 7° qu'elles n'ont presque aucune tendance à l'ulcération ; 8° que les ganglions lymphatiques sont presque toujours restés dans un état d'intégrité parfaite ; 9° enfin, que les conclusions à tirer des notes, des souvenirs, des communications verbales et autres documents que nous avons puisés à la tradition chirurgicale, en recueillant de la bouche de nos maîtres les résultats de leur pratique, concordent toutes parfaitement avec les observations régulières pour établir que les tumeurs à myéloplaxes présentaient autrefois comme aujourd'hui, et avant même que l'on soupçonnât leur véritable nature, présentaient, disons-nous, aux yeux des praticiens qui avaient eu occasion d'en observer un certain nombre d'exemples, tous les caractères de bénignité d'une affection purement locale. — Et s'il était nécessaire d'ajouter encore quelque chose à ce faisceau de documents, nous rappellerions que la guérison radicale a été également obtenue (et confirmée après plusieurs années) dans les observations de M. H. Gray, c'est-à-dire dans plus d'une demi-douzaine d'autres cas, qui, par leur nature, étaient vraisemblablement analogues aux nôtres, mais que l'abondance des matières ne nous a pas permis de reproduire (voir p. 207).

Nous considérons donc, dès à présent, comme un fait définitivement acquis à la science, et nous enregistrons comme tel, la *bénignité habituelle* des tumeurs à myéloplaxes, ou tout au moins de celles qui appartiennent à la variété type (car nous n'oserions pas encore nous prononcer aussi catégoriquement à l'égard des autres variétés, et en particulier de celle où les éléments fibro-plastiques entrent pour une très-forte part dans la composition du tissu) (1).

Ce n'est pas à dire que nous regardions comme absolument impossible que l'on puisse découvrir un jour ou l'autre, à l'occasion de ces tumeurs, quelques rares exemples de cachexie, de généralisation ou de récidive incoercible, attestant la possibilité d'une influence diathésique : tout ce que nous prétendons, c'est que, jusqu'à présent, nous n'en connaissons aucun exemple. Les faits qui ont été allégués dans ce sens sont loin d'être incontestables ; et si, au lieu de les accepter ou de les avancer légèrement, on les eût médités avec soin, il eût été facile de se convaincre qu'ils résultaient la plupart du temps d'une confusion établie entre les cas, cependant bien distincts, où les myéloplaxes ne jouent qu'un rôle accessoire, et ceux où ils constituent, au contraire, et à peu près exclusivement, toute

---

(1) Pour donner plus de poids encore au résultat de nos observations, nous nous proposons de laisser écouler un certain laps de temps, de constater dans trois ans l'état des opérés que nous aurons pu suivre jusque là, et d'en consigner la relation dans un des numéros de janvier 1863 de la *Gazette des hôpitaux,* par exemple, à laquelle nous renvoyons le lecteur par anticipation.

la masse de la tumeur. — M. Giraldès signalait à la Société de chirurgie (16 mars 1859), comme un exemple de généralisation, l'observation d'une tumeur consignée dans le IXe volume des *Transactions de la Société pathologique de Londres*. Nous sommes remonté à la source (1858, p. 367 et suiv.), et la première chose qui nous a frappé c'est le titre même de ce document, qui porte : «Tumeur *fibro-plastique* de l'humérus *renfermant des cellules myéloïdes*». Le texte de l'observation nous démontra effectivement : d'abord, que la substance myéloplaxique ne formait qu'une faible partie de la tumeur; et ensuite, que les petites masses dures et blanchâtres trouvées dans les poumons après la mort étaient presque entièrement constituées par des éléments fibro-plastiques. — Dans ce même volume, il est vrai (p. 377), on trouve encore un autre exemple de reproduction dans les viscères, qui est rapporté par le Dr Wilks, mais qui n'est pas plus concluant. Il a pour titre : «Cancer ostéoïde combiné à une affection myéloïde»; ce n'est que la suite d'une observation déjà publiée dans le tome VIII (p. 389), et qui se montre passible des mêmes objections que la précédente : peut-on raisonnablement, en effet, rattacher à une altération franchement myéloplaxique une tumeur de la tête du péroné qui renfermait, outre les cellules multinucléées, «*une masse d'autres cellules à noyaux*» dont on ne nous donne ni le nom, ni la description? Peut-on attribuer à une hypergénèse généralisée des plaques à noyaux multiples, une affection à l'occasion de laquelle il est dit expressément : 1° que dans la tumeur principale «il y avait *çà et là* des portions qui présentaient des cellules véritablement de caractère myéloïde», et 2° que dans les tumeurs consécutives des vertèbres et des poumons (dont la composition était, assure-t-on, identique à celle de la tumeur de la jambe) «les cellules myéloïdes étaient en *si petit nombre* qu'elles eraient restées inaperçues si on ne les avait pas recherchées avec la plus scrupuleuse attention»? De pareilles citations parlent d'elles-mêmes. — Des remarques analogues doivent être appliquées à ce cas de récidive et de mort relaté par M. Hutchinson dans le même recueil (t. VIII, p. 346), avec cette différence que l'auteur se condamne lui-même en prenant, d'une part, pour titre : «Tumeur *myéloïde* de la tête humérale», et en ayant soin d'observer, d'autre part, dans le cours de sa relation, que cette tumeur était à la fois myéloïde et fibro-plastique, avec *prédominance de ces derniers éléments.* — Les faits de ce genre, ainsi scrutés et commentés, n'ont donc pas toute l'importance qu'on leur a supposée ; mais lors même qu'on voudrait leur accorder une certaine valeur (en tant qu'ils pourraient se rattacher peut-être, mais seulement jusqu'à un certain point, à ce que nous avons appelé la variété fibroïde des tumeurs à myéloplaxes), on ne saurait nier, du moins, que de pareils exemples, malgré le soin que l'on prend depuis quelque temps à les rechercher, ne soient relativement assez rares ; et cette rareté est précisément la seule chose que nous ayons cherché à établir.

Nous avons déjà fait entendre, dans nos considérations préliminaires, que nous ne regardions pas la malignité ou la bénignité comme des propriétés exclusivement et fatalement attachées à la nature histologique, à la constitution anatomique des tumeurs. Cette constitution anatomique peut bien, dans certains cas, sur les données de l'expérience, nous inspirer des soupçons fondés, être un indice utile, un indice probable, sinon absolu, dont il faut tenir compte pour l'établissement du pronostic ; elle peut bien être quelquefois un caractère, un symptôme, en quelque sorte, un signe important à considérer, mais elle n'est pas la condition *sine qua non* de la malignité. En fait de tissu morbide, nous ne saurions trop le redire, il peut y avoir une concordance plus ou moins probable, mais il n'y a pas de rapport nécessaire et invariable entre la structure et l'évolution : des tumeurs anatomiquement différentes peuvent affecter dans certaines circonstances une marche parfaitement identique, de même que des tumeurs anatomiquement semblables peuvent présenter, dans leur évolution, des différences capitales ; et cela suivant l'existence ou l'absence, chez l'individu que l'on considère, de cette diathèse mystérieuse qui est la véritable condition de la malignité. Des tumeurs graisseuses, des tumeurs fibreuses, des enchondromes, etc., des types, enfin, de ce que l'on est convenu d'appeler des tumeurs bénignes, ont bien pu exceptionnellement se généraliser dans l'économie et entraîner la mort en vertu d'une funeste diathèse, dans des cas que l'on a pris grand soin de recueillir et de remarquer à cause de leur rareté même, il n'y aurait donc rien d'étonnant à ce que de pareilles exceptions se manifestassent également à l'occasion des tumeurs à myéloplaxes; et c'est pour cela que, dans la pratique, les considérations tirées de la physionomie générale de l'affection, de la séméiologie, de la marche, de l'évolution clinique, de l'état constitutionnel, doivent avoir leur part, conjointement avec l'anatomie pathologique, à l'établissement d'un pronostic judicieux. Mais, à supposer que l'on vienne à recueillir ainsi, de temps en temps, quelques cas bien avérés de tumeurs myéloplaxiques franches qui se seraient comportées à la manière des tumeurs les plus malignes, on démontrerait une fois de plus qu'il n'y a rien d'absolu dans les lois de la pathologie, sans pour cela détruire la vérité de notre pronostic général, appuyé lui-même sur des faits nombreux, à savoir : que *les tumeurs à myéloplaxes (spécialement celles de la variété type) méritent, en vertu de leur localisation habituelle, et à peu près au même titre que les lipomes, fibromes et enchondromes, d'être décidément rangées au nombre des tumeurs bénignes.* — Ajoutons, pour ne rien omettre, que la bénignité nous paraît d'autant plus assurée que l'âge du malade n'a point encore dépassé la période de la jeunesse. Les cas relatifs à des tumeurs à myéloplaxes développées chez des vieillards, ou au retour de l'âge, sont encore trop peu nombreux dans la science, pour que nous ne croyions pas utile et prudent d'exprimer ici cette simple réserve.

Nous n'avons parlé jusqu'ici du pronostic de nos tumeurs qu'au point de vue du soupçon de diathèse incurable qui aurait pu planer sur leur compte, et qui était, en effet, le point le plus important.

Mais, outre la question de diathèse, il y a encore des particularités de volume, de siége, de multiplicité, etc., sur lesquelles nous n'avons nul besoin d'insister, et qui, pour ces tumeurs comme pour toutes les autres, sont susceptibles de faire varier singulièrement, dans chaque cas pris en particulier, la gravité du mal et celle des opérations et mutilations nécessaires pour l'extirper. En vertu de ces diverses conditions, les tumeurs les plus bénignes de leur nature peuvent fort bien épuiser indirectement le reste de l'économie en détournant à leur profit tous les matériaux de nutrition qui lui étaient destinés, ou bien encore gêner mécaniquement des fonctions importantes, des organes essentiels à la vie, ou enfin rendre impossible une intervention chirurgicale tant soit peu efficace, et faire ainsi mourir le malade comme les tumeurs de mauvaise nature; mais c'est alors par un mécanisme essentiellement différent. Et serait-il juste, dans de pareilles circonstances, de les appeler *cancers* (comme on l'a fait quelquefois légèrement) par cette seule raison qu'elles auraient entraîné la mort? Ce n'est pas là, pour notre compte, la conclusion que nous voudrions tirer des observations 36 et 37, que nous avons considérées comme devant se rapporter très-probablement à notre sujet.

Les tumeurs à myéloplaxes, lorsqu'on les incise, et surtout lorsqu'on cherche à les extirper, exposent à un écoulement de sang fort abondant, quelquefois même à de véritables hémorrhagies, primitives ou consécutives, contre lesquelles il est toujours prudent de se tenir en garde.

La marche des tumeurs à myéloplaxes est-elle toujours envahissante, quand on les abandonne à elles-mêmes? D'une manière générale on doit répondre par l'affirmative. Nous avons, il est vrai, rencontré des cas dans lesquels la tumeur semblait rester presque stationnaire, ou ne faisait que des progrès très-lents; nous avons même cité (obs. 13) un exemple, encore unique jusqu'à ce jour, de rétrogradation spontanée et même de disparition complète d'une semblable tumeur, sur la nature de laquelle le diagnostic n'avait pu laisser aucun doute sérieux ; mais on conçoit très-bien qu'il ne faut jamais se laisser guider par l'espoir d'une marche aussi exceptionnelle, et qu'il est prudent, dans l'immense majorité des cas, d'opérer de très-bonne heure, pour éviter plus tard de plus graves mutilations.

TRAITEMENT.

Aucun traitement médical connu n'est susceptible de faire disparaître, ou seulement d'arrêter les progrès d'une tumeur à myéloplaxes. Il s'ensuit que lorsque, dans un cas donné, et en vue de l'incertitude du diagnostic, on a essayé, à tout hasard, l'effet d'une médication antisyphilitique sans en obtenir de profit, il n'y a plus à penser à autre chose qu'aux ressources de la chirurgie.

Sans parler de la ligature de l'artère principale du membre (dont on ne peut vraiment espérer aucun résultat durable vis-à-vis d'une affection dans laquelle la richesse vasculaire n'est toujours qu'un épiphénomène), sans parler non plus de l'avulsion d'une dent douloureuse (opération des plus simples qui a pu, dans un cas très-particulier (obs. 10), suffire à l'extraction d'une toute petite tumeur myéloplaxique intra-alvéolaire), bornons-nous à faire observer qu'on a employé contre ces productions accidentelles, d'une manière générale, et avec des succès très-variés suivant les circonstances, tous les procédés chirurgicaux applicables à la plupart des tumeurs qui dépendent du système osseux, c'est-à-dire : l'*excision*, l'*extirpation*, la *rugination*, la *cautérisation*, la *résection* et l'*amputation*.

Il faudrait bien se garder toutefois d'agir en aveugle dans l'application de ces divers moyens. On peut dire avec juste raison que l'*amputation* et la *résection*, lorsqu'elles sont possibles et convenablement pratiquées, sont les deux moyens par excellence pour triompher radicalement des tumeurs à myéloplaxes ; mais il est de toute évidence aussi que l'on ne doit recourir à de semblables ressources, quelque efficaces qu'elles puissent être, que dans les cas où il serait tout à fait impossible, ou du moins fort imprudent, de chercher à éviter par une opération plus simple une mutilation devenue nécessaire. Il est donc de la dernière importance d'examiner séparément les principaux cas qui peuvent se présenter, et d'en déduire le mode de traitement qui leur convient à chacun en particulier.

Les tumeurs de la variété *péri-osseuse* ou *sous-périostique* cèdent généralement à l'emploi de manœuvres simples, et dont les suites sont peu redoutables. Parmi les tumeurs de cette sorte, figurent spécialement les productions péri-alvéolaires que nous appelons *épulis à myéloplaxes*.

Cette espèce particulière d'épulis constitue le mode de manifestation le plus simple et en même temps le plus ordinaire des tumeurs qui font l'objet de nos études. Cependant, faute d'en avoir connu la véritable nature, faute d'avoir su les rapporter, comme on le devait, à une altération initiale du tissu osseux, et non pas à une altération du tissu de la gencive, on s'est bien souvent contenté d'en pratiquer purement et simplement l'*excision;* or cette opération, dans l'immense majorité des cas, pour ne pas dire dans tous, est complétement insuffisante : le mal n'est pas atteint dans sa racine; il se reproduit rapidement, et c'est à peine s'il s'écoule quelques semaines jusqu'à l'apparition d'une nouvelle tumeur. Si l'on veut retirer de l'excision un résultat vraiment utile, il faut ne la considérer que comme une opération préliminaire, destinée seulement à mettre à découvert le point d'implantation du tissu pathologique, et ne pas hésiter à la faire suivre immédiatement de manœuvres qui soient propres à agir sur le tissu osseux lui-même. Dans ce but, on peut recourir avantageusement à la *rugination,* au *grugement* de la substance osseuse avec le tranchant d'une gouge, ou bien à la *cautérisation,* et surtout à la *cautérisation potentielle.* Le cautère actuel ne mérite presque aucune confiance; c'est véritablement le dernier moyen auquel il faudrait songer : c'est, en effet, le plus douloureux de tous, et cependant, dans presque aucun des cas que nous connaissons, il n'a été capable de prévenir le retour ou plutôt la continuation du mal. La cautérisation potentielle, spécialement avec la pâte au chlorure de zinc qui se manie très-facilement, mérite évidemment la préférence sur tout autre moyen de destruction ; elle donne lieu, il est vrai, à l'élimination consécutive de quelques petits séquestres, mais, d'un autre côté, elle présente sur la rugination le grand avantage d'agir plus profondément, de pénétrer le tissu osseux malade jusque dans les interstices des racines dentaires et autres points difficilement accessibles.

Ainsi donc, au moyen de l'excision immédiatement suivie soit de la rugination, soit de la cautérisation potentielle, soit surtout de l'une et de l'autre, on peut raisonnablement espérer d'obtenir la guérison radicale d'une épulis à myéloplaxes, située d'ailleurs dans de bonnes conditions ; c'est même ordinairement à cela que doit se borner la première opération, attendu qu'en agissant ainsi on conserve les dents ébranlées ou compromises, lesquelles, en cas de succès, ne tardent pas à reprendre leur solidité primitive. Malheureusement, ces tentatives prudentes, inspirées par la crainte toute naturelle d'une mutilation fâcheuse, sont loin de réussir constamment : soit que le tissu morbide présente des racines plus profondes qu'on ne les a supposées, soit que celles-ci échappent par leur disposition spéciale, par leurs ramifications inter-alvéolaires, aux agents de destruction qu'on leur oppose, on voit assez souvent l'excroissance charnue se reproduire avec opiniâtreté et nécessiter une nouvelle intervention. En pareille circonstance, il n'y a qu'une seule chose à faire, c'est de *réséquer* franchement et largement, avec la tumeur et les dents qui lui sont annexées, toute la portion de l'arcade alvéolaire qui sert de support et de surface d'implantation. — Il ne faut pas hésiter à prendre de prime abord ce parti décisif, sans perdre son temps à des tentatives inutiles, dans les cas où la tumeur est très-volumineuse, ou tellement mal disposée qu'il n'y a pas à penser un seul instant à la conservation des dents : lorsque, par exemple, le tissu morbide, au lieu d'être appliqué d'un seul côté, s'implante à la fois sur les deux faces opposées du bord alvéolaire et fait saillie aussi bien en dedans qu'en dehors de l'arcade dentaire, ou encore lorsqu'il a assez profondément érodé la substance osseuse pour que les dents n'aient plus de point d'appui suffisant. C'est le meilleur moyen de se mettre définitivement à l'abri de ces reproductions ou récidives apparentes, qu'on a bien souvent occasion d'observer, et qui sont si inquiétantes pour le malade et si ennuyeuses pour le chirurgien lui-même. — La résection partielle de l'arcade alvéolaire se pratique très-facilement et presque instantanément à l'aide d'une trichoise ou tenaille incisive, ou bien à l'aide d'une pince de Liston qu'on fait agir successivement des deux côtés de la tumeur, et au delà de ses limites, en la circonscrivant dans une sorte de V. Ce mode de section est préférable à l'action de la scie, qui d'ailleurs, dans cette région, serait presque toujours d'un maniement difficile. L'écrasement du tissu osseux par les mors de l'instrument peut contribuer à modérer un peu l'abondance de l'effusion sanguine; malgré cela, cette effusion est presque toujours considérable à la suite de l'opération, et il est important de se tenir tout prêt à réprimer les hémorrhagies tant primitives que consécutives. Pour nous en rendre maître, nous avons été obligé une fois (obs. 6) de recourir à l'application très-énergique du cautère actuel. — Quelques semaines après la cicatrisation, on peut remédier au préjudice qui résulte pour le malade de l'interruption de l'arcade dentaire, par l'adaptation d'une pièce artificielle convenablement exécutée.

La rugination ou la cautérisation (après ablation préalable, bien entendu) seraient-elles avantageusement applicables à des tumeurs à myéloplaxes sous-périostiques, et d'ailleurs bien circonscrites, qui, au lieu d'occuper les maxillaires, auraient pour siége, par exemple, la continuité d'un os long, la surface d'un os plat ou d'un os court, ou bien encore l'un des points de la périphérie d'une épiphyse articulaire? Assurément oui, s'il s'agissait d'un os superficiel comme le tibia et la clavicule, ou bien l'un de ceux de la voûte du crâne, et si de plus la tumeur restait reléguée à une certaine distance de l'articulation (1) ; dans le cas contraire, nous ne voudrions rien affirmer.

Les tumeurs à myéloplaxes de la variété *intra-osseuse* exigent généralement une intervention chirurgicale plus active, c'est-à-dire soit l'*amputation*, soit la *résection* de l'os ou de toute la portion osseuse compromise. — Il répugne cependant à l'opérateur, lorsqu'il se trouve en présence d'une tumeur de cette sorte développée dans l'épaisseur de l'un des maxillaires, et surtout lorsqu'il est convaincu de la bénignité habituelle du tissu qui la compose, il lui répugne d'entreprendre d'emblée, sans avoir la main forcée, une mutilation dont les conséquences sont bien difficilement réparables. C'est surtout lorsqu'il s'agit du maxillaire inférieur que l'hésitation devient des plus légitimes. On sait ce que perd la régularité du visage, à quel point l'exercice de la mastication se trouve entravé par une résection, même partielle, de cet os, dans les cas où il a été divisé dans toute son épaisseur : l'observation 16 nous en a offert un exemple frappant ; on ne saurait donc trop encourager les tentatives des chirurgiens qui, à l'exemple de notre collègue M. le Dr Dolbeau (mémoire sur les enchondromes des mâchoires, 1859), auraient l'idée de maintenir par un appareil efficace, tout le temps de la cicatrisation et de la rétraction cicatricielle, les deux fragments osseux à leur position naturelle, et les arcades dentaires exactement juxtaposées. L'expérience clinique n'a pas encore prononcé sur la valeur de ces moyens mécaniques, qui méritent à coup sûr d'être essayés

---

(1) M. Charles Robin se souvient d'avoir étudié il y a quelques années, au point de vue anatomique, une tumeur à myéloplaxes qui reposait sur la tête du tibia, à côté de sa tubérosité antérieure, sans avoir érodé sensiblement la substance osseuse, et pour laquelle on avait pratiqué, je crois, l'amputation (communication orale). Ce fait se rapporterait assez bien à ce que nous supposons ici.

dans tous les cas où la résection est absolument nécessaire. Mais il est certain que le mieux serait de pouvoir s'en dispenser. Par conséquent, toutes les fois qu'il reste une lueur d'espoir d'arriver à une extirpation ou à une destruction totale du tissu de la tumeur sans interrompre entièrement la continuité de l'os, il est indiqué de s'en tenir tout d'abord à ce dernier parti, sauf à en surveiller attentivement le résultat et à recourir ultérieurement, si la réapparition du mal l'exige, à la ressource extrême d'une résection bien complète.

Le petit volume de la tumeur, sa situation facilement accessible, la régularité de la paroi interne de la coque osseuse (variété *enkystée régulière*), ou du moins une disposition très-médiocrement anfractueuse de cette paroi, sont autant de circonstances qui autorisent à des tentatives prudentes de conservation.

Supposons donc une tumeur à myéloplaxes réalisant ces conditions, et qui siégerait, par exemple, comme cela se présente le plus souvent, dans la portion antérieure de l'une des mâchoires, supérieure ou inférieure, peu importe. L'opération comprendra trois temps principaux : le premier sera destiné à mettre à découvert la substance morbide ; le deuxième, à l'extraire de la cavité qui la renferme ; le troisième, à détruire sur place les restes qui auront pu échapper, et particulièrement ceux qui pénètrent par une sorte d'infiltration dans les derniers recoins de la coque osseuse. — Pour exécuter le premier temps (*dénudation*), on a pratiqué tantôt une large et profonde incision sur la paroi antérieure de la tumeur, tantôt, à l'aide d'un bistouri en serpette, à lame courte et fixe sur le manche, l'ablation entière de cette paroi, y compris bien entendu la calotte osseuse qui en dépend ; ce dernier parti est de beaucoup préférable à la simple incision : car on met alors le tissu charnu à découvert sur la plus grande surface possible, ce qui permet bientôt d'explorer du regard et d'expurger à fond sa cavité de réception. — Dans le deuxième temps (*extraction*), on détache avec la pulpe du doigt indicateur, on arrache, on morcelle, on déchire avec l'ongle tout ce que l'on peut entraîner de la substance charnue ;

et, pour achever l'évacuation, dès que l'effusion sanguine commence à se modérer, on racle, on rugine, on évide, on gruge avec la gouge ou tout autre instrument la paroi interne de la coque osseuse dans tous les points où elle paraît anfractueuse et suspecte : si, d'un côté, il faut éviter d'affaiblir inutilement la résistance de cette coque, spécialement au maxillaire inférieur, d'un autre côté, il faut bien savoir aussi qu'une simple languette osseuse de quelques millimètres d'épaisseur suffirait, à la rigueur, surtout dans le tissu compacte de la portion basilaire, pour maintenir efficacement la continuité de l'os, et pour rendre par conséquent un éminent service, en parant aux graves inconvénients de la déformation dont nous parlions il y a quelques instants. Lorsque, par exception, la surface interne de la cavité osseuse est parfaitement lisse et régulière, comme celle qui emprisonne certains produits exclusivement fibreux (variété *enkystée énucléable*), cette circonstance en facilite beaucoup l'exploration et permet quelquefois d'obtenir par les seuls moyens que nous venons d'indiquer une extraction bien complète. On peut donc espérer, à la rigueur, d'arriver à une guérison durable sans avoir cependant dépassé le deuxième temps de l'opération, c'est-à-dire en se bornant à l'*extraction* pure et simple (voir obs. 5, 12, 13), et c'est sans doute, en partie du moins, au travail de suppuration qu'on le doit alors. Mais on aurait grand tort de compter sur ce résultat heureux ; nous ne croyons pas trop dire en affirmant que dans la grande majorité des cas, dans ceux principalement où les anfractuosités osseuses s'opposent à une expurgation absolue, il est indispensable d'assurer le résultat de l'extraction par une cautérisation énergique et surtout bien pénétrante. — C'est donc la *cautérisation* qui constitue le troisième temps de l'opération. L'application du cautère actuel se présente généralement à l'esprit des chirurgiens comme un excellent moyen de destruction ; mais nous partageons si peu cette manière de voir que nous n'hésitons pas, à ce titre, à en rejeter complétement l'emploi. Ce mode de cautérisation est souvent d'un maniement difficile ; il est toujours fort pénible pour le malade ; en outre, il a été plus d'une fois mis en usage, et d'une manière très-énergique, dans les cas dont nous nous occupons, sans donner de résultat satisfaisant ; et lorsque par hasard la guérison s'en est suivie, on peut fort bien se demander si cette guérison n'aurait pas été obtenue tout aussi bien sans lui. Le cautère actuel, considéré comme agent modificateur, produit une excitation très-vive dans les tissus vivants, il y détermine une douleur souvent extrême, il peut en changer quelquefois utilement le mode de vitalité, ou produire une heureuse révulsion ; considéré comme agent hémostatique, il peut rendre également d'incontestables services ; mais, considéré comme agent destructeur, son action (ne comportant pas une très-longue durée) est presque toujours incomplète, superficielle, et ne peut certainement être comparée à celle des substances caustiques. Il suffit pour en être convaincu d'avoir vu pratiquer, par exemple, l'application réitérée du fer rouge pendant plusieurs minutes à la surface d'un bourrelet hémorrhoïdal volumineux, et d'avoir su constater quelques jours après que, malgré les apparences formidables de cette cautérisation, malgré des nuages de vapeur, une rétraction violente et un aspect noirâtre de toutes les tumeurs cautérisées, l'eschare produite n'avait pourtant envahi qu'une faible couche de tissu. La raison, du reste, en est facile à comprendre : d'une part, la plus grande portion du calorique est employée à la vaporisation des liquides, et par conséquent neutralisée ; d'une autre part, les eschares sèches, les plaques carbonisées, qui ont été très-rapidement produites par la désorganisation des couches superficielles, isolent et protégent aussitôt les parties plus profondes, qui échappent dès lors à l'action destructive. Ainsi donc, ce qui nous fait rejeter l'emploi du cautère actuel lorsqu'il s'agit d'atteindre et de mortifier les dernières racines d'une tumeur à myéloplaxes (lorsque surtout ces racines sont diffuses et entremêlées de cloisons et trabécules osseuses protectrices), c'est que, après avoir exposé le malade à des douleurs vives et prolongées, et à une réaction inflammatoire considérable, on croit sincèremet avoir détruit *beaucoup* et *profondément,* tandis qu'en réalité on s'est borné à masquer par des eschares noirâtres et plus ou moins superficielles, et à dérober ainsi au contrôle de l'exploration tous les germes que l'on voulait anéantir et dont on n'a peut-être fait qu'exciter la rapide reproduction. Les caustiques chimiques échappent à ces graves inconvénients ; ils sont d'une application bien plus facile, occasionnent moins d'excitation, moins de douleur, peuvent être laissés à demeure aussi longtemps qu'on le juge nécessaire, pénètrent et s'infiltrent dans les tissus malades, en vertu de leur solubilité, à la profondeur que l'on désire, et poursuivent de cette manière l'altération jusque dans les dernières anfractuosités et aréoles du tissu osseux. La pâte au chlorure de zinc, la *pâte de Canquoin,* ayant été appliquée avec un plein succès dans un cas qui cependant était peu favorable (obs. 17), nous pensons que ce caustique flexible et d'un maniement si commode doit être adopté préférablement à tout autre. On en dépose des plaques d'une certaine épaisseur (en général de 2 à 4 ou 5 millimètres) sur toute la surface interne de la loge osseuse ou ostéo-fibreuse, on les comprime quelques instants avec la pulpe du doigt pour les rendre adhérentes aux aspérités, les mouler sur elles et les faire pénétrer plus profondément encore, s'il est possible, dans les espaces aréolaires et anfractueux ; puis, on bourre avec de la charpie toute la partie centrale de la cavité, afin de les maintenir exactement appliquées pendant le temps nécessaire et se mettre ainsi à l'abri de toute diffusion regrettable. Ordinairement trois ou quatre heures suffisent pour obtenir une destruction très-profonde, qu'on peut estimer approximativement à plusieurs millimètres, mais qui varie nécessairement suivant l'épaisseur des plaques caustiques employées. Trame osseuse et substance charnue, tout est mortifié à la fois : au bout de quelques jours, on commence à détacher, avec des pinces, des eschares molles et noirâtres accompagnées de petits fragments calcaires nécrosés, mais ce n'est qu'au bout de plusieurs semaines que se détachent les lamelles ou cloisons osseuses d'un certain volume qui ont été réduites à l'état de séquestres. A mesure que s'opère ce travail d'élimination, des bourgeons charnus se développent de tous côtés; par leur agrégation ils tendent incessamment à combler le vide; ils y contribuent également par leur rétractilité, en vertu de laquelle les portions restantes de la coque ostéo-fibreuse reviennent insensiblement sur elles-mêmes; par suite de ce retrait incessant, la saillie extérieure de la coque arrive à s'effacer presque complétement; en sorte qu'après la cicatrisation définitive, la perte de substance de l'os devient peu appréciable, et la déformation beaucoup moindre qu'on ne l'aurait supposé d'abord.

Ici encore nous avons à poser, au sujet des tumeurs intra-osseuses, et sans pouvoir mieux la résoudre, une question toute semblable à celle qui s'est présentée quand nous parlions des tumeurs sous-périostiques; cette question, la voici : l'évidement de la coque osseuse suivi de la cautérisation serait-il, par hasard, applicable aux tumeurs myéloplaxiques enkystées des os longs ou du moins à quelques-unes d'entre elles, aussi bien qu'à celles des os maxillaires? Jusqu'ici, l'expérience est muette à cet égard; mais nous croyons cependant qu'on pourrait sans trop de témérité essayer ce mode de traitement si la tumeur était fort petite, en quelque sorte à son début, développée très-près de la surface de l'os, dans un point suffisamment éloigné de la jointure, et, d'ailleurs, facilement accessible.

Malheureusement, c'est presque toujours dans des conditions tout opposées que se présentent aux chirurgiens les tumeurs de ce genre; de sorte qu'ils devront bien rarement rencontrer l'occasion de tenter cette dernière chance de conservation du membre. Qu'on ajoute à cela la difficulté du diagnostic, lorsqu'il s'agit de déterminer d'avance, ou même seulement pendant l'opération et au milieu de l'effusion sanguine, la profondeur exacte à laquelle pénètre l'altération dans le tissu osseux, de déterminer si la production accidentelle est bien circonscrite, enkystée, enchâssée dans une loge os-

seuse tant soit peu régulière, ou bien, au contraire, si elle est
infiltrée d'une manière vague et diffuse dans le tissu osseux d'alen-
tour, et l'on comprendra dès lors pourquoi l'*amputation* ou la *résection* sont ordinairement les seules ressources à opposer aux tumeurs à myéloplaxes développées dans les os des membres.

Quelle que soit, du reste, l'opération à laquelle on s'arrête,
quelle que soit aussi la disposition anatomique de la tumeur, le
point capital c'est d'enlever ou de détruire bien complétement
non-seulement tout ce qui est malade, mais encore tout ce qui
semble être sur le point de le devenir; sans quoi, la récidive
serait imminente. Par conséquent, on doit aussitôt après l'opération examiner attentivement toute la surface de la plaie, et
constater, en particulier, l'état du tissu spongieux et du canal médullaire. C'est bien le cas de rappeler et de reproduire ici les recommandations que Dupuytren ne manqua pas de faire à l'occasion de la
malade de notre observation 40 : On doit avoir grand soin, disait-
il, de ne pas perdre de vue, lorsqu'on pratique cette opération (amputation ou résection) que *la plus petite portion oubliée suffit pour
la reproduction de la maladie*, ainsi qu'il arriva à un chirurgien anglais qui comptait sur la suppuration pour éliminer un petit prolongement resté dans le moignon après l'amputation de la cuisse (*Leçons orales*, 1839, art. *du Fongus hématode*).

En résumé, lorsqu'on fait tant que d'entreprendre une opération
d'une certaine gravité, on ne saurait y accumuler trop de conditions de succès ; et si l'on s'attaque à un tissu pathologique que le
moindre germe est capable de reproduire, c'est surtout alors qu'il
faut viser à retrancher trop, pour être bien sûr d'avoir retranché
assez.

APPENDICE.

DE L'OSTÉOMALACIE PAR HYPERGÉNÈSE DES MYÉLOPLAXES.

Une question, qui n'a rien, du reste, que de très-rationnel, s'est depuis longtemps présentée à notre esprit. Nous nous sommes demandé si cette affection rare et mystérieuse qu'on appelle l'*ostéomalacie*, et qui, sous le voile d'une dénomination commune, comprend très-certainement des altérations pathologiques de natures différentes; nous nous sommes demandé, disons-nous, si, dans bon nombre de cas, dans ceux surtout où les os sont convertis, comme disent les auteurs, «en une substance molle, charnue, rougeâtre et flexible», l'ostéomalacie ne serait pas le résultat d'une transformation myéloplaxique du tissu osseux; si, en d'autres termes, l'hypergénèse des myéloplaxes, plus ou moins généralisée dans le système osseux, ne serait pas un des modes de manifestation de la maladie dont nous parlons.

C'est là une vue de l'esprit, qui n'a pas encore été confirmée par l'observation, mais qui, malgré cela, nous paraît extrêmement vraisemblable.

M. Ch. Robin, dans un cas d'ostéomalacie limitée aux membres inférieurs, n'a pu observer pour toute altération de texture, nous devons le dire, qu'un amincissement considérable de la substance osseuse proprement dite, qui était réduite à des lamelles papyracées et extrêmement flexibles, tandis que les aéroles intermédiaires étaient remplies de substance médullaire à peu près normale. Ce fait négatif ne prouve qu'une chose, à savoir : que l'altération intime des os peut fort bien, dans cette maladie, n'être pas toujours parfaitement identique à elle-même.

D'un autre côté, en parcourant l'excellent travail que nous a laissé M. Stanski sur l'ostéomalacie (1839), et surtout en jetant les yeux sur les figures coloriées qui terminent fort à propos son mémoire, nous avons été singulièrement surpris de reconnaître, précisément, dans la plupart des points où la matière charnue ou pulpeuse a envahi le tissu des os, cette même coloration cramoisie, rouge-brun, vineuse ou violacée, que nous avions déjà nous-même représentée dans nos planches, et qui caractérise si bien d'habitude le tissu myéloplaxique. Le texte de M. Stanski n'est pas moins significatif que ses planches : «Le tissu osseux», dit-il en résumant les altérations trouvées chez le sieur Potiron, âgé de 18 ans, «le tissu osseux, «presque complétement disparu dans les tibias et les os iliaques, y «est remplacé par une *substance charnue d'un rouge-brun,* homogène «au premier aspect, abreuvée d'une sérosité rouge sanguinolente, «laquelle remplit même les cavités assez considérables qui se trou-«vent dans cette dégénérescence. Cette dernière, examinée à la «loupe, permet de reconnaître qu'elle est déposée dans le tissu «spongieux des os, seulement les cellules en sont agrandies ; leurs «parois, molles et membraneuses, disparaissent et deviennent d'au-«tant moins apparentes dans le tissu de cette altération, que celle-«ci est plus avancée.... On voit dans le corps du fémur des cavités «remplies de *substance molle, pultacée, d'un rouge lie de vin ;* il «y a à peine quelques traces de graisse.... » (p. 59 et 47). Et ailleurs (p. 34), dans l'observation de Joséphine Thévenot, âgée de 25 ans : «*Tous les os ont une couleur très-rouge, très-foncée ;* le scalpel entre «aisément dans leur tissu.... La cavité médullaire des os longs est «considérablement augmentée, au point que dans le milieu des «fémurs le cylindre osseux conserve à peine une ligne d'épaisseur ; «elle est remplie par une *substance médullaire très-épaisse, sem-«blable à de la bouillie, couleur lie de vin* et diaprée par des granula-«tions jaunâtres... ». Dans un autre endroit encore (p. 30), au sujet d'une femme de 32 ans, on lit le passage suivant : «Après la mort «on trouva les os de toutes les extrémités et ceux du bassin très-

« ramollis et comme charnus ; à l'intérieur ils étaient *tellement mous*
« *et rouges qu'ils ressemblaient à la substance des gencives.* »

En vérité, il serait difficile de concevoir la possibilité de descriptions anatomo-pathologiques qui se rapportassent plus exactement
aux caractères de la substance myéloplaxique envisagée dans sa
variété la plus franche ; et, en considérant l'identité presque parfaite qui existe entre de pareilles descriptions et celles que nous
avons nombre de fois présentées au lecteur, nous croyons avoir
bien des raisons de conclure que l'ostéomalacie, telle qu'on l'a en-
tendue jusqu'à ce jour, a dû fort souvent reconnaître pour cause
anatomique une multiplication exagérée des plaques à noyaux multiples des os.

Ainsi donc, en résumé, et selon toute probabilité, l'hypergénèse
des myéloplaxes, au lieu de se localiser dans un point déterminé
pour y former tumeur, pourrait, dans quelques circonstances exceptionnelles (et en vertu peut-être d'une sorte de *diathèse restreinte*,
agissant exclusivement sur le système osseux), s'opérer d'une manière vague et diffuse dans toute la substance d'un os long, et même
sur presque toute l'étendue du squelette, en constituant ainsi une
des principales formes anatomiques de ce que l'on appelle l'*ostéomalacie*. Il n'y aurait alors, entre une tumeur myéloplaxique proprement dite, et cette même transformation charnue qui affecterait
toute la longueur d'un os ou de plusieurs os, pas d'autre différence
(anatomiquement parlant) que celle qui existe entre une altération circonscrite et une altération diffuse, entre l'exostose, par
exemple, et l'hyperostose.

CONCLUSIONS.

De ce travail et des faits qui lui ont servi de base, nous croyons pouvoir déduire les conclusions suivantes :

1° — Les *tumeurs à myéloplaxes* sont constituées par la *multiplication anormale* d'un des éléments anatomiques *normaux* de la moelle des os.

2° — Elles ne doivent point être confondues avec les tumeurs à médullocelles, lesquelles prennent aussi naissance dans le tissu médullaire, mais dérivent de la multiplication anormale d'un élément anatomique tout différent.

3° — L'expression de *tumeur myéloïde,* qu'on a souvent employée jusqu'ici comme synonyme, est donc trop vague, trop insuffisante pour spécifier l'altération, puisqu'elle n'indique que le point de départ du mal, sans rien dire de la nature du tissu morbide.

4° — Les tumeurs à myéloplaxes (envisagées, du moins, d'une manière générale) ne méritent aucunement la qualification de cancéreuses.

5° — Elles ont été vues, remarquées, quelquefois même distinguées des autres tumeurs des os par un certain nombre de chirurgiens et d'auteurs anciens; mais tous, ils en ont méconnu la nature.

6° — Dans l'ignorance où l'on se trouvait de leur texture intime, on les a confondues, sous les noms vagues de sarcomes, fongus hématodes, fongus érectiles, spina ventosa, tumeurs fibrineuses, tumeurs sanguines des os, etc., avec des maladies essentiellement différentes.

7° — La première mention de leur nature histologique, interprétée dans son véritable sens, appartient incontestablement à M. Ch. Robin (Soc. de biol., 1849 et 50).

Conclusions relatives à l'anatomie pathologique.

8° — Le caractère anatomique fondamental du tissu charnu de ces tumeurs, le caractère qui sert de base à leur classification, consiste dans une prédominance manifeste des *plaques à noyaux multiples* de la moelle, qui, d'éléments accessoires, deviennent alors éléments principaux.

9° — Ces éléments anatomiques fondamentaux sont ordinairement reliés entre eux par une certaine quantité d'éléments fibreux ou fibro-plastiques, de matière amorphe et de granulations moléculaires.

10° — A cette constitution histologique, correspond presque toujours une coloration spéciale du tissu morbide, coloration qui se rapproche plus ou moins de la teinte *rouge-brun* ou *cramoisie,* mais qui, dans certains cas, peut être atténuée ou même tout à fait masquée soit par la complication d'une infiltration graisseuse, soit par par la présence d'une gangue fibroïde ou granuleuse très-développée.

11° — En conséquence de ce qui précède, et en considération de la rareté excessive, ou, pour mieux dire, de l'existence très-problématique des tumeurs purement sanguines des os, on peut établir, en thèse générale, que toute tumeur charnue ou pulpeuse qui s'est développée primitivement dans le système osseux, et dont le tissu conserve encore après l'ablation une couleur d'un rouge cramoisi ou brunâtre, est à coup sûr essentiellement composée de myéloplaxes. Mais la réciproque n'est pas toujours aussi vraie.

12° — Le tissu myéloplaxique, suivant le degré d'adhérence réciproque de ses éléments constitutifs, peut se présenter à l'état de *crudité* ou bien à l'état de *ramollissement* : dans le premier cas, il ressemble à la chair musculaire, à un caillot dur et ancien, au tissu plus ou moins congestionné du rein, de la rate, du cœur, de l'utérus, etc. ; dans le second cas, sa substance pourrait être comparée,

suivant qu'elle est plus ou moins désagrégée, soit à celle du placenta, soit à celle d'un poumon hépatisé ou carnifié, soit à la pulpe
rougeâtre et grumeleuse qui résulterait de l'écrasement de la rate,
soit enfin à la boue splénique elle-même, à la lie de vin, etc.

13° — Le tissu myéloplaxique est souvent accompagné de *cavités
kystiques,* qui sont creusées dans sa substance et renferment de la
sérosité plus ou moins sanguinolente. D'autres fois ce sont des cavernes anfractueuses, remplies de sang, et à parois irrégulières et
tomenteuses.

14° — Le point de départ de ce tissu pathologique réside essentiellement, nous pourrions même dire exclusivement, dans le *système osseux.* Il se développe soit à la surface des os, soit dans leur
épaisseur, mais presque toujours aux dépens des *portions spongieuses.*

15° — Le siége d'élection des tumeurs à myéloplaxes est, sans
contredit, dans les *os maxillaires,* particulièrement au niveau de leur
bord alvéolaire. On les rencontre aussi, quoique moins souvent, dans
les *extrémités épiphysaires* des os longs, surtout au genou, et quelquefois enfin dans les os courts.

16° — Fréquemment le tissu morbide est emprisonné dans une
coque osseuse ou *ostéo-fibreuse ;* et c'est pour cela que les auteurs ont
ordinairement classé de pareilles tumeurs parmi les *kystes osseux* à
produits solides, ou parmi les diverses manifestations de ce que l'on
a appelé le *spina ventosa.*

17° — Les tumeurs à myéloplaxes comportent un certain nombre
de *variétés anatomiques,* dont les différences son basées sur des particularités de siége, de conformation intérieure, de composition intime, sur la période d'évolution, etc. Les plus importantes sont celles
qui dérivent de la considération de structure (variété *type,* variété
fibroïde, variété *graisseuse,* variété *vasculaire,* etc.) ; rappelons aussi
celles qui dérivent de la situation superficielle ou profonde du tissu
morbide par rapport à l'os affecté (variété *péri-osseuse* et *intra-
osseuse*).

18° — Le tissu myéloplaxique plus ou moins vasculaire, plus ou moins abreuvé de sang, et à différents états de crudité ou de ramollissement, constitue vraisemblablement l'altération anatomique essentielle de la plupart des tumeurs des os prétendues *érectiles* ou *anévrysmales*, ainsi que d'un certain nombre de cas d'*ostéomalacie*.

Conclusions relatives à l'étiologie, à la séméiologie, au diagnostic.

19°—Le plus grand nombre des tumeurs à myéloplaxes se montrent dans la *jeunesse*, et spécialement de 15 à 25 ans.

20° — Elles sont ordinairement *indolentes* par elles-mêmes. Elles offrent dans bien des cas, particulièrement aux maxillaires, et surtout lorsqu'elles sont encore renfermées dans l'os, une série de symptômes fort analogues à ceux des *kystes osseux* ou des *tumeurs fibreuses enkystées* des os ; symptômes qui permettent toujours alors de reconnaître qu'il s'agit d'une tumeur bénigne, mais qui fournissent rarement les éléments d'un diagnostic plus précis.

21° — La ponction exploratrice, comme moyen de diagnostic, ne peut avoir d'intérêt qu'autant qu'on tient un compte rigoureux de la nature et surtout de la *quantité* du liquide évacué ; quantité qui est plus ou moins en rapport avec le volume de la tumeur, suivant qu'il s'agit d'un kyste pur et simple, ou au contraire d'une production charnue accidentellement creusée d'une cavité kystique.

22° — Si le tissu morbide s'est développé primitivement à la surface d'un des os maxillaires ou dans un point très-voisin de cette surface, et qu'il ait rapidement distendu et aminci la muqueuse gingivale, sa coloration spéciale peut se manifester, par transparence, sous l'aspect d'une teinte *livide, pourprée* ou *lie de vin* : cette circonstance permet alors, concurremment avec l'irréductibilité de la tumeur, de donner une grande précision au diagnostic.

23° — Le seul caractère distinctif et en quelque sorte pathognomonique de ces tumeurs réside, en effet, dans la coloration spéciale de leur tissu ; malheureusement ce caractère anatomique ne se manifeste pas fréquemment à l'extérieur sous forme de symptôme : en sorte que, dans le plus grand nombre des cas qui se présentent, il peut bien être permis, jusqu'à un certain point, de *soupçonner* d'avance la présence d'une tumeur à myéloplaxes, mais, quant à en *préciser formellement* la nature, cela n'est guère possible que pendant ou après l'ablation.

24° — Ce diagnostic après coup (qu'on pourrait appeler diagnostic *a posteriori*), ordinairement seul possible en pratique, est loin toutefois d'être dénué de valeur, puisque, formulé ayant l'opération, il n'aurait que fort peu influé sur la décision opératoire, et que, pendant ou après l'opération, il arrive encore assez à temps pour permettre de là modifier ou de la compléter, pour fournir au pronostic, même en l'absence d'examen microscopique, un élément très-précieux, et enfin pour engager (en cas de récidive par opération incomplète) à recourir plus tard sans répugnance à une nouvelle intervention.

25° — L'examen microscopique, toutes les fois qu'on est en mesure de le pratiquer, doit toujours être appelé, même pour les tumeurs de la variété franche, à *contrôler* et à *confirmer* jusqu'à l'évidence l'examen fait à l'œil nu : attendu qu'à la rigueur, on aurait pu être induit en erreur soit par une vascularité extrême, soit par une infiltration sanguine considérable. — Mais c'est surtout pour les tumeurs de la variété fibroïde et de la variété graisseuse que cet examen devient tout à fait indispensable, puisque leur tissu ne nous a présenté à l'œil nu rien de caractéristique. Le diagnostic précis, soit avant, soit pendant l'opération, des tumeurs à myéloplaxes de ces deux dernières variétés nous paraît donc jusqu'ici complétement impossible, et il est fort présumable que l'examen minutieux de la structure intime sera toujours le seul moyen de résoudre clairement la question de leur nature.

Conclusions relatives au pronostic.

26° — Toute tumeur des os essentiellement formée de myéloplaxes doit être réputée *de nature bénigne*, et cela au même titre que les kystes, lipomes, enchondromes, tumeurs fibreuses, tumeurs érectiles, tumeurs dites adénoïdes, etc., c'est-à-dire en considération de sa localisation extrêmement présumable.

27° — Une tumeur des os dans laquelle les plaques à noyaux multiples ne se trouvent mélangées qu'à des éléments graisseux, fibreux ou cartilagineux, mérite de partager le même pronostic.

28° — Une tumeur dans laquelle les plaques à noyaux multiples sont encore prédominantes, mais associées à une proportion très-notable d'éléments fibro-plastiques, a chance encore, dans un grand nombre de cas, d'affecter une évolution bénigne, spécialement chez les sujets jeunes et bien portants; mais ici, le pronostic que l'on tire de l'anatomie pathologique est un peu moins absolu : il sera susceptible de varier, sans doute, suivant la proportion relative des divers éléments, l'âge des sujets, et plusieurs autres circonstances cliniques que le praticien seul est à même d'apprécier.

29° — De nouvelles recherches sont nécessaires pour s'assurer si, sur le déclin de l'âge mûr et dans la vieillesse, ces tumeurs (qui sont alors beaucoup plus rares) suivent une marche clinique analogue, si elles doivent inspirer encore au chirurgien la même présomption de bénignité, ou si, au contraire, elles ne seraient pas susceptibles à cet âge de revêtir un peu plus souvent des caractères de malignité.

Conclusions relatives au traitement.

30° — Les tumeurs à myéloplaxes n'ont presque aucune tendance à rester stationnaires, et encore moins à rétrograder soit spontanément, soit sous l'influence d'un agent thérapeutique.

31° — L'extirpation pure et simple ne mérite presque aucune confiance. Qu'elle consiste, en effet, dans la simple excision de la tumeur, ou bien dans le morcellement, l'arrachement, l'extraction avec le doigt après incision ou abrasion préalable de sa paroi osseuse, elle n'arrive presque jamais (si ce n'est peut-être dans la variété enkystée énucléable) à faire disparaître complétement ce qui est altéré ; elle ne constitue donc le plus souvent, et tant qu'il reste la moindre parcelle de tissu encore adhérente à la substance de l'os, qu'une opération palliative et illusoire, bientôt suivie de repullulation.

32° — L'application du fer rouge est également impuissante, dans la plupart des cas, pour achever la destruction du mal.

33° — La rugination, le grugement avec la gouge, et surtout les caustiques chimiques, particulièrement le chlorure de zinc (pâte de Canquoin), satisfont beaucoup mieux à cette indication.

34° — C'est donc par l'*extirpation* combinée à la *rugination* ou plutôt encore à la *cautérisation potentielle*, que l'on peut et que l'on doit espérer un véritable succès, du moins pour ce qui concerne les tumeurs sous-périostiques.

35° — Quant aux tumeurs intra-osseuses, le moyen le plus sûr pour les mettre définitivement à l'abri des chances de reproduction (surtout lorsqu'elles sont infiltrées ou irrégulièrement enkystées dans le tissu osseux) consiste dans la *résection* de l'os, ou l'*amputation* du membre.

36° — Cependant il est quelquefois permis en pareil cas, ou même formellement indiqué, surtout au maxillaire inférieur, de chercher à ménager la continuité de l'os dans une certaine portion de son épaisseur, quelque minime qu'elle soit, et de recourir, dans ce but, comme pour les tumeurs péri-osseuses, à l'*extraction* aussi complète que possible du tissu charnu, immédiatement suivie de la *rugination* des parois osseuses, du *grugement* avec la gouge, et d'une *cautérisation potentielle* énergique et très-pénétrante.

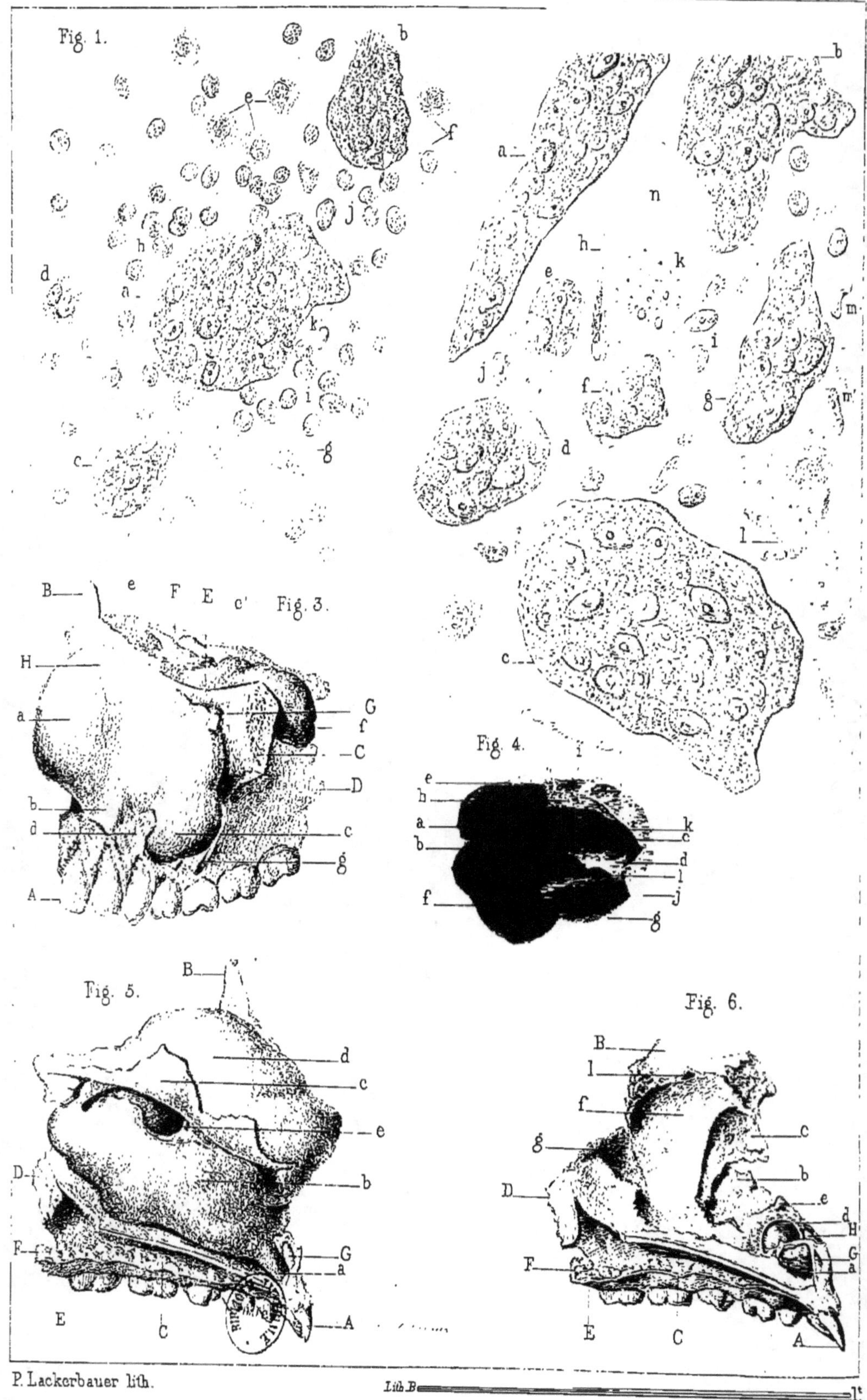

Fig. 1.
Fig. 3.
Fig. 4.
Fig. 5.
Fig. 6.

EXPLICATIONS DES PLANCHES.

Planche I.

Fig. 1. — (Grossissement de 500 à 600 diamètres.) — Éléments anatomiques spéciaux du tissu médullaire normal (dessin de l'*auteur*).

La préparation a été prise dans le tissu spongieux du maxillaire supérieur d'un jeune enfant. Faute d'espace, la proportion n'a pas été gardée ici entre la quantité relative des plaques multinucléées et celle des médullocelles : les quatre myéloplaxes représentées se trouvaient disséminées au milieu d'un bien plus grand nombre de médullocelles, et réparties sur une étendue huit ou dix fois plus considérable.

a, b, c, d. — Plaques à noyaux multiples (myéloplaxes).

e, f, g, etc. — Médullocelles (variété cellule).

h, i, j, etc. — Médullocelles (variété noyau).

k. — Élément fibro-plastique exceptionnellement rencontré dans la préparation.

Fig. 2. — (Même grossissement.) — Myéloplaxes observées dans une production pathologique et la constituant essentiellement (dessin de l'*auteur*, d'après la tumeur de l'obs. 17.)

La proportion relative des divers éléments sur un espace donné a été exactement observée : d'où l'on peut voir que les myéloplaxes, par leur masse totale, sinon par leur nombre, dominaient manifestement dans le tissu de cette tumeur. Il en est de même pour toutes les figures micrographiques subséquentes.

a, b, c, d, e, f, g. — Myéloplaxes de formes et de dimensions variées.

h. — Myéloplaxe vue de champ, pendant le mouvement de rotation qu'elle est en train de subir dans le liquide de la préparation.

i, j. — Noyaux libres, provenant peut-être de plaques déchirées ou désagrégées.

k. — Granulations moléculaires et granulations graisseuses disséminées.

l. — Éléments fibro-plastiques fusiformes.

m, m'. — Noyaux fibro-plastiques.

n. — Globules sanguins.

Fig. 3. — Tumeur à myéloplaxes du maxillaire supérieur gauche, vue par sa face antéro-externe (dessin de M. *Jules Rouyer*, d'après la pièce anatomique de l'obs. 1re).

A. — Première incisive.

B. — Apophyse montante du maxillaire supérieur.

C. — Apophyse malaire qui a été séparée de l'os malaire par un trait de scie.

D. — Tubérosité maxillaire.

E. — Bord orbitaire inférieur.

F. — Portion de l'ethmoïde et du plancher orbitaire qui a été refoulée, amincie et en partie détruite par la tumeur.

G. — Nerf sous-orbitaire.

H. — Muscle élévateur commun, aplati sur la face antérieure de la tumeur.

a. — Lobe antérieur et face antérieure de la tumeur.

b. — Son pédicule interne.

c. — Son pédicule externe.

d. — Portion osseuse qui les sépare.

e, e'. — Lobes et sinuosités de la face supérieure faisant saillie dans la cavité orbitaire.

f. — Lobe externe de la tumeur; il est de forme hémisphérique, et occupe l'emplacement du sinus maxillaire sans être dans sa cavité. — La moitié supérieure de ce lobe est seule visible dans cette figure; sa moitié inférieure est enchâssée dans la portion osseuse restante du sinus (voy. fig. 6, *g*), portion osseuse qui correspond à la tubérosité maxillaire.

g. — Lambeau de périoste, separé par dissection du tissu morbide qu'il recouvrait, et renversé en bas pour laisser voir dans toute sa netteté le pédicule externe de la tumeur.

Fig. 4. — Lobe externe de cette tumeur (le même que fig. 3, *f*), qui a été séparé de la masse principale, extrait de la cavité osseuse qui reste comme vestige du sinus maxillaire, et enfin soumis à une coupe horizontale et antéro-postérieure (dessin de *l'auteur*).

Cette figure a pour but de montrer la configuration extérieure et intérieure de cette portion de la tumeur, ainsi que l'aspect, la coloration spéciale de son tissu.

a, b, c, d. — Surfaces fraîchement coupées par l'incision horizontale, dont les deux lèvres ont été écartées à angle droit.

e, f. — Surface extérieure de la tumeur, séparée, énucléée, en quelque sorte, des tissus fibreux et osseux qui concouraient à l'envelopper.

g, h. — Coque osseuse très-mince, granuleuse, et finement spongieuse, adhérente au tissu de la tumeur, et refoulée par elle dans la concavité postérieure du sinus maxillaire (fig. 6, *g*). — Cette lamelle calcaire représente évidemment la couche osseuse la plus profonde de la paroi antérieure et même un peu de la paroi interne du sinus, parois qui ont été dédoublées et refoulées excentriquement par le développement graduel du tissu morbide.

i, j. — Portion antérieure et interne de la membrane muqueuse de l'ancien sinus maxillaire, dont la cavité est aujourd'hui effacée par adossement de ses parois opposées. — En effet, cette portion de muqueuse, légèrement adhérente à la lamelle osseuse *g, h*, se trouve être continuë par sa périphérie, et contiguë par sa face libre avec l'autre portion de muqueuse qui tapisse de la même manière la concavité postérieure du sinus (fig. 6, *g*).

k. — Grande cavité kystique à parois lisses, creusée au milieu du tissu morbide et ne renfermant que de la sérosité sanguinolente.

l. — Autre cavité kystique de même nature, mais plus petite.

Fig. 5. — Même tumeur que celle de la fig. 3, mais représentée par sa face interne, c'est-à-dire du côté de la fosse nasale (dessin de M. *Jules Rouyer*).

A. — Première incisive.

B. — Apophyse montante du maxillaire.

C. — Voûte palatine osseuse érodée, amincie, par la pression prolongée de la tumeur.

D. — Tubérosité maxillaire.

E. — Muqueuse gingivale.

F. — Couche de glandules palatines.

G. — Racine de la première incisive.

a. — Pédicule interne de la tumeur.

b. — Lobe interne et inférieur de la tumeur, débarrassé de la muqueuse de Schneider.

c. — Cette membrane muqueuse disséquée et relevée.

d. — Lobe interne et supérieur de la tumeur, recouvert par la muqueuse amincie et adhérente.

e. — Cavité kystique intermédiaire aux deux lobes internes.

Fig. 6. — Répétition de la fig. 5, avec cette différence que la masse principale de la tumeur a été séparée de ses deux pédicules d'origine par une section artificielle, puis complétement enlevée pour laisser voir l'état.de l'os maxillaire (dessin de M. *Jules Rouyer*).

A. — Première incisive.

B. — Partie antérieure du plancher de l'orbite, supportée par la tubérosité malaire.

C, D, E, F, G. — Comme dans la figure précédente.

H. — Racine de la deuxième incisive, séparée de la précédente par une cloison osseuse.

I. — Orifice donnant passage au nerf sous-orbitaire.

a. — Pédicule interne de la tumeur, situé en arrière des deux premières racines dentaires, et adhérent aux parois d'une petite excavation osseuse dont il prend la forme.

b. — Pédicule externe dont on n'aperçoit ici que la surface de section.

c. — Lambeau périostique incrusté de fragments osseux, qui recouvrait la portion de tumeur faisant suite au pédicule externe.

d. — Petite tumeur à myéloplaxes surprise à une période voisine de son début, de forme sphéroïde, et encore renfermée dans une coque osseuse complète.

e. — Coque osseuse à laquelle on a pratiqué une ouverture circulaire, pour laisser voir la tumeur *d* qui adhère légèrement à toute sa face interne.

f. — Face antéro-externe de la cavité du sinus maxillaire.

g. — Région la plus reculée de la cavité du sinus maxillaire; cette partie est encore tapissée par la membrane muqueuse, qui, les choses étant en place, se trouvait en continuité par sa périphérie, et en contiguïté par sa face libre avec l'autre portion de muqueuse (*i, j,* fig. 4) restée adhérente au lobe externe de la tumeur; en sorte que ces deux lambeaux constituaient, par leur réunion, un vestige incontestable de la cavité primitive du sinus maxillaire, maintenant effacée par aplatissement.

Planche II.

Fig. 1. — Tumeur à myéloplaxes du maxillaire inférieur, sur laquelle une coupe verticale a été pratiquée de gauche à droite pour laisser voir les détails de sa conformation intérieure, ainsi que la coloration du tissu morbide (dessin de M. *P. Lackerbauer,* d'après la pièce anatomique de l'obs. 16).

a. — Première molaire.

b. — Deuxième molaire.

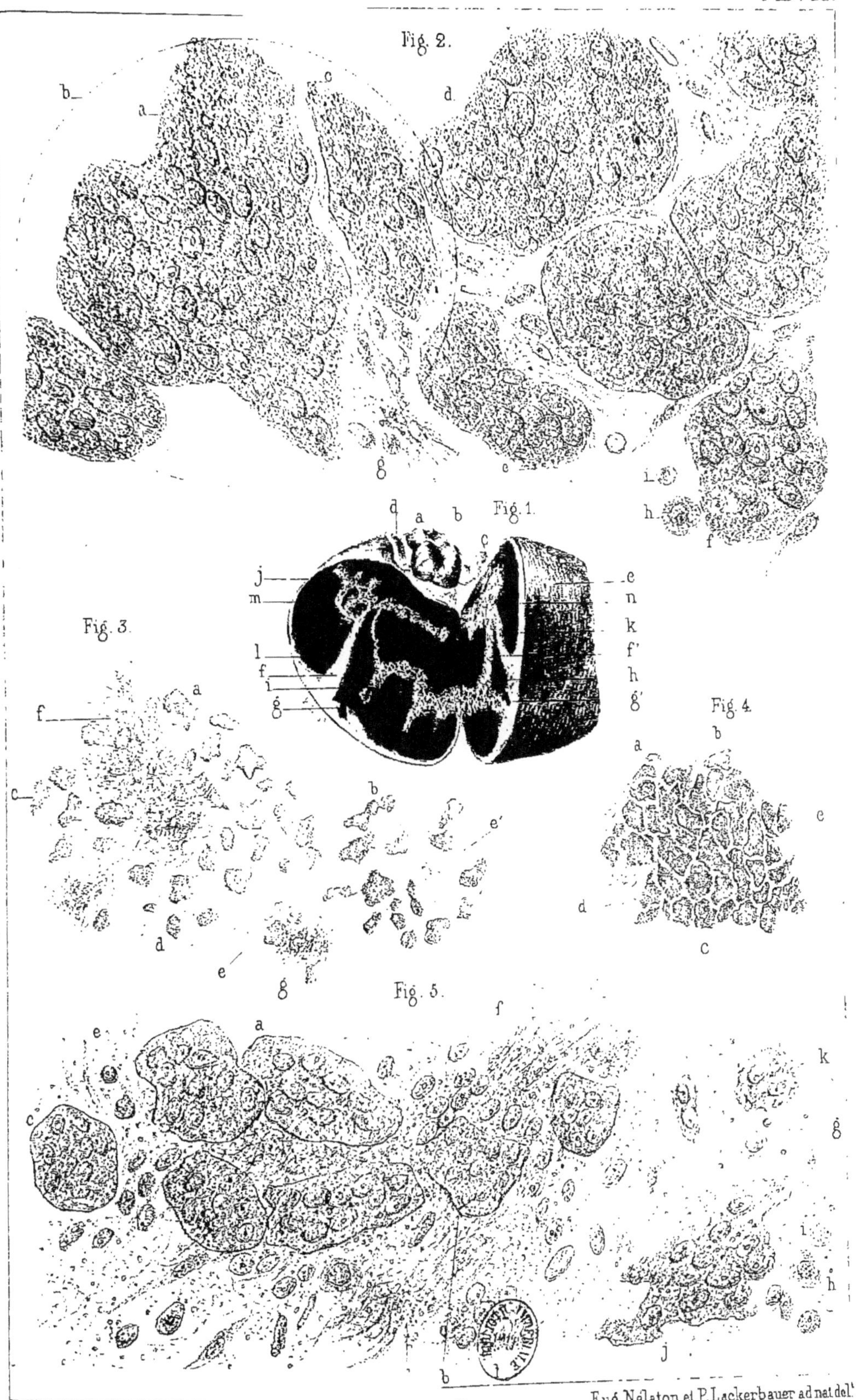

Eug. Nélaton et P. Lackerbauer ad nat del.

c. — Troisième molaire.

d. — Muqueuse gingivale.

e. — Coque osseuse de la tumeur, vue par sa face extérieure et recouverte de son périoste.

f, f'. — Forte cloison osseuse intérieure, née de la portion la plus épaisse de la coque osseuse, et constituée par du tissu compacte.

g, g'. — Nerf dentaire renfermé dans une petite gaîne osseuse encore intacte.

h, i, j. — Cloisonnement irrégulier du tissu morbide par des fragments de tissu osseux spongieux.

k, l. — Tissu morbide d'un rouge-brun très-prononcé et presque exclusivement composé de myéloplaxes.

m, n. — Parties d'une teinte plus claire, tirant sur le grisâtre, et renfermant, outre les myéloplaxes, une proportion notable d'éléments fibroplastiques.

Fig. 2. — (Grossissement de 500 à 600 diamètres.) — Plaques à noyaux multiples, constituant essentiellement le tissu de la tumeur précédente (fig. 1). — Cette préparation est tirée des parties les plus colorées du tissu charnu morbide (dessin de l'*auteur*).

a. — Grande plaque renfermant plus de 60 noyaux et pouvant à peine tenir dans le champ du microscope.

b. — Cercle représentant l'étendue du champ microscopique.

c, d, e, f. — Myéloplaxes de diverses formes, de diverses grandeurs, séparées ou réunies entre elles par des granulations moléculaires, des vestiges de tissu fibreux, et des éléments fibro-plastiques qui leur sont plus ou moins adhérents.

g. — Mélange d'éléments fibreux, d'éléments fibro-plastiques, de granulations moléculaires et de noyaux libres.

— Médullocelle (variété cellule).

ι. — Globule sanguin.

Fig. 3. — (Faible grossissement.) — Préparation prise sur la même tumeur, dans les parties d'une coloration moyenne, et soumise à un grossissement de 60 diamètres seulement, pour permettre d'apprécier la proportion relative des divers éléments constituants (dessin de l'*auteur*).

a, b, c, d. — Myéloplaxes variées. — Leurs noyaux sont invisibles à ce faible grossissement.

e, e', e''. — Éléments fibro-plastiques et granulations moléculaires désagrégés et flottant dans le liquide.

f. — Ilot de tissu non désagrégé et constitué par des éléments fibreux et fibro-plastiques, empâtés de matière amorphe granuleuse et emprisonnant plusieurs myéloplaxes, dont quelques-unes restent encore visibles.

g. — Autre petit ilot analogue.

Fig. 4. — (Faible grossissement.) — Myéloplaxes provenant de la tumeur du maxillaire inférieur du nommé Boutard (obs. 17); éléments déjà représentés planche I, fig. 2, mais réduits ici à un grossissement de 80 à 100 diamètres pour montrer leur confluence en certains points de la tumeur, où ils représentent une sorte de mosaïque par leur accollement (dessin de l'*auteur*).

a, b, c. — Myéloplaxes, formant par leur agglomération une sorte de mosaïque pavimenteuse.

d, e. — Granulations moléculaires et éléments fibro-plastiques, servant de tissu conjonctif ou tissu de remplissage.

Fig. 5. — (Grossissement de 500 à 600 diamètres.) — Préparation microscopique prise dans le tissu ramolli de la tumeur du maxillaire supérieur de la nommée Vallet (obs. 6) (dessin de l'*auteur*).

a, b, c. — Myéloplaxes séparées par un tissu conjonctif ou de remplissage.

d, e, f. — Tissu conjonctif complexe, formé surtout d'éléments fibreux complétement élaborés ou en voie de formation, et mélangés à de la matière amorphe, des granulations moléculaires, quelques éléments fibro-plastiques, et des noyaux libres.

g, h. — Médullocelles (variété cellule).

i. — Noyaux de médullocelles.

j. — Myéloplaxe de forme bizarre.

k. — Myéloplaxe en voie de désagrégation.

l. — Myéloplaxe désagrégée.

Planche III.

Fig. 1. — Coupe verticale médiane d'une tumeur à myéloplaxes de l'extrémité inférieure du fémur droit, dont les dimensions naturelles ont été toutes réduites d'un tiers (dessin de l'*auteur*, d'après la pièce anatomique de l'obs. 30).

A. — Simple linéament indiquant les dimensions réelles de la tumeur.

B. — Diaphyse du fémur.

C. — Tibia.

D. — Rotule.

E. — Ligament rotulien.

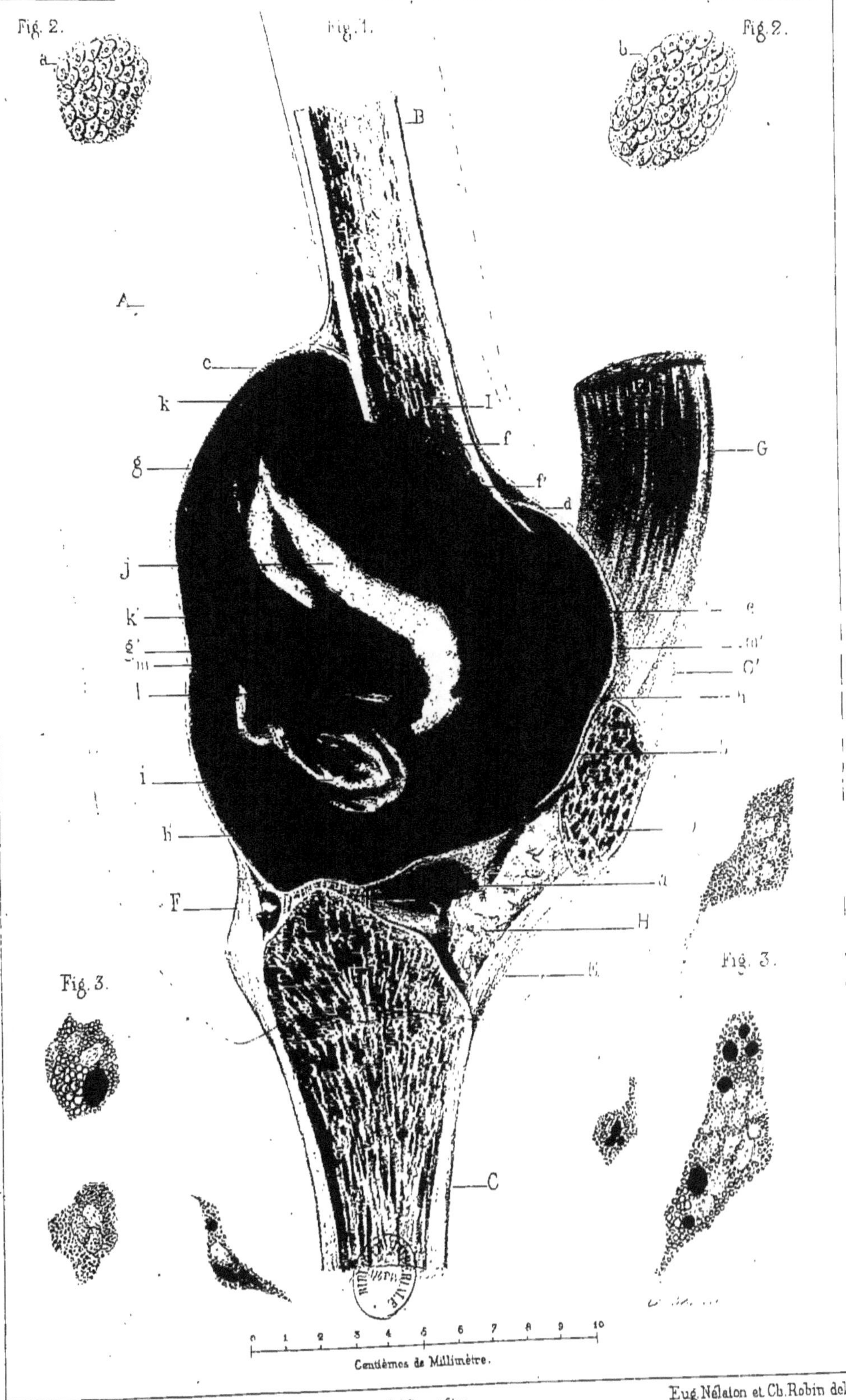

PL. III.
Fig. 2.
a
Fig. 2.
b
Fig. 1.
B
A
c
k
g
j
k
g'
m
l
i
h
F
I
f
f'
d
G
e
m'
C'
H
C
Fig. 3.
Fig. 3.
Centièmes de Millimètre.
Eug. Nélaton et Ch. Robin del.

F. — Ligament postérieur du genou.

G, G'. — Muscle triceps et tendon rotulien disséqués et soulevés.

H. — Tissu adipeux sous-rotulien.

I. — Tissu médullaire du fémur.

> *a.* — Cartilage d'encroûtement du fémur, respecté par le développement du tissu pathologique.
>
> *b.* — Adhérence de ce cartilage aminci avec le cartilage correspondant de la rotule.
>
> *c.* — Enveloppe fibreuse de la tumeur, en continuité avec le périoste.
>
> *d.* — Même enveloppe doublée de plaques ou lamelles osseuses dépendant elles-mêmes de l'évasement, de la dilatation extrême de l'épiphyse du fémur.
>
> *e.* — Même enveloppe très-amincie, éraillée, à demi rompue, et permettant l'issue de la substance ramollie de la tumeur pendant les tentatives de dissection.
>
> *f, f'.* — Tissu morbide à l'état de crudité, offrant la consistance et un peu la couleur du rein, et essentiellement composé de myéloplaxes (voir même planche, fig. 2). — Ce tissu s'arrête par un bord assez net à l'entrée du canal médullaire.
>
> *g, g'.* — Même tissu moins consistant, friable comme un caillot récent, ou plutôt comme du sang cuit, et présentant cette même prédominance des plaques à noyaux multiples, qui sont ici plus faciles à séparer les unes des autres.
>
> *h, h'.* — Même tissu complétement ramolli en une sorte de bouillie rougeâtre, un peu grisâtre, d'aspect grumeleux et sanieux comme les détritus d'une rate écrasée et en voie de putréfaction. — Même prédominance des myéloplaxes, qui ont ici perdu leurs adhérences réciproques.
>
> *i.* — Dépôts d'une substance pulpeuse, d'un gris blanchâtre, qui est constituée surtout par de la matière amorphe mélangée à des granulations moléculaires et à quelques granulations graisseuses.
>
> *j.* — Dépôt graisseux formant une plaque jaune au centre de la tumeur.
>
> *k, k'.* — Petites crevasses ou fissures au sein du tissu myéloplaxique en voie de ramollissement.
>
> *l.* — Grand kyste à surface lisse, mais sans parois distinctes, et qui renfermait un caillot récent et de la sérosité sanguinolente.
>
> *m, m'.* — Petites cavités kystiques analogues.

Fig. 2. — Myéloplaxes (*a*, *b*) telles qu'elles se présentaient pour la plupart dans la tumeur ci-jointe (même planche, fig. 1). — La netteté et l'abondance de leurs noyaux, pressés les uns contre les autres, leur donnent une certaine ressemblance avec ce phénomène d'ovologie connu sous le nom de *segmentation du jaune* (dessin de l'*auteur*).

Fig. 3. — Myéloplaxes infiltrées de granulations graisseuses et provenant de la tumeur de M. Larrey (obs. 44).—Plusieurs d'entre-elles renferment, en outre, des globules d'hématosine inclus dans leur épaisseur (dessin de M. *Ch. Robin*).

TABLE DES MATIÈRES

ET

RÉSUMÉ ANALYTIQUE DES OBSERVATIONS.

PREMIÈRE PARTIE.

DEUXIÈME PARTIE.

---

(1) Les tumeurs que nous qualifions de *probables* sont celles qui n'ont pas subi l'épreuve de l'examen microscopique, mais qui, d'ailleurs, par les autres caractères de leur tissu, et surtout par la coloration, se montraient identiques à nos types les plus incontestables.

Pages.

Pages.

TROISIÈME PARTIE.